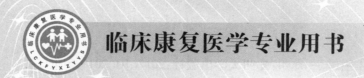

临床康复医学专业用书

语言康复学

YUYAN KANGFUXUE

主编 ◎ 何予工

U0340632

郑州大学出版社

郑 州

图书在版编目(CIP)数据

语言康复学/何予工主编. —郑州:郑州大学出版社,2017.10(2018.5 重印)
ISBN 978-7-5645-4339-6

Ⅰ.①语⋯　Ⅱ.①何⋯　Ⅲ.①语言障碍-康复医学-高等学校-教材
Ⅳ.①R767.920.9

中国版本图书馆 CIP 数据核字（2017）第 122986 号

郑州大学出版社出版发行
郑州市大学路 40 号　　　　　　　　邮政编码:450052
出版人:张功员　　　　　　　　　　发行电话:0371-66966070
全国新华书店经销
郑州市诚丰印刷有限公司印制
开本:850 mm×1 168 mm　1/16
印张:13.5
字数:329 千字
版次:2017 年 10 月第 1 版　　　　　印次:2018 年 5 月第 2 次印刷

书号:ISBN 978-7-5645-4339-6　　　定价:38.00 元
本书如有印装质量问题,由本社负责调换

作者名单

主　　编　何予工
副 主 编　程金叶
编　　委　（按姓氏笔画排序）

万桂芳　中山大学附属第三医院

王丽梅　哈尔滨医科大学

冯娟娟　郑州大学第一附属医院

刘建菊　上海中医药大学康复医学院

何予工　郑州大学第一附属医院

张庆苏　中国康复研究中心北京博爱医院

林子玲　中山大学附属第五医院

程金叶　郑州大学第一附属医院

谢　谨　湖北医药学院

编写秘书　李　鹏　郑州大学第一附属医院

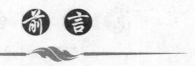

　　康复医学作为一门提高人类生存质量的现代综合医学越来越受到人们的重视,随着科学技术的发展、人类文明的进步,人们迫切需要多种康复治疗手段更好地改善功能障碍,促进患者功能恢复,使其早日回归家庭,重返社会。语言康复学是康复医学中一个重要组成部分,是对各种语言障碍和交流障碍进行评定、诊断、治疗的学科,与康复评定、运动治疗、作业治疗、疾病康复组成现代康复的五大核心课程。同其他核心课程一样,语言康复学是一门新兴学科,同时也是相对薄弱的学科。国内语言康复起步较晚,国内医学前辈在国外进修学习中将语言治疗的知识和技术引入国内,并结合我国的语言特点和文化习惯制定了适应我国各类语言障碍的评价方法,并融合国内外各种治疗技术创立了我国的语言康复学。经过多年的发展,语言康复治疗不但得到了医学同仁的认可,而且被越来越多的患者所接受,使患者生活质量得到明显的改善,语言治疗越来越深入人心。同时,我国人口基数大,语言障碍的发生率居高不下,迫切需要大量具备语言治疗技术的专业人员,同时国内很多医院也肩负着培训从事语言治疗人员的责任,而我国相关的参考书很少,本教材不仅满足了高等学校康复治疗专业的需要,同时也为其他教育形式提供参考。

　　本书主要以医学高等院校的康复治疗技术专业为教学对象,坚持高等院校的编写方针,强调"三基、五性、三特定"和"必需、适用、够用"的原则,突出语言治疗的特点和难点,注重实用操作技能的学习和掌握,按康复治疗技术本科水平的实际就业需要,提供基本理论和技术指导,增强学生的实践操作能力和创新思维能力,以培养高素质的康复治疗专业人才。本书共分九章,第一章为绪论,第二章到第九章阐述语言障碍的各个类型,包括听力障碍、失语症、构音障碍、发声障碍、儿童语言发育迟缓、口吃、吞咽障碍、其他原因引起的语言障碍,编写过程中参考了国内外语言治疗相关的最新、最实用的专业资料,并根据我国国情和现状,综合提炼、博采众长,完成本书的编写工作。

　　本教材是在各位编委的精心编写和大力支持下完成的,在此对各位编委及其所在单位的大力支持表示衷心的感谢。由于本书编写时间有限,不当之处在所难免,欢迎各位专家、同仁多提宝贵意见,以利于本教材修订和再版。在此我们表示诚挚的谢意!

编　者

2016 年 11 月

目 录

第一章

绪　论

第一节　发展简史

　　言语治疗学是康复医学的重要组成部分,是由言语治疗专业人员对各种言语听觉障碍和交流障碍进行评价、治疗或者矫治和研究的学科。言语治疗学在不同国家开始于不同时期,美国约有 100 年的历史,日本约有 50 年的历史,韩国和中国香港约有40 年的历史。中国的言语治疗工作取得较大发展是在 20 世纪 80 年代,至今有 30 余年的历史。

　　关于言语治疗的起源,美国大多数的记录都集中在组织的成立,认为其起源于1925 年,当时言语治疗领域工作的专业人员成立了自己的组织。实际上,早在 19 世纪,一些关于大脑的研究,已经对言语治疗的发展产生了深远的影响。1861 年,法国神经病学专家 Broca 发现:大脑左侧额下回病变会导致患者语言功能受损,而大脑右侧相应区域受到类似的损伤,语言功能却没有受到影响。1874 年,德国学者 Wernicke发现了感觉性失语症,这种失语症与大脑左侧颞上回后部的损伤有关。Broca 和Wernicke 的发现具有划时代的意义,从此形成了优势半球的概念。

　　进入 20 世纪,言语治疗的实践活动比 19 世纪更加广泛,不仅关注组织的建立,还关注实践背后的理论研究和科学观点。此后言语治疗的发展按年代可以分为 4 个阶段,每个阶段都有其特点。

　　第 1 阶段:开始于 1900 年左右,以 Samuel Potter 的经典著作为代表,持续到第二次世界大战结束。这一时期是言语治疗科学、学术和实践的萌芽时期。

　　第 2 阶段:1945～1966 年。这一时期大量的评价和治疗方法发展起来,用以改善沟通障碍的内在心理进程。

　　第 3 阶段:开始于 1950 年左右,持续到 1975 年,被称为语言学时期。这一时期言语障碍和语言障碍开始分离开来,并按照语言学的本质为出发点进行治疗。

　　第 4 阶段:1975～2000 年,被称为语用学时期。这一时期开始对实践进行再思考和再构造,这些实践包括会话、语言、文化及日常生活等方面。

　　在中国,言语治疗的建立大约在 20 世纪 80 年代。1981 年 7 月,国内来自 25 个省市从事嗓音医学、言语医学的工作者参加了在大连举办的全国首届嗓音言语医学学习班。随后,许多医院与康复研究机构如广州中山医科大学、中国康复研究中心、中国聋儿康复研究中心、华中科技同济医学院等单位均陆续开始了言语治疗与研究工作。1996 年 10 月 14 日,由首都医科大学、北京同仁医院、北京市耳鼻咽喉科学研究所主办,中国聋儿康复研究中心协办的中澳听力学教育计划正式实施。1998 年 10 月,北京同仁医院临床听力学中心成立。

从 20 世纪 80 年代末开始,国内部分师范大学开始设立特殊教育专业学科或院系。1997 年,华东师范大学特殊教育专业独立成系,并将教育听力学、言语治疗学作为专业课程。1998 年 7 月,中国残疾人联合会与北京联合大学联合创办了北京听力语言康复技术学院,培养具备本、专科学历及职业岗位技术证书的听力言语治疗人员。这一大举措大大推动了言语听觉康复与特殊教育事业在我国的发展。在几代人的共同努力下,经过几十年的发展,言语听觉康复与教育事业已经取得了令人瞩目的成绩。但截至目前,我国离发达国家的康复水平还相距甚远。缺乏科学、系统的言语听觉康复教育理论,缺乏专业的言语治疗人员是制约我国言语治疗发展的重要原因。国际上言语治疗师的需求量是每 10 万人口中要有 20 名,按国际标准推算,我国需要言语治疗师 26 万名,可是目前我国从事言语治疗的专业人员尚不足 1/10,在数量上和水平上远远不能满足大量言语障碍者的需求。因此,不断壮大言语治疗人员的队伍、提高从业人员的专业水平是当前的紧要任务。言语听觉科学专业和言语治疗学专业的设立,为我国填补该领域的专业人才缺口、提升教育科研水平搭建了一个重要的平台。

第二节　基本概念

与人类交流能力有关的基本概念包括言语和语言、听力与听觉。只有分清了这些概念,才能在言语治疗工作中真正做到有的放矢。

一、言语和语言

在人们的日常生活中,言语(speech)和语言(language)两个词往往混用,并不影响意思的理解,但从言语病理学和治疗学的角度来看,这两个词义有所区别。语言是思维的外壳,是人类社会中约定俗成的符号系统,人们通过应用这些符号达到交流的目的。其表现包括符号的运用(表达)和接受(理解)。符号包括口头语、书面语、姿势语(手势、表情及手语)等。不同国家、地区、民族的语意不同,应用的符号系统和符号组合的规则也不相同。言语是表达语言思维的一种方式,是声声语言(口语)形成的机械过程,是神经和肌肉组织参与的发声器官机械运动的过程,其表现即口语表达。言语是以语音为代码的语言,是人们最常用、最快捷、最基本的交流方式。

二、听力和听觉

人类在交流的过程中,听力和听觉起着极其重要的作用。听力和听觉是两个不同的概念。听力是人们听声音的能力,听觉或称为听觉能力则是人们听清、听懂声音的能力,是人们对听到的声音,进行理解、记忆、选择后形成声音概念的能力。听力主要依赖完整的听觉传导通路,而听觉是在具备听音能力的基础上,协调运用多种感官功能、认知功能等,在大脑皮质高级中枢的参与下对声音进行综合处理的过程。听力是先天具有的,而听觉需要后天的学习才能不断地成熟和完善。在语言发声和交流的过程中,听力是听觉的基础和前提,只有听到声音才能进一步听清、听懂声音。

第三节 言语的产生与感知

人脑产生和运用言语的过程是相当复杂的。在言语的产生和感知过程中,连接说话人"头脑"和听话人"头脑"依次发生的一系列生理学、心理学、物理学事件,连接这一系列事件的链条称为言语听觉链。在言语听觉链中,依次发生语言编码、发出语言、言语传递、接受言语和语言解码几个过程。为了便于理解,我们将言语听觉链分为三个水平(图1-1)。

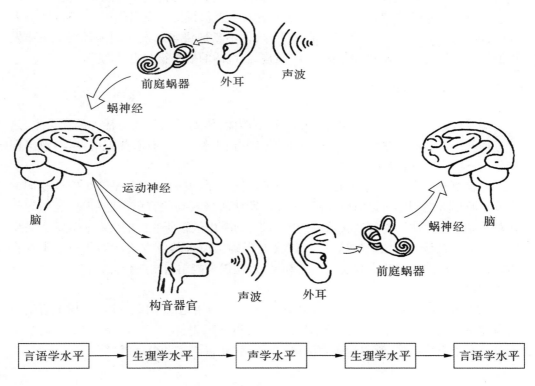

图1-1 言语听觉链

出处:P B Denes,E N Pinson. The speech chain[M]. New York:Andeher Present Doubleday,1973.

一、言语学水平

言语学水平是在大脑的听觉语言中枢内完成的。说话人出于一定的交流目的,首先产生一种愿意交流的欲望和表达的意识,然后利用大脑语言库中储存的信号进行编码排序,形成要说的内容,即内部语言。人脑的语言库中储存有两种信息:一种是音义结合的语言实体，即作为客观事物存在的符号——字、词等语言单位；一种是把这些语言实体组织成使用单位的规则，表现为一些具体的手段、方式。在进行语言编码时，人脑利用具体的手段、方式把一个个语言文体符号组织起来，以表达自己的想法。听话人将听觉神经传入的生物电化学信号不断地传到大脑的听觉语言中枢，听觉语言中枢把传来的语音信号进行解码，形成声音的概念，于是便理解了说话人表达的内容。

二、生理学水平

说话人的听觉语言中枢将听到的声音进行语言编码后形成内部语言。听觉语言中枢又将这些内部语言信号传达给运动中枢，运动中枢发出神经冲动，沿着运动神经传向呼吸、发声、共鸣、构音等器官，通过这些器官的协调运动，内部语言便转化成有规律的语音流，即外部语言。内部语言在大脑中是带有意义的声音的心理印象，外部语言则是把这些声音的心理印象转换为可以听见的声音——振动的空气波。振动的空气波在空间传播后，通过听话人的外耳、中耳、内耳、听神经传到听话人的听觉中枢，同时也通过同样途径传到说话人的听觉中枢，换句话说，说话人发出的声音，不仅听话人在听，同时说话人自己也在监听。在监听时，他不断地将实际发出的声音与他想要发出的声音进行对比，并随时做出必要的调整，使说话的效果符合自己的要求。

三、声学水平

语音以振动着的空气波为载体在空间中传播，传到听话人和说话人的耳朵里，这个过程就是言语的声学水平。语音同自然界其他声音一样，有着相似的声学特征，即音长、音调、音强、音色4个属性。

在言语交流中，当说话人在不同时间里说同一个词时，并不总是产生完全相同的声波。听话人在识别言语时，也并不仅仅依靠他所接收到的言语声波信息，还依赖于他对受制于语言法则的复杂交流系统的认识，同时也依赖所谈论的话题和说话人身份所提供的信息等。当认识到这一点，就会发现确实没有其他方式能够代替人类的言语。即使测声的仪器比人耳更为精密和灵敏，但仍未能制造出一台像人脑一样来识别言语的机器。

言语听觉链中每一个水平都很复杂，任何一个水平出现问题，都可以导致言语或语言障碍。如果生理学水平出现损伤，会导致嗓音障碍、构音障碍、听力障碍等；如果言语学水平出现损伤，则出现语言障碍（失语症、儿童语言发育障碍）等。

第四节　正常汉语语音的声学特性

语音即语言的声音，是语言符号系统的载体。它由人的发音器官发出，负载着一定的语言意义。语言依靠语音实现它的社会功能。语言是音义结合的符号系统，语言的声音和语言的意义是紧密联系着的，因此，语言虽是一种声音，但又与一般的声音有着本质的区别。语音是人类发音器官发出的具有区别意义功能的声音，不能把语音看成纯粹的自然物质；语音是最直接的记录思维活动的符号体系，是语言交际工具的声音形式。

一、汉语语音的性质

语音是一种物理现象,物体振动产生音波,传播到人的耳朵里被听到。一切声音(包括语音)可以从音高、音强、音长、音色四个要素去认识,这是语音的物理性质;语音是从人体发音器官发出来的,从物理学、生理学角度分析发音器官活动的部位和方式,可以分析得很精细,然而语音作为社会交际工具,语音只有结合词语才能表达意义,而词语的意义是社会赋予的。因此,除了物理、生理学性质,分析语音也不能离开使用这种语音的民族社会习惯。人的发音器官及其活动情况是语音的生理基础。

人的发音器官分为 3 部分:

(1)呼吸器官　包括肺、气管和支气管。肺是呼吸器官的中心,是产生语音动力的基础。

(2)喉头和声带　它们是发音的震颤体。

(3)口腔、咽腔、鼻腔　它们都是发音的共鸣器。

二、普通话的语音声学特性

普通话作为现代汉语的标准语,在汉语社会的社会活动中有着至高无上的地位。汉语普通话是声调语言,由超音段音位与音段音位组成。

(一)超音段音位

声调、语调、重音等均被看成是音段系统上叠加的成分,美国结构主义语言学家称之为超音段音位,这部分指的就是语音的音长、音高、音强和音色成分,通常称为韵律、次音位。

1. 音长　是指语音持续的时间,能够保证一口气连贯流畅地表达语句,从而不出现间断停歇的异常现象。音长与发音时的呼吸支持有关。

2. 音高　语音的音岛亦称音调,其对应的生理物理学概念是音频,是指发音过程中声带每秒振动的次数,单位为 Hz,声带振动的快慢决定嗓音音调的高低,语音的频率范围主要在 500 ~ 3 000 Hz,音高在汉语里有很重要的作用,其表现形式有声调(图1-2)和语调。

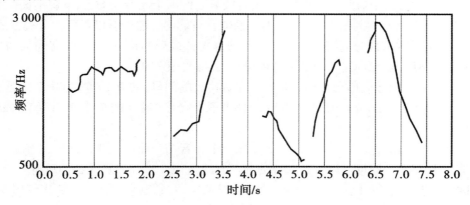

图 1-2　四声调

3.音强 语音的音强亦称响度,取决于一定时间内声波振动幅度的大小,语音的强弱与言语过程中呼出气流的强弱有关,即呼出气流对声带的冲击力强,声带的振动幅度大,声音就强,听起来就响;反之声音就弱。普通话的语句中,出于表达的需要,会有重音部分,重音部分与非重音部分的差别主要就是音强的不同。

4.音质或音色 音色是指声音的个性、特色,语音的音色取决于声带振动的规则与否(图1-3),以及声道共鸣功能的个体差异。例如,发相同音时,即使是同年龄同性别个体,也会出现个性音色,仅通过这种声音能够分辨个体;再者,语音中音色的变化,主要是由于发音器官位置不同和发音方式出现了变化,比如说"啊"时口腔张开,说"衣"时口腔闭合,念"m"音时气体由鼻腔通过,因而形成不同的音色。

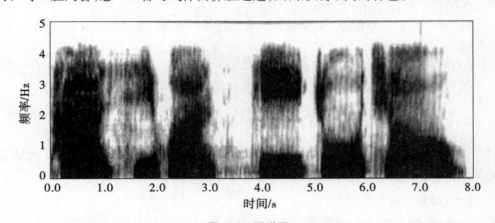

图1-3 语谱图

(二)音段音位

音段音位则是指有一定时间长度(音长)的语音单位。它们通常都指元音或辅音(声母或韵母)这样的音段。音段就是音化、音素。

1.韵母 虽然韵母内部成分是以一种渐变方式组合起来的,但是选取有价值的三个离散点——起点(韵头)、转折点(韵腹)和终点目标(韵尾),对于解释韵母结构相当有效。韵母只有一个元音的,这个元音就是韵母的主要成分,叫作韵腹;韵母有两个或三个元音的,其中口腔开放度较大、声音较响亮的那个元音是韵腹,韵腹前面的是韵头(又称介音),后面的是韵尾;韵母末尾的辅音是韵尾。韵母有以下两种分类方式:

(1)韵母内部成分的特点分类 按照韵母内部成分的特点,可以将普通话韵母分成单元音韵母、复元音韵母和带鼻音韵母三类,参见表1-1。

1)单元音韵母 单元音韵母是由单元音构成的韵母,共有10个,其中7个是舌面元音,3个是舌尖元音。但是汉语拼音只用了6个字母,有的1个字母代表了几个韵母。

2)复元音韵母 复元音韵母由2个或3个元音结合而成。普通话里共有13个复元音韵母,复元音韵母可以分为二合的和三合的两类。二合的复元音韵母有9个:ai、ei、ao、ou,这4个复元音韵母的前一个成分是韵腹,发音响亮、清晰,音值比较固定,后面一个成分是韵尾,发音较含混,音值不太固定;ia、ie、ua、uo、üe 这5个复元音韵母是单元音 a、e、o 前而加上 i、u、ü 构成的,i、u、ü 是韵头,a、e、o 是韵腹。三合的复元音韵母有 4 个:iao、iou、uai、uei,这 4 个复元音韵母是复元音 ao、ou、ai、ei 前面加上 i、u 构成的,i、u 是韵头,中间是韵腹,后面是韵尾。

表 1-1　普通话韵母构音

分类		开口呼	齐齿呼	合口呼	撮口呼
单元音韵母（8 个）	单韵母	i、a、o、e、er	i	u	ü
复元音韵母（13 个）	前响	ai、ei、ao、ou			
	后响		ia、ie	ua、uo	üe
	中响		iao、iou	uai、uei	
带鼻音韵母（16 个）	前鼻音	an、en	in、ian	uan、uen	ün、üan
	后鼻音	ang、eng、ong	ing、iong、iang	uang、ueng	

3)带鼻音韵母　带鼻音韵母是由 1 个或 2 个元音后面带上鼻辅音构成的。发音时发音器官由元音的发音状态向鼻音的发音状态逐渐过渡,鼻音成分逐渐增加,最后完全变为鼻音。普通话的带鼻音韵母共有 16 个,可以分成带舌尖鼻音(前鼻音)和带舌根鼻音(后鼻音)两类。

前鼻音韵母有 8 个:an、en、in、ün、ian、uan、üan、uen,以上 an、en、in、ün 各韵母中 a、e、i、ü 是韵腹,n 是韵尾。ian、uan、üan 是 an 加上韵头 i、u、ü 构成的;uen 是 en 加上韵头 u 构成的。

后鼻音韵母也有 8 个:ang、eng、ing、ong、iang、uang、ueng、iong,以上 ang、eng、ing、ong 各韵母中 a、e、i、o 是韵腹,ng 是韵尾。iang、uang 是 ang 加上韵头 i、u 构成的,ueng 是 eng 加上韵头 u 构成的,iong 是 ong 加上韵头 i 构成的。

(2)按"四呼"进行分类　"四呼"是我国传统语言学上的术语。音韵学家将韵母分成开口、合口两类,每类又分为洪音、细音两种。开口洪音称为开口呼,开口细音称齐齿呼;合口洪音称合口呼,合口细音称撮口呼。以"四呼"为标准,普通话韵母分为以下四类:①开口呼韵母,没有韵头,韵腹不是 i、u、ü 的韵母,如 a、o、e、er、ai、ei、ao、ou、an、en、ang、eng、ong。②齐齿呼韵母,韵头或韵腹是 i 的韵母,如 i、ia、ie、iao、iou、ian、in、iang、ing、iong。③合口呼韵母,韵头或韵腹是 u 的韵母,如 u、ua、uo、uai、uei、uan、uen、uang、ueng。④撮口呼韵母,韵头或韵腹是 ü 的韵母,如 ü、üe、üan、ün。

2.声母　普通话中独立的声母共有 21 个。声母主要是由于气流在声道的某个部位受到一定的阻碍所形成。因此,声母构音主要按照发音部位和发音方式(气流受到阻碍的形式)两个维度进行分类,见表 1-2。发音部位指的是发音时主要用力的部位,包括双唇、唇齿、舌尖前、舌尖中、舌尖后、舌面和舌根 7 个部位。发音方式主要包括鼻音、塞音、塞擦音、擦音和边音 5 种。此外,还可根据发音时声带是否振动以及释放气流时间的长短进行更细致的分类。发音时声带振动称为浊音,声带不振动称为清音。

表1-2　普通话声母构音

发音部位 / 发音方式			唇音		舌尖音			舌面音	舌根音
			双唇音	唇齿音	舌尖前音	舌尖中音	舌尖后音	舌面音	舌根音
鼻音	清音								
	浊音		m			n			(ng)
塞音	清音	不送气	b			d			g
		送气	p			t			k
	浊音								
塞擦音	清音	不送气			z		zh	j	
		送气			c		ch	q	
	浊音								
擦音	清音			f	s		sh	x	h
	浊音						r		
边音	清音								
	浊音					l			

其中鼻音指的是发音时气流主要从鼻腔流出，形成鼻腔共鸣。塞音是指发音时两个部位闭合，将气流阻塞在该处，然后再将气流突然释放出来。不同部位使用相同的阻塞方式形成的语音是不同的。此外，在塞音发音最后释放气流时，根据时间长短又可分为送气音和不送气音。例如，发 b 时，双唇迅速打开，让气流释放出去；而发 p 时，双唇则较缓慢地打开，气流在较长一段时间内释放。塞擦音是指发音时两个部位完全闭合，然后再打开一条缝隙，让气流从中擦过去。擦音是指发音时两个部位形成一条缝隙，让气流从其中擦过去。边音是指发音时气流从舌的两边流出。

（三）音节

普通话的音节一般有声母、韵母、声调三个构音要素，韵母内部又分为韵头、韵腹、韵尾。目前学术界公认普通话音节呈现如下的结构模型（图1-4）。

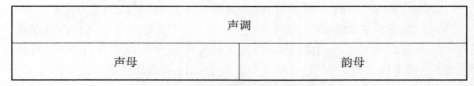

声调	
声母	韵母

图1-4　普通话音节结构模型

汉语普通话的音节以声母-韵母结构较多，其他音节结构还包括单一的韵母（如"鹅"）等。除了 n、ng 可位于音节的结尾外，其他声母均位于音节的开头。音节可以分为单音节、双音节、三音节和多音节。

1.普通话声韵母的拼读　声韵母的配合关系往往是以声母的发音部位和韵母的

韵头为依据的,有较强的规律性,如 b、p、m 只跟开口呼、齐齿呼、合口呼(限于 u)韵母相拼,不跟撮口呼韵母相拼等。音节在拼读时,应学会声母的本音读法,也可以把声母读得轻些、短些,把韵母读得重些、长些,拼合时速度要快些,中间不得停顿有间陈。

2. 音变 言语过程不是孤立地发出一个个音素或音节,而是连续发出许多音素或音节形成语流。在这个过程中,音素之间或音节之间相互影响,产生语音的变化。普通话的音变现象包括:轻声、变调、儿化等。

轻声是指普通话中的词或句子里许多音节常常失去原有的声调而读成一个较轻、较短的调子,例如,"头"原来是阳平,可是在"木头"这个词中失去了原来的声调,读得比"木"轻得多,成为一个轻声音节。轻声的性质与一般的声调很不相同,它不是一种独立的调类,而是连读时产生的一种音变现象,一般声调的性质主要决定于音高,轻声则主要决定于音强。轻声的特点是发音时用力特别小,音强特别弱。

普通话里常见的变调现象包括上声的变调、去声的变调等。例如上声在非上声字前面变成半上声,即由 214 变为 211,如老师、语言;上声在上声字前面变得近乎阳平,即由 214 变成 24,如冷水、野草;去声在非去声字前一律不变,在去声字前则由全降变为半降,即由 51 变为 53,如木炭、照相。

3. 语调与朗读 语调和声调不同,声调指单个字的调子,用于区别词义或语素义,也叫作"字调";语调指贯穿整个句子的调子,用于表达整句的意思和感情,也叫作"句调"。

言语过程中除了每个字音的声调以外,整个句子还有抑扬顿挫的调。句子里,有的字后面要有一个小小的停顿,有的字要读得重一些。有的句子语调上升,有的句子语调逐渐下降,这些现象与语意和言者的情感有直接联系。如"他爱画画",这句话的语调逐渐上升,这是问话;语调逐渐下降,这是一般的陈述。语调的内容比较复杂,一般说来,它包括停顿、重音、升降三种形式。

(谢 谨)

第二章

听力障碍

第一节　听觉的应用解剖和听觉生理

一、听觉的应用解剖

人的听觉功能是由外周的听觉器官、神经传导路径以及听觉中枢共同完成的。

1. 听觉器官　听觉器官是耳,但耳不仅能感知声音还是重要的平衡感受器。

根据耳的结构,解剖学上将耳分为外耳、中耳和内耳三个部分。外耳包括耳郭、外耳道,通过鼓膜与中耳相邻,为一个一端封闭的管道,长度为 2.5～3.5 cm;中耳包括鼓室、鼓窦、乳突及咽鼓管,内藏有人类最小的骨头——听小骨,分别称为锤骨、砧骨和镫骨,这三块听小骨组成了听骨链,是中耳传导声音的重要结构,中耳鼓室的容积为 1～2 mL;内耳分为骨迷路和膜迷路,膜迷路存在于骨迷路中,分为耳蜗、前庭以及半规管(图 2-1)。

2. 神经传导路径　听神经于延髓和脑桥之间离开脑干,进入内耳时分为前、后支,前支为蜗神经,能感知声音;后支为前庭神经,能感知平衡。

蜗神经是由耳蜗内的螺旋神经节双极细胞的中枢突经内耳道底的终板所形成,后经内耳道入颅,终止于延髓和脑桥连接处的蜗神经背核和腹核,此为听觉的第一级神经元。第二级神经元则是由蜗神经腹核和背核发出传至双侧上橄榄核,其中有一部分纤维直接进入外侧丘系,并终止于外侧丘系核。第三级神经元一部分发自于上橄榄核,其传入纤维沿外侧丘系上行止于下丘,而另一部分从外侧丘系核发出的第三级神经元的传入纤维止于内侧膝状体。第四级神经元分别发自于下丘核和内侧膝状体核,其传入纤维经内囊终止于大脑皮质的听区颞叶横回(图 2-2)。

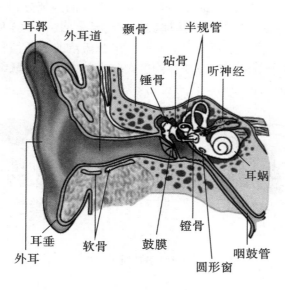

图 2-1　耳的结构

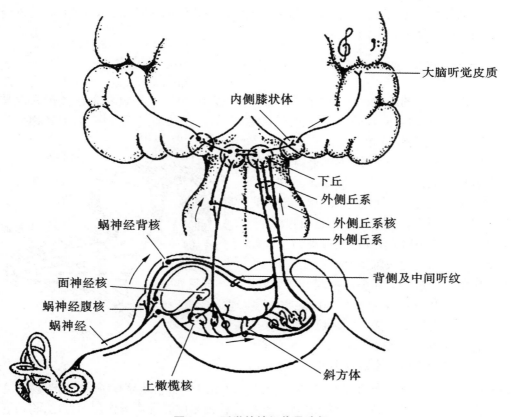

图 2-2　听觉的神经传导路径

3.听觉中枢　人类的皮质初级听区位于颞叶的颞横回上部,被带区(次级中枢)

所包绕,这部分相当于大脑 Brodmann 分区的 41、42 区的一部分,并深入至外侧裂内。带区包括颞平面、后上颞回(22 区)、角回(39 区)、缘上回(40 区)和岛回。对声音刺激敏感的神经细胞也可见于下顶叶和下额叶。声音激活的皮质面积取决于刺激声的种类,具有频率-部位特异性。听皮质在同侧大脑半球内通过关联纤维互相连接并与非听皮质连接,通过胼胝体和前联合与对侧半球相连(图 2-3)。

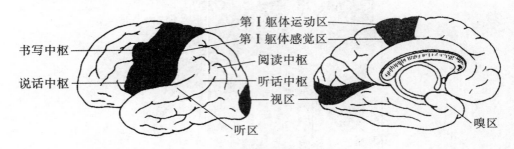

图 2-3　大脑的听觉中枢

根据听觉的神经传导路径特点,可以判断出,当一侧蜗神经或蜗神经核损坏时,引起同侧全聋。由于第 2、3 级神经元有交叉和不交叉的纤维,来自于任何一侧耳部的蜗神经冲动都可以传至两侧大脑皮质的听区。所以一侧外侧丘系或听皮质的损伤,不会导致明显的双侧听力下降。

二、听觉生理

1.声音传导的路径　在人类感知声音的过程中,声音是经过两条途径传入内耳的。一条是通过耳郭、耳道、鼓膜及听骨链途径,另一条是通过颅骨振动,前者称为空气传导,后者称为骨传导。

空气传导指的是由耳郭收集声音,经外耳道抵达鼓膜并振动鼓膜,鼓膜的振动带动听小骨的振动,直接将振动波传入内耳,经过内耳相关结构主要是毛细胞的活动产生电兴奋,从而形成神经冲动,并沿着脑干听觉路径到达大脑颞叶的听觉皮质中枢产生听觉的过程。完整的鼓膜和听骨链是声音空气传导的重要保证,在人类的听觉生理中具有重要意义(图 2-4)。

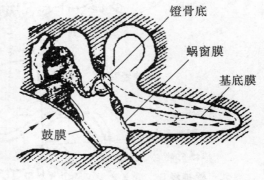

图 2-4　空气传导

骨传导有主要途径和次要途径,骨传导的主要途径是指声音从颅骨传到耳蜗时其主要使耳蜗壁发生振动,而耳蜗壁振动又可以通过移动式骨导和压缩式骨导两种方式引起内耳感受器的兴奋产生电活动。次要途径则是颅骨受声音作用而振动,将声音传至外耳道、鼓室以及四周空气中,再经中耳传声结构传入内耳,与空气传导相似。在正常听觉功能中,由骨导传入耳蜗的声音能量甚是微弱,因此没有实际应用意义。人类的听觉主要靠空气传导来完成。

2. 外耳和中耳的听觉生理　人类的耳郭虽不像某些哺乳动物那样可以灵活转动,但仍可进行声音的收集并传递声音入耳。外耳道的管道特性,不仅可以传递声音,还可以对声音进行共振,据测算,人外耳道的共振峰为 3 500 Hz,可以使该频率附近的声音强度提高 10~15 dB,即增压作用。根据声音在双耳传递的时间和强度差异,可以协助进行声音的定位。

中耳在声音的传递过程中类似一个阻抗匹配器,因为它负责将声音由空气向内耳淋巴液中传递,也就是说将空气中的声音振动能量高效率地传入内耳淋巴液中。为达到这个作用,中耳主要通过三种结构机制进行,即鼓膜的振动放大作用、听骨链的杠杆放大作用、咽鼓管的调节作用。

(1)鼓膜的振动放大作用　鼓膜形似一个喇叭形,中央与听小骨中的锤骨柄部相连,据测算,鼓膜凹面的振动幅度与锤骨柄的比例为 2:1,因此锤骨柄的振动幅度比其前后鼓膜的振动幅度小,强度增大,声压可增加 1 倍。而鼓膜的面积是镫骨足板面积的 17 倍,而镫骨足板又与内耳经前庭窗相连,从而对声音具有良好的放大作用(图2-5)。

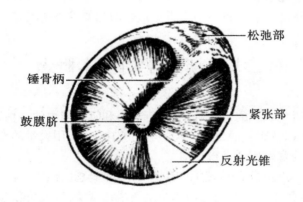

图 2-5　右鼓膜(外侧观)

松弛部
锤骨柄
鼓膜脐
紧张部
反射光锥

(2)听骨链的杠杆放大作用　3 个听小骨通过特殊的链接形成了一个杠杆,从而将声音振动由鼓膜传至内耳。通过听骨链的杠杆作用,可以使声压经锤骨柄传至内耳前庭窗时增加 1.3 倍,由此可知,声音经过鼓膜、听骨链到达内耳时可以提高 1.3×17=22.1 倍,相当于声压级 27 dB。

(3)咽鼓管的调节作用　咽鼓管是中耳通向鼻咽部的一个潜在通道,受到腭咽部诸肌的控制调节开放。咽鼓管具有维持中耳内外压力平衡、引流鼓室内产生的黏液以及防声消声的作用,并能预防鼻咽部感染向中耳扩散。

3. 耳蜗的听觉生理　耳蜗是内耳的主要构成,形似蜗牛的背壳,内部充满了淋巴液,耳蜗在感受声音刺激的位置位于耳蜗的基底膜结构上,淋巴液的流动变化使基底膜发生振动,位于基底膜上的毛细胞底部的蜗神经末梢通过基底膜的振动产生电兴奋活动,从而产生了听觉向中枢的传导过程。耳蜗在听觉感受过程中至关重要,主要完成感音以及对声音信息的编码,是听觉产生的前提(图2-6)。

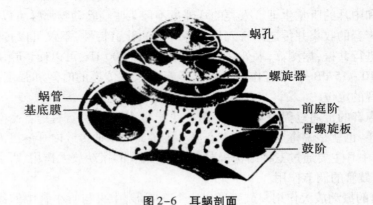

图2-6　耳蜗剖面

耳声发射是一种常见的检查方法,它证实了耳蜗内存在着主动的释能活动,此过程为生物电能向机械能的转换,从而说明了耳蜗具有双向换能器的作用。耳声发射在听觉正常者的外耳道记录到的耳蜗生理活动的声频能量,一般认为是来源于耳蜗螺旋器外毛细胞的主动运动。它是目前用于听觉筛查的主要检查手段之一。

第二节　听力学的基本概念

听力学是研究听觉系统的生理机制、进行听力和听觉能力的评估以及对听力障碍患者进行干预、治疗以及康复的专业。听力学研究中,会使用大量的专业词汇和概念,在这里对经常使用的基本概念进行总结。

1.声音和声波　声音具有物理学和生理学两种概念,在物理学上声音又称为声波,指的是一种能量作用于可振动的物体产生的物理现象,声波可以在空气中传导,也可以在任何弹性介质中传导,它是一种纵波,可以产生反射、增强、吸收和衍射等物理现象。当声波作用于人耳,并经过传音路径及传导路径抵达大脑的听觉中枢时,产生的主观感觉,就称为声音。

2.频率和音调　传递声波的介质质点每秒发生正弦振动的次数称为频率,单位符号为 Hz。而人的听觉系统对频率的主观感受称为音调。对于音调和频率在听力学上都会用高和低这两个词进行描述,当声音的强度在适合的条件下,音调和频率具有一致性。

3.声强和响度　单位时间内通过垂直于声波传播方向单位面积的声能量称为声强。人的听觉系统对声音强弱的感知称为响度。主观上我们常用大和小来反映声音的强弱。

4.纯音、复合音和噪声　自然界的声音一般可以分为纯音、复合音和噪声三大类。纯音是指单一频率,同时声压随时间按正弦函数规律变化的声波。复合音是由频率不同、振幅不同和相位不同的正弦波叠加而成,它也是一种周期性的振动波。自然界中很少会遇到纯音,绝大部分是复合音。噪声是由许多频率、强度和相位不同的声音无规律的组合在一起形成的。噪声又分为白噪声和窄带噪声。这三种声音是在听力学检测中经常使用的声音。

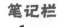

5. 基音与泛音　日常生活中接触到的声音多数是由不同频率的声音组成,也就是复合音,基音指的是在这种声音中频率最低的音,而其他的则称为泛音。基音决定了声音的高低,而泛音的组合决定了特定的音色。

6. 音色　指人对声音的主观感受,常以"优美、动听"来描述,是音的感受特性。

7. 声阻抗　指声音传递过程中,振动能量引起介质分子位移所遇到的阻力。

8. 听阈和听力计零级　声音必须达到一定的强度才能引起听觉,引起人耳听觉的最小声强值为听阈,人耳对不同频率声音的听阈各不相同,对 1～4 kHz 频率范围的声音最敏感。将正常青年人在各频率所听到声音的听阈平均计算后作为零值,即所谓听力计零级,也就是 0。

9. 声音强度的测量　刺激用的声音强度通常用分贝(dB)来表示,它是一个对数级单位,是对声音的度量单位,在听力学检测中,指的是某一频率声波造成的环境大气压的变量大小的相对量,即声压。

0 dB 是指正常成年人所能感受到的最微弱的声压,它的绝对值并非为零。

生活中存在各种不同大小的声音,40～50 dB 的声音相当于一辆悄悄行驶的小汽车,或者是一间不太安静的办公室;在 5 m 的距离,普通的说话声是在 50～60 dB;70～80 dB 的声音相当于非常响的收音机或电视机的声音。最小的说话声如耳语声只有 10～15 dB;而极大的声音如喷气式飞机则远远大于 120 dB。

10. 语言频率　研究表明人类的听觉范围是 20～20 000 Hz,低于 20 Hz 的声音称为次声,高于 20 000 Hz 的声音称为超声,这两种声音都是人耳听不到的。人类在语言交流中,语音频率主要为 500～20 000 Hz,人耳又对 500 Hz、1 000 Hz、2 000 Hz 这三个频率附近的语言声音接受和识别率最敏感,因此在听力检查中,常把 500 Hz、1 000 Hz、2 000 Hz 作为语言频率区,将这三个频率的声音听阈相加再除以 3 作为人的听力阈值。这三个频率听力的损失将会对语言的可懂度产生明显的影响。

11. 言语"香蕉"　言语"香蕉"图是指正常人的语言频率分布和强度分布的范围。根据此范围描画出的曲线形似香蕉,因此称"香蕉"图。

言语"香蕉"图是由一群人用正常音量说话,说话人在距离 1 m 处用声级计测出言语的频率和强度的分布范围。

在"香蕉"图的分布上,"i、u、m"的频率在 250～500 Hz,强度在 40～50 dB 之间;"a、o、e"的频率在 500～1 500 Hz,强度在 40～55 dB 之间;"zh、ch、sh"的频率在 2 000～4 000 Hz,强度在 20～35 dB,"z、c、s"则在更高的频率 4 000～6 000 Hz,强度却在 10～30 dB。因此元音多在中、低频率的范围内,而且声音强度高,辅音则多在高频率范围内,但声音强度低。

言语"香蕉"在助听器验配中常以补偿后听力是否进入言语"香蕉"图中作为评价助听器补偿效果的一个指标(图 2-7)。

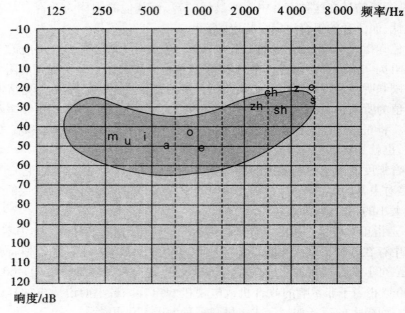

图 2-7 言语"香蕉"

第三节 听力障碍

一、概述

听力障碍是指听觉系统中的传音、感音及对声音的综合分析的各级神经中枢发生器质性或功能性异常,而导致听力出现不同程度的减退。听力学对于听力的轻度减退称为重听,对于重度听力障碍称为聋。而临床又常将二者混同都称为聋。

听觉功能在言语的行程中非常重要,人的言语形成依赖于言语声音的刺激,通过言语声音刺激从而建立起对声音的模仿、对自身发声的校正、对声音的理解以及利用声音进行交流等能力。听力障碍会影响语言的获得和表达,儿童在 3 岁前后由于先天或后天原因导致的双耳重度耳聋因为不能通过对声音进行学习而获得语言,称为学语前聋。而在成人期因为各种原因导致的双耳重度耳聋也会因为不能对说话声进行听的反馈而影响说话者的语音语调,称为学语后聋,言语能力也会逐渐退化,出现发音异常,言语清晰度下降,同样对社交产生影响。

听力障碍的发病率较高,涉及各个年龄段。据国外的调查分析表明,明显听力障碍者占世界总人口的 7% ~ 10%,根据 2006 年第二次全国残疾人抽样调查结果推算,中国现有听力残疾人 2 780 万,其中 17 岁以下听力残疾(含多重)人数为 58.1 万。由于药物、遗传、感染、疾病、环境污染、噪声污染、意外事故等多方面因素,每年新生聋儿多达 3 万余名。这是一个数量众多的社会群体,听力损失与耳聋已经成为影响中国人口素质的重要因素之一。

听力障碍(耳聋)有不同的分类标准,临床上常按以下标准进行分类:

1.按照语言发育程度进行分类　耳聋按照语言出现的前后分为学语前聋和学语后聋。

2.按照发病时间进行分类　耳聋分为先天性耳聋(先天遗传性和先天获得性)及后天性耳聋(后天遗传性和后天获得性)。

3.按照病变性质分类　耳聋可分为器质性耳聋和功能性耳聋。功能性耳聋又称为癔症性耳聋或精神性耳聋。此外还有诈聋(或称伪聋)。

4.按照病变部位分类　耳聋可分为传导性耳聋、感音神经性耳聋和混合性耳聋。其中因外耳、中耳、内耳耳蜗中的骨迷路病变导致的声波传导路径障碍所出现的耳聋称为传导性耳聋。因内耳、听神经及听觉中枢病变所致的对于声波感受与分析路径障碍出现的听力损失称为感音神经性耳聋。进一步划分,还可以将感音神经性耳聋分为感音性耳聋(定位在内耳)、神经性耳聋(定位在神经传入路径)及中枢性耳聋(定位在听觉中枢),但临床仍常将三者合并称为感音神经性耳聋。兼有传导性耳聋和感音神经性耳聋特点的称为混合性耳聋。

二、听力障碍的分级

根据世界卫生组织(World Health Organization,WHO)1980 年标准,听力障碍按照言语频率 500 Hz、1 000 Hz、2 000 Hz 的平均听阈计算,将耳聋分为五级:轻度,平均听阈 26 ~ 40 dB;中度,平均听阈 41 ~ 55 dB;中重度,平均听阈 56 ~ 70 dB;重度,平均听阈 71 ~ 90 dB;极重度,平均听阈 91 dB 以上。

我国在 2006 年第二次全国残疾人抽样调查中对于听力残疾进行了分类,具体标准如下:

听力残疾一级:听觉系统的结构和功能极重度损伤,较好耳平均听力损失≥91 dB,在无助听设备帮助下,不能依靠听觉进行言语交流,在理解和交流等活动上极度受限,在参与社会生活方面存在极严重障碍。

听力残疾二级:听觉系统的结构和功能重度损伤,较好耳平均听力损失为 81 ~ 90 dB,在无助听设备帮助下,在理解和交流等活动上重度受限,在参与社会生活方面存在严重障碍。

听力残疾三级:听觉系统的结构和功能中重度损伤,较好耳平均听力损失为 61 ~ 80 dB,在无助听器设备帮助下,在理解和交流活动上中度受限,在参与社会生活方面存在中度障碍。

听力残疾四级:听觉系统的结构和功能中度损伤,较好耳平均听力损失为 41 ~ 60 dB,在无助听设备帮助下,在理解和交流活动上轻度受限,在参与社会生活方面存在轻度障碍。

三、常见听力障碍

1.传导性耳聋　由于各种原因引起的外耳道、中耳的病变,使经空气路径传导的声波受到阻碍,引起到达内耳声能的减退而导致听力障碍称为传导性耳聋。

（1）病因　①炎症：急、慢性化脓性中耳炎，急、慢性分泌性中耳炎，外耳道炎，疖肿引起外耳道狭窄或闭塞影响声波的传导等。②外伤：颞骨骨折引起的中耳听骨链中断、耳外伤引起的鼓膜穿孔等。③异物或其他机械性堵塞：外耳道异物堵塞、耵聍栓塞以及肿瘤等。④先天性的异常：先天性外耳道闭锁、听骨链畸形及其他中耳传导结构的发育异常或缺失等。

（2）治疗　主要根据病因进行相应治疗，去除病因（如炎症、异物及肿瘤），修复外伤（如鼓膜修复、听骨链重建等），对于先天异常可以选择相应的手术治疗（如鼓室成形术）。对于不适合手术的患者，可以通过佩戴助听器进行听力补偿。

2.感音神经性耳聋　内耳感音结构（如毛细胞、血管纹、螺旋神经节），神经传导通路（如听神经）及各级听中枢由于器质性病变导致声音的感觉与分析或声音信息的传递受到阻碍，由此引起的听力障碍称为感音神经性耳聋。

根据导致听力障碍的不同病因，感音神经性耳聋分为3类。

（1）遗传性耳聋　由于基因或染色体异常等遗传缺陷引起的听觉器官发育缺陷而导致的听力障碍称为遗传性耳聋。出生时已存在听力障碍者称为先天性遗传性耳聋，常见的 Usher 综合征（又称遗传性耳聋-色素性视网膜炎综合征）、Crouzon 综合征（又称颅面骨发育不全）等；出生后某个时期（多发生于婴幼儿期、儿童期或青少年期）开始出现的听力障碍称为获得性先天性遗传性耳聋，常见的有 Alport 综合征（又称遗传性肾病）等。

（2）非遗传性先天性耳聋　是指在母亲怀孕期或围产期发生的耳聋，出生时即已存在，病毒感染、孕期用药、孕期受到物理性损伤（如射线、产伤）及核黄疸症均可造成，常见的有先天性耳蜗畸形、前庭水管综合征等。非遗传性耳聋往往为双侧重度性耳聋或极度耳聋。

（3）非遗传性获得性感音神经性耳聋　此类听力障碍在临床上发病率最高，较常见的有药物性耳聋、突发性耳聋、老年性耳聋、噪声性耳聋、创伤性耳聋、感染中毒性耳聋以及肿瘤和相关性疾病耳聋。

1）药物性耳聋　是指应用耳毒性药物导致的听力障碍。常见的耳毒性药物有氨基糖苷类抗生素如链霉素、庆大霉素、卡那霉素、新霉素、妥布霉素、林可霉素，多肽类抗生素如万古霉素、多黏菌素等，抗肿瘤类药物如顺铂、卡白、长春新碱、氮芥等，单独或联合使用利尿类药物（如呋塞米、依他尼酸等），水杨酸类药物（如阿司匹林等），还有其他的化学物品（如含砷剂、乙醇）和一些重金属盐（如铅、汞）等。药物性耳聋主要影响内耳，其后果取决于用药种类、剂型、给药方式、用药时间等因素，并且对于个体有剂量差异性，也就是说并不一定大量使用才会引起耳聋，有些个体可能在治疗剂量或微量使用下也会出现耳聋。

2）突发性耳聋　是指在短时间内突然发生的原因不明的感音神经性耳聋，听力多在 3 d 内急剧下降，有时伴有耳鸣和眩晕，有一定的自愈倾向。目前发病原因不明，可能与劳累、精神紧张和病毒感染有关。常规治疗对大多数患者有效。

3）老年性耳聋　是指由于年龄老化而发生的听觉系统的退行性变导致的耳聋，多因螺旋神经节细胞萎缩或耳蜗基底膜变性所引起。老年性耳聋的发生多以双侧耳对称性渐进性的高频听力损失为特点，早期出现对语言的听辨别障碍，有时伴有高调耳鸣。佩戴助听器进行听力补偿是适合的治疗措施。

4)噪声性耳聋　是指急慢性强声刺激引起的听力障碍,急性声刺激指的是由于骤然发生的高强度声音对听觉器官的损伤。慢性声刺激是指噪声性声音对听觉器官的损害。噪声对于听功能的影响主要表现为听敏度的下降、听阈提高。一般来讲80 dB以下的噪声对人听力的危害性可以忽略,80 dB以上的噪声对人耳的高频听力产生损害的危险则迅速增加。因此对于噪声性耳聋的治疗要以避免噪声刺激为原则,对症治疗。

5)创伤性耳聋　头颅外伤、耳气压伤或急慢性声损害导致内耳损害引起的听力障碍。

6)感染中毒性耳聋　是指一些病毒和细菌对于邻近器官和全身感染的过程中通过血行途径或直接侵袭的方式累及听觉系统如耳蜗、前庭、听神经或引起迷路的炎症而导致的单侧或双侧非波动性的感音神经性耳聋。临床上较常见的感染有流行性腮腺炎、耳带状疱疹、流行性感冒、流行性脑脊髓膜炎、猩红热、麻疹、风疹、梅毒、艾滋病等。

7)肿瘤和相关性疾病耳聋　听觉传导通路及中枢的肿瘤可以导致感音神经性耳聋如听神经瘤、脑干肿瘤等,而一些全身系统疾病也可以引起内耳、听神经或听觉中枢损伤而出现感音神经性耳聋(如糖尿病、高血压、慢性肾炎、白血病等)。

3.混合性耳聋　中耳、内耳病变同时存在,影响声波传导与感受所造成的听力障碍称为混合性耳聋。导致混合性耳聋的病因可以是一种病变同时损伤了耳的传音和感音系统时(如耳硬化症累及中耳和内耳、爆震性耳聋同时引起鼓膜穿孔和内耳的损害、急慢性化脓性中耳炎并发迷路炎),这时的耳聋就兼有了传导性耳聋和感音神经性耳聋的特点。也可以是不同的疾病分别导致中耳和内耳或听传导通路的功能障碍所引起,如慢性分泌性中耳炎合并突发性耳聋、慢性化脓性中耳炎合并老年性耳聋等。混合性耳聋在临床的表现多为两种耳聋的混合表现,以耳闷堵作为主诉的较多,治疗应该分别处理中耳和内耳的病变。

4.中枢性耳聋　中枢性耳聋指的是听觉中枢发生病变引起的神经性耳聋,包括脑干性耳聋和皮质性耳聋。听觉信号的感受也即是感音过程是在内耳的耳蜗中完成的,神经传导部分则是由蜗后的听神经、脑干以及相关的神经传导束(内侧膝状体)共同向上投射到大脑的听觉皮质,声音的接受和处理则是在大脑皮质的不同区域负责完成。引起脑干性耳聋的病因主要有小脑脑桥角肿瘤、脑干肿瘤、脑干梗死、脑干出血以及放射性脑病等。引起皮质性耳聋的病因有脑出血、脑梗死、脑肿瘤及脑的退行性变(如老年性痴呆、多发性硬化)等。中枢性耳聋的共同特点是言语听力的明显损害,并且和纯音听力呈现分离的现象。患者多表现在生活中听取说话声明显困难,但对于环境声易于辨别,尤其在嘈杂环境中对于言语声音的听辨别障碍更加明显。对于此类听力障碍往往助听器不能带来良好的补偿效果,治疗改善的效果不良。

5.伪聋　伪聋即诈聋,是指听觉系统无明显器质性病变,听力正常,而自称耳聋。伪聋者并无神经心理创伤,往往带有某种目的或企图进行伪装,主观表现非常严重,通过多次的听力学检测以及客观听力检查有助于鉴别。

第四节 听功能检查

听功能检查也称为听力检查,是对受试者的听力情况做出量化的评估,是听力学中重要的检查手段。在临床医学中,正确的听力检查可以有助于临床医生去判断听力障碍发生的病因、部位,从而采用正确的治疗手段或补偿方式去帮助患者恢复听力,而在康复医学上,正确判断受试者的听力水平直接影响治疗者去选择采用的康复治疗方式。

一、主观听力检查

主观听力检查是依据受试者对刺激声信号做出的主观判断和记录,又称行为测听。主观听力检查经常会受到受试者主观意识、情绪、智力水平、年龄、文化程度和行为能力配合的影响,所以在一些情况下(如伪聋、智力迟滞、婴幼儿、失语症、肢体瘫痪等)检测结果并不可靠。主观测听法包括行为测听法、条件探索反应检查、电测听法以及言语测听法等。

1. 行为测听法 又称为行为观察测听法、听觉行为反应测听法,主要目的是观察1岁以下受试小儿对声音刺激的一致性反应,是一种被动反应测听方法。在测试时周围环境要求安静无噪声,小儿处在平静状态下,测试声源可以选择复合声源如玩具小鼓、哨子、小喇叭,测试时避免声源物品接触到小儿或被小儿看见。给声后根据小儿的反应进行观察,6个月以下小儿会出现惊吓反应、听睑反射(又称为瞬目反射)及唤醒反应,6个月到1岁小儿会出现声定位反应,即头转向声源一侧。由此可以粗略判断小儿对声音的敏感性,是一种粗略的筛查听力异常的方法。

2. 条件探索反应检查 条件探索反应检查是一种附加强化条件刺激的行为测听法,常选择视觉刺激作为听觉的强化条件,检查时利用扬声器给声,选择不同频率的啭音作为刺激声源,每次给声时都附加一个视觉刺激强化儿童的转头反应,选择的视觉刺激一般为可发光活动的玩具(如会闪光打鼓的小熊等),当小儿对声音的定位反应被强化固定下来时,则逐渐减低声音的强度以测出小儿对声音的听觉反应阈值。此方法测出的是小儿健耳的听觉能力。适合于双侧耳听力异常的筛查,另外也可作为评测小儿注意力以及声定位能力的工具,应用于脑瘫语言智力发育迟缓的小儿检查和训练。

3. 电测听法 又称听力计检查法,是利用不同频率、不同强度的纯音作为测试声源,分别测试受试者的骨导听阈和气导听阈,对受试者的听力水平做出量化的评估并能做出听力曲线,是目前医院中最常见的听力检查,适合3岁以上儿童及成人的听力检查。主要用来判断听力障碍的类型、估计病变部位以及评价助听器的验配。

常见的听力计可以测出125~8 000 Hz的不同频率的听阈,在网格状听力图上以曲线表示,称为听力曲线。听力图的纵刻度为声强,以分贝表示,横刻度为频率,以赫兹表示,气导右耳用"○"来记录,左耳用"×"来记录,骨导右耳用"["来记录,左耳用"]"来记录,分别按频率顺序描记在网格线上并连起来就做出了听力曲线(图2-8)。

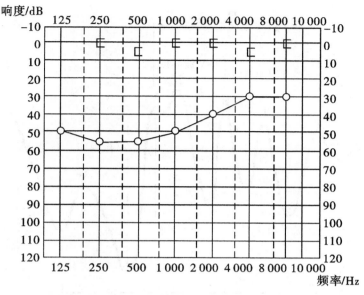

图2-8　纯音听力曲线记录

4. 言语测听法　言语测听法是将标准词汇录入磁带或唱片上,通过耳机和自由声场对受试者进行测试。主要测试项目包括言语接受阈和言语识别率。言语接受阈以声强级来表示,言语识别率指的是受试耳能够听懂所测词汇中的百分率,正常受试者能够听懂50%以上的词汇。言语测听法目前主要在助听器的验配、人工耳蜗术后康复评估和训练中应用。

二、客观听力检查

1. 耳声发射测听　是一种产生于耳蜗并经听骨链及鼓膜传导释放(如外耳道的音频能量),反映了耳蜗外毛细胞的功能状态,而外毛细胞又是耳蜗内主要的感音结构,因此耳声发射的能量显然同听觉有密切关系。利用高敏度特殊的仪器对这种能量进行探测并记录,称为耳声发射检测。

由于耳声发射检测的客观、简便、无创、灵敏、省时的特点,目前已经是婴幼儿听力筛查的首选方法。在我国一些城市,新生儿即要进行听力筛查,未通过耳声发射检查的要进一步进行听觉脑干反应检查,以便于对耳聋的早发现早治疗。

2. 听诱发脑干反应　是一种远场记录的早期听诱发反应,通常使用一定频率的短声重复刺激听觉系统,在头颅表面记录电位变化,可据此估算客观听阈及诊断听觉系统病变。听诱发脑干反应的波形、潜伏期、波间期是诊断和鉴别耳蜗性病变及蜗后病变的主要方法,目前是临床应用最广、实用价值最大的电生理检查方法。

听诱发脑干反应测试时采用20～30次/s短声刺激,记录电极置于受试者前额发际或头顶,参考电极置于同侧耳垂或乳突,以远场方式记录和放大叠加1 000次。脑干诱发电位由潜伏期1～10 ms的7个正向波组成,正常人脑干反应波形与听觉传导路径的关系见图2-9。

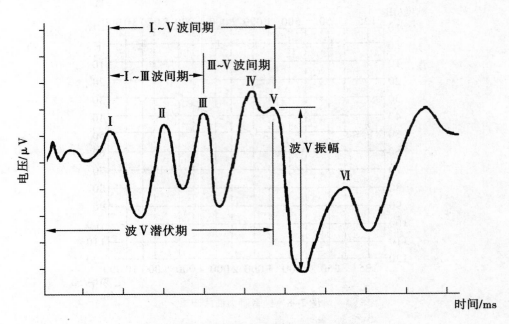

图2-9　脑干反应波形与听觉传导路径的关系

临床上 Ⅰ ~ Ⅴ波较为重要,听力正常者 Ⅰ、Ⅲ、Ⅴ三个波较稳定,而Ⅴ波的出波率最高,最为稳定。同时Ⅴ波的反应阈值与主观听阈较接近,一般为主观听阈上 0 ~ 20 dB。所以临床上常以Ⅴ波作为听阈的检测波。

第五节　听力障碍的干预

一、治疗原则

在现代社会中,听力和语言都是人类进行生产活动和社会活动的重要工具。婴幼儿期的听力障碍可以导致儿童的学语期获得言语能力的延迟、出现异常的发音模式以及导致不能获得口语,即成为聋哑人。聋哑人在社会地位及人际沟通能力方面的困难会造成个体自卑心理以及对社会的排斥,另外,由于听力和语言的异常,也限制了个体在社会中的职业角色,从而带来更多的社会生活问题。

听力障碍影响语言的发育,也影响智力、心理和精神神经方面的发育,它给机体带来的障碍是多元性的,既有生理方面的,又有社会方面的。我国是一个大国,耳聋患者的绝对数是庞大的,每年新增加的聋儿数量也是惊人的。因此,我们不但要有相对规范的治疗康复手段,更要有相对完善的预防措施。

1.优生优育　是避免遗传性听力障碍的有效途径。对于有遗传性疾病家族史的要进行遗传学检查和评价,避免近亲结婚,强调婚前医学检查都是不可少的。

2.孕期预防　妇女在怀孕期间,尤其在前 3 个月以内,往往是胎儿内耳的发育阶段,要注意避免接触耳毒性药物、物理射线的照射、病毒感染、一氧化碳中毒等易引起胎儿内耳发育畸形的因素。

3. 婴幼儿期听力障碍早发现、早诊断、早治疗　4 岁以前的婴幼儿听力能力对于语言的习得非常重要,不同程度的听力障碍可以导致小儿语言发育迟滞、构音障碍及不能获得语言。早期发现儿童听力障碍,早期进行介入干预,可以避免因听力障碍带来的社会沟通能力障碍。

了解正常儿童的听觉发育过程,发现异常,及早检查诊断。正常儿童的听力发育特点归纳如表 2-1 所示。

4. 避免应用耳毒性药物　临床上要合理用药,避免使用耳毒性药物(如链霉素等氨基糖苷类抗生素),婴幼儿、有家族成员易感的、以往应用过类似药物者及听力轻度异常的个体,要避免使用可能对内耳产生不良影响的药物。

5. 及早治疗可能引起致聋的病因

(1)全身疾病的治疗　对于可能引起耳聋的全身基础疾病(如高血压、糖尿病、肾病等)要积极控制,合理用药,避免累及听功能。

(2)局部疾病的治疗　对于引起耳聋的常见耳部疾病如慢性化脓性中耳炎、慢性分泌性中耳炎、耳硬化症及突发性耳聋要积极治疗,避免引起听力障碍。

表 2-1　正常儿童的听力发育特点

年龄	听觉反应
<1 个月	对突发的声音会产生惊吓;对突发的声音会紧闭双眼(眼睑反射);睡眠时会被惊醒(觉醒反射)
2 个月	辨别不同的语音
3~4 个月	听到声音后把头转向音源
5 个月	对动感的玩具感兴趣
6 个月	能区分父母的声音,对姓名有反应,对声音玩具感兴趣
8 个月	寻找声源并且定位
10 个月	迅速转向声源,对铃声和人的声音可以应答
18 个月	能区分不同响度的声音
24 个月	能精确区分不同响度的声音
3 岁	能精细区别说话声,如辨别"er"和"e"
4 岁	能区别更复杂的说话声,如"f"和"s"或"f"和"sh"
学龄期	对连续言语进行信息处理,并能准确地用情景解释声音

6. 做好对噪声的防护　避免长时间处在噪声环境中、长期持续佩戴耳机等可造成噪声性耳聋的易感因素非常重要。此外对于在高噪声环境中工作的人群要注意职业防护和定期复查监测个体的听力。

二、听力补偿

对于经过临床积极治疗不能恢复听力的听障患者,应当采用进行听力补偿的干预

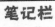
措施,特别是对于学语前的儿童,早期进行听力干预,可以使儿童的语言能力得以正常发展并进入正常儿童的社会中,做到"十聋九不哑"。中国政府除大力重视听力障碍的早期发现以外,也在积极推进听力干预的措施,为世界听力障碍患者的康复做出了贡献。

听力补偿中主要的手段就是助听器的验配,助听器具体来说就是一个微型的电声放大装置,通过这个装置将声音进行放大,从而使聋人听到了原来听不到、听不清的声音。使用助听器可以起到使聋人重新听懂声音、完成言语交谈中的听觉反馈;帮助重度耳聋的人分辨周围声音(如环境音、汽车声等)提高外出行动的安全;进行聋儿的学语和教育等作用。应该了解的是,助听器只是一种补偿听力损失的方式,它不能改善或阻止听力损失,经过专业的验配,合适的助听器也不会加重听力损失,它也不能完全替代耳的听觉能力,助听器的佩戴还需要同言语治疗同时进行方可取得良好的效果。

随着科学技术的进步,助听器的制作越来越精细化及集成化,从早期的模拟单声道放大器,到现在的数字化抑噪技术、全向麦克风技术,使助听器的补偿效果越来越为聋人所接受,成为他们走入社会的必备工具。

助听器的种类丰富,按照不同的分类方法,助听器的分类也各有不同。根据其适用范围,助听器可以分为集体助听器和个体助听器两大类。根据芯片中信号的处理方式,助听器分为模拟助听器和数字助听器。根据输出功率的不同,分为小功率、中功率、大功率和极大功率助听器。根据其佩戴方式的不同,又分为盒式助听器、耳背式助听器、耳内式助听器等(图2-10)。

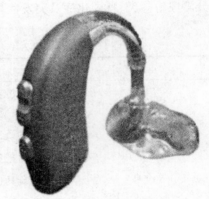

图2-10 助听器

临床中验配助听器(听力损失程度指的是相对好耳)的主要适应证:①平均听力损失 26 ~ 40 dB 的学语期儿童。②平均听力损失在 41 ~ 90 dB 的个体。③平均听力损失在 90 dB 以上个体在考虑人工耳蜗植入术前的试配。④听力情况不再进展的、经过相应治疗无效的各个类型的双耳耳聋。⑤对于气导助听器的验配个体具有正常或接近正常的外耳结构。

助听器的选配应该遵循以下原则:

1.选配前进行详细的医学评估 助听器的选配是一个医疗过程,因此必须对个体进行详细的医学评估,包括询问听力障碍病史、进行耳及相邻器官的检查、进行纯音测听等过程。

2.选择助听器的类型 对于听力损失较轻的个体可以优先从美观性出发选择耳内式或耳甲腔式助听器,使个体佩戴较为隐蔽,有助于减轻心理负担;对于听力障碍较严重的个体则需要选择耳背式助听器,定制耳模,减少佩戴时的不适感;对于先天性外耳道闭锁、小耳及外耳道畸形可以选用骨导式助听器。

3.优先验配一侧耳 对于双耳听力障碍的个体优先选择听力较好耳或听觉范围较大耳,但当双耳听力均在 50 dB 以内时,可以考虑选择听力较差耳进行验配。

4.考虑双耳助听器 目前国际上倾向于双耳同时佩戴助听器,这是因为双耳助听器更有利于个体进行声源定位、立体声的聆听、消除单耳头部音影效应(是指声音从好耳传导致差耳的声衰减引起的不适感)及有效的抑噪等优点。因此在临床中,在费用能承受的条件下首选对个体进行双耳助听器的验配。

5. 根据个体的耐受情况选择助听器的功率　对于助听器佩戴后的功率选择需要兼顾个体的听觉改善和对助听器的耐受两个方面,助听器验配的主要目的是使个体重新利用听觉功能,但是助听器由于现在工艺的局限仍会随功率的增大产生噪声,个体能够耐受长期佩戴助听器的生活也非常重要。因此助听器在验配时要以上述两个方面作为评价助听器验配是否合适的条件。

三、人工电子耳蜗植入

人工电子耳蜗是将声音转换成特殊编码的电脉冲并刺激内耳的感音结构使个体产生听觉的特殊装置,它是目前可以治疗极重度耳聋以及全耳聋的有效方法(图2-11)。

1. 原理　内耳耳蜗的感音过程就是耳蜗毛细胞将声波的机械振动转化成生物电活动并由听神经接受和传导的过程。重度感音神经性耳聋的患者大部分是丧失了内耳的毛细胞功能,但听神经纤维还有残留。人工耳蜗可以通过对声音的解码转化成连续电脉冲,并由插入导耳蜗的电极直接刺激听神经,从而绕过并替代了损伤的内耳毛细胞,听神经兴奋后传向中枢产生听觉。

2. 电子耳蜗的类型及结构　目前,能够作为临床使用的电子耳蜗都是多导人工耳蜗,这是针对早期单导电子耳蜗

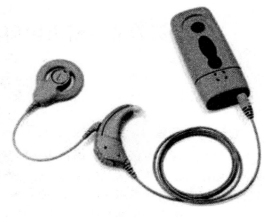

图 2-11　人工耳蜗

而言的,所谓多导,指的是植入耳蜗的电极结构而言的,电极上的多个通道分别对应耳蜗鼓阶的不同部分,对于耳蜗不同频率的感音部位进行刺激,可以最大限度地模拟听觉感音的过程,也会给个体带来最真实的听觉感受。

电子耳蜗主要包括两个部分,即体内植入部分和体外部分,体内植入部分包括接收器/刺激器和电极;体外部分包括言语处理器、麦克风、传输线圈及相应的连接导线。

3. 适应证与禁忌证　目前来讲,电子耳蜗仍然是比较昂贵的装置,因此合理地掌握电子耳蜗的适应证和禁忌证有重要意义。

患者可以接受植入手术的适应证:①双耳重度或极重度感音神经性耳聋。②学语前聋患者的最佳年龄应在12个月至5岁,学语后聋患者年龄不限。③有残余听力,经佩戴助听器及听力康复3~6个月听觉语言能力无明显改善者。④无手术禁忌证。⑤家庭及本人对电子耳蜗有正确认识和适当的期望值。⑥有听力语言康复条件的。

以下情况患者不适合接受手术:①内耳严重畸形、中耳乳突炎症未得到控制的。②智力、精神异常不能接受听觉语言康复治疗的。③对于电子耳蜗有过高的期望值或本地区没有可靠的听觉语言康复训练条件的。

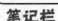

4.手术方法　患者需要在专业的综合医院耳鼻喉科接受电子耳蜗的植入手术,手术时将体内装置的电极部分植入患者的耳蜗内,将接收器部分植入颞骨骨槽并固定即可。

5.术后护理与语言训练　电子耳蜗手术是一种安全而且并发症较少的手术,术后注意抗感染治疗,并不需要特殊护理。术后 3 d 拍乳突 X 射线片进行耳蜗植入部分评估,术后 1 个月进行第一次开机调试。

术后的听觉语言康复训练至关重要,直接关系到手术的成败。患者需要去专业的听力语言康复机构进行相应的训练。对于语前聋的患儿要从声音的辨识训练开始,具体顺序是自然声、环境声、人声、乐曲等的认识和辨别,最后直到对话语声的辨别学习;这样的训练常常要持续 3 个月到 2 年的时间。

（张庆苏）

第六节　听力障碍儿童的语言障碍

一、概述

(一)言语问题

言语和语言是有区别的。语言是一种音义结合的符号系统,由词汇和语法构成。言语是运用语言来传递信息的过程。分为外部言语和内部言语,外部言语是社交的工具,即说话;内部言语是思维的工具,即心想。

言语包括声音的感知和产生。①声音的感知:依赖语言规则来接收、分析和处理一系列的声音,并根据声音的声学特性,对其进行分辨、描述和复制。言语感知依赖大脑的听觉中枢。②声音的产生:包括呼吸、发声、共振、构音及韵律。言语产生发生在位于大脑半球的两个语言中枢。如果在辨别和处理声音的感知过程中出现问题,言语的产生就会出现障碍。这就是我们常说的"聋、哑"。

(二)儿童言语的发生

儿童言语的发生分为两个阶段:

1.言语的准备(0~1岁)　包括发音准备和理解准备。发音准备的分类:①简单发音(1~3 个月);②连续发音(4~8 个月);③模仿发音(9~12 个月)。理解准备分为语音知觉能力的准备和词语理解的准备。

2.言语的形成(1~3岁)　包括不完整句和出现完整句两个阶段。①不完整句阶段为单词句(1~1.5 岁)和双词句(1.5~2 岁);②出现完整句阶段(2~3 岁)为能说完整的简单句,词汇量迅速增加。

(三)儿童言语的发展

言语的发展是指语音、词汇、语法、口语表达能力及言语技能的发展。儿童在 4 岁便能掌握本民族语言的全部发音。儿童词汇的发展主要表现在以下几方面。①词汇数量的增加:3 岁儿童的词汇达 1 000～1 100 个,4 岁为 1 600～2 000 个,5 岁增至 2 200～3 000 个,6 岁则达 3 000～4 000 个。②词类的扩大:从意义比较具体的实词到意义比较抽象的虚词。③词义逐渐确切和加深:不仅能理解词的具体意义而且还会正确使用积极词汇。

(四)儿童言语障碍

言语障碍可能会出现在各个年龄段。原因:①神经系统病变引起的言语障碍,包括脑性麻痹,各种原因引起的听觉中枢或言语中枢的神经受损、发音器官周围神经障碍等。②发音器官的器质性病变,比如舌缺失或畸形、唇裂、咽喉部病变等,导致构语困难。③智力障碍导致言语障碍。④听力障碍导致言语障碍,如构音困难、发音异常、失语等。

二、听力障碍儿童的语言障碍分类

在对儿童言语发育及障碍进行评估时主要是认识儿童交流能力的正常发展模式,且以语言的口头表现为基础,而不是个别的发音表现。除了与特殊病因有关的言语障碍外,儿童期的言语障碍主要有以下四种。①构音困难:属于功能性的,特征为言语中出现不同形式的删除、替代和遗漏。从轻至重,可伴随有语言障碍。儿童可能在运用言语器官方面有困难。②语音障碍:与构音困难情况类似,但有其自身的病因,因儿童有中枢性的语言处理或组织上的困难,以致不能掌握声音的编排系统。③构声障碍:主要是神经源性影响到发声的肌群及其运动的言语疾病,在脑瘫患者中比较普遍。连吞咽也会受到影响。④言语运用障碍:也属于中枢性的问题,这样的儿童随意运动功能失常,言语模仿困难。构音障碍在所有言语障碍中所占的比例最大,也是听力障碍导致言语障碍儿童的最大问题。

构音障碍是指说话时出现音素的省略(占 11.6%)、代替(占 47.2%)、异化(占 33.8%)及添加(占 7.4%)的言语异常。

1. 音素省略　说话时将某些音素漏掉。如将 dai 念成 da,漏掉了 ai 韵母中的 i 音;将 shu 念成 sh,漏掉韵母 u。当儿童遗漏的音素多的时候,他说的话可能就无法让人理解。在多数情况下,儿童最容易将字尾的音遗漏。

2. 音素代替　说话时以一个音代替另一个音。如以 f 代替 h,将 hu 念成 fu,一般而言,儿童往往是用自己发得比较好的或比较容易发的音去代替难发的音。

3. 音素异化　音素异化是儿童力求使自己的发音接近正确的一种尝试。它与"替代"的区别是,替代是以一个音去代替另一个音,而异化是儿童主观上想发正确的音,结果反而出现错误的现象。一般在年龄较大的儿童身上容易出现。

4. 音素添加　指说话时增加了某些音素。如将 feiji 念成 hueiji 等。

此外还有声音障碍、口吃、语言障碍等,在此主要介绍的是由听力障碍引起的言语障碍及其康复。

三、听力障碍儿童的语言障碍评估

儿童言语听觉评估多采用以中国聋儿康复研究中心孙喜斌、高成华等编制的听力障碍儿童言语听觉评估系列词表《聋儿听力语言康复评估题库》进行。该词表以图画

笔记栏

为主要表现形式,内容包括自然声响识别、声调识别、单音节词识别、双音节词识别、三音节词识别、短句识别、语音识别、数字识别、选择性听取9项。可以通过自然口声和听觉言语计算机导航评估系统进行评估。

(一)听力障碍儿童的言语听觉评估特点和方法

1.3岁以内儿童的言语听觉评估 对0~3岁婴幼儿的言语听觉评估方法及刺激音的选择,要以婴幼儿的听觉言语发育指标为重要依据。选择与各听觉言语发育阶段相适应的语音及词汇作为测试音,采用正常言语声强度(约65 dB声压级),测试者注意回避视觉,在安静房间[约≤45 dB(A)]进行测试。对1岁以内的婴儿可利用婴儿熟悉的语音进行测试,通过观察其有无寻找声源的听觉行为反应来判断其听觉能力。对1~3岁婴幼儿可采用每个年龄段应掌握的词汇。回避视觉,通过听说复述法来判断其听觉能力。或采用对熟悉物体的命名指认的方法,如经常玩的玩具、小动物模型、娃娃的五官、身体部位和各种水果等。如果通过与听力计相连的扬声器给声,可根据反应情况,降低信号强度,以估测小儿言语听敏度(测试结果可定为好耳听力)。

2.3岁以上儿童的言语听觉评估 3岁以上婴幼儿言语发展近于完善,能与成人进行一般言语交流,但文字语言对他们仍然是很陌生的。所以制定并使用规范的儿童言语测听词表是必要的。儿童的言语测听词表与成人不同,因为无论声母还是韵母词频的出现率都有显著差异,以图代词是儿童言语听觉评估词表的一大特点,以听说复述(开放项测试)或听话识图(封闭项测试)两种方法之一进行测试,在与儿童的游戏中获得测听结果。

(1)自然环境声识别 本项测试为无语言听力障碍儿童提供了听觉评估途径,每种音响都有其特定的主频范围,判断听力障碍儿童佩戴助听器或植入人工耳蜗后的听觉功能、补偿或重建效果及对自然环境各种音响的适应能力、辨别能力。

测试内容所选20种声响均为听力障碍儿童听力训练教材初期课程。共分4组,每组5张测试图片,每次测试可随机选择一张测试图片,其余4张作为陪衬图片,20张图片共循环5次完成。测试在较安静房间进行,用录音机播放测试音,扬声器距被试者1 m,并与听力障碍儿童助听器在同一水平面,呈零度角(被试者正前方),其声压级控制在65 dB声压级左右。考虑到听力障碍儿童的心理特点,所以用听声识图游戏法评估,测试在10 min内完成,按测试表格记录,结果计算公式:识别得分(%)=(正确回答数/测听内容总数)×100%。

(2)语音识别 语音识别分为韵母识别和声母识别。

1)韵母识别 韵母是汉语的主要语音成分,每个音节都离不开韵母,韵母也可以独立成为音节并在音节长度和语音能量方面占有很大的优势。通过韵母识别评估听力障碍儿童的听觉功能及语音能力,对指导康复教学实践提供理论依据。依据"学说话"教材中的韵母出现率,选用《汉语拼音方案》韵母表中31个韵母,按照语音测试词表编制规则组成75个词,共分为3个测听词表,即词表1、词表2、词表3,编成25组,每组由3个词组成,其中有1个测试词,2个陪衬词,全部配有彩色图片。

2)声母识别 声母往往不能离开韵母而单独发出音来,它总是伴随韵母前后与韵母一起作为识别信息的工具。声母频谱范围一般在3 kHz以上,远较韵母频率高,听力障碍儿童高频听力损失显著者居多,声母识别难度较大。通过声母识别可以评估听力障碍儿童听觉功能及助听器对高频听力损失的补偿效果。

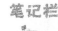

（3）数字识别　本测试主要了解听力障碍儿童对数字的识别能力，1～10 的数字随机选出 25 个。编成 5 组，每组 5 个数字，其中 1 个为测试词，4 个为陪衬词。采用听话识图法（封闭项）测试。被试者坐在测试参考点位置，测试者与被试者并排而坐，位于被试者较好耳一侧。每组出示 5 张测试图片，首次分别读其中 2 张，被试者可根据发声词分别选出图片，第二次循环出示图片时分别读剩余 3 张，被试者可根据发声词分别选出图片，循环 2 次可完成测试。主试可将被试者错答的词的序号写在测试记录上，以便分析，为进一步改进听力学检查措施及康复手段提供依据。测试结果计算：识别得分（%）=（正确回答数/测听内容总数）×100%。

（4）声调识别　由音高构成的声调音位是汉藏语系方案中全部声母及 35 个韵母中的 30 个。本项测试可以判断听力障碍儿童佩戴助听器后，对韵母、声母、声调在各单词中的综合听辨能力。可根据听力障碍儿童实际言语能力选用"听说复述法"或"听话识图法"进行测试。在听话识图法中每个词表有 7 组图片，每组有 5 个词，评估时，以每组为单位出示图片，可分别随机读 2 张图片让被试者识别，依次测试，待第二次循环时将该组未测 3 张图片分别读出让被试者识别。7 组图片共循环出示 2 次可完成评估，每个词都有发音机会。计算得分方法同自然环境声识别。

（5）单音节词（字）识别　本项测试由同等难易程度的 2 个词表组成，每个词表有 35 个词（字），包括了《汉语拼音方案》中全部声母及 35 个韵母中的 30 个。

（6）双音节词识别　本项测试通过对双音节词识别，了解听力障碍儿童言语可懂度及最大识别得分，评估听觉功能。共选 60 个词，分为词表 1 和词表 2，每个词表 30 个词，共分为 6 组，每组 5 个词。词表 1 考虑了传统的言语测听双音节词编制规则，根据两个音节同等重要的理论，选词时避免轻声出现，选用扬扬格双音节词，同时考虑听力障碍儿童的言语特点。词表 2 与词表 1 的不同点在于不回避轻声，因为普通话声调具有重要的辨意作用，轻声同属调类，其作用也不例外，况且轻声在汉语声调出现率为 8.63%，故采用词表 2 评估听力障碍儿童佩戴助听器后的听觉功能更具有实际意义。可根据听力障碍儿童实际言语能力选用"听说复述法"或"听话识图法"进行测试。评估时，以每组为单位出示图片，可分别随机读 2 张图片让被试者听觉识别，依次测试。待第二次循环时将未测 3 张图片分别读出让被试者识别。6 组图片共循环出示 2 次可完成评估，每个词都有发音机会。计算得分方法同自然环境声识别。

（7）三音节词识别　通过三音节词识别，测试听力障碍儿童感知、分辨连续语言的能力。随着听力障碍儿童言语的发展，三音节识别是单音节向多音节的过渡阶段。可根据听力障碍儿童实际言语能力选用"听说复述法"或"听话识图法"进行测试。在听话识图法中每个词表有 5 组图片，每组有 5 个词，评估时，以每组为单位出示图片，可随机分别读 2 张图片让被试者识别，依次测试，待第二次循环时将未测 3 张图片分别读出让被试者识别。5 组图片共循环出示 2 次可完成评估，每个词都有发音机会。计算得分方法同自然环境声识别。

（8）短句识别　短句识别是评价听力障碍儿童佩戴助听器后，感知和分辨连续语言能力及听觉功能的重要途径。本词表共 20 个句子，分成 4 组，每组由 5 个句子组成，全部配有图片。依据听力障碍儿童的言语能力选用"听说复述法"或"听话识图法"测试。选用"听说复述法"可根据每句关键词是否正确计算得分（每个关键词 2 分，共 50 个关键词）；"听话识图法"以每组 5 张图为单位出示词表，可随机分别读

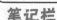

笔记栏

2 张图片让被试者识别,依次测试,待第二次循环时将未测 3 张图片分别读出让被试者识别。4 组图片共循环出示 2 次可完成评估,每个词都有发音机会。计算得分方法同自然环境声识别。

(二)听力障碍儿童的言语听觉评估的结果记录及分析

1. 记录

(1)口声言语听觉评估法　测试结果记录只记录发音词与错答词的序号。例如发音词卡片为 3 号,被试者识别卡片号为 5 号则简单记录为(3)—(5),即(发音词卡片号)—(错误识别卡片号)。被试者正确识别卡片号不记录。

(2)听觉言语计算机导航评估系统评估法　通过听觉言语计算机导航评估系统评估,计算机会自动记录结果,评估结束时可将结果打印出来。

2. 评估标准　通过言语最大识别得分判断其助听效果,通常分为最适、适合、较适、看话四个等级。

四、听力障碍儿童的语言障碍康复治疗

康复是应用各种有用的措施、尽量减轻个体在生理、解剖和心理上的损伤而导致的功能障碍或缺失,进而使其能正常地生活在社会中。康复针对的不是疾病,而是功能障碍和缺失。儿童言语康复就是针对儿童言语功能障碍而进行的,包括言语教育和言语矫治两个方面。言语教育侧重于对言语行为的系统培养,重点是口语表达能力,也对语音、词语、句子和语用进行训练,分为发音训练和语言训练;言语矫治则是针对儿童语用过程中存在的具体问题的矫正,如清晰度、正音。

(一)言语教育

1. 发音训练　①呼吸训练(闻香、吹气球)。②舌部训练(舌操、舌面、舌尖、卷展)。③口部训练(双唇、唇齿、腔颚、唇舌)。④鼻音训练(阻挡口腔通道)。⑤嗓音训练(唱音、拟音)。⑥音素训练。⑦拼音训练。⑧四声训练。

2. 语言训练　①理解性语言培养。②表达性语言培养。

(二)言语矫治

1. 矫正构音障碍的康复训练　具体步骤如下:

(1)儿童言语运动器官的训练。主要方法有以下几种。①呼吸训练:训练儿童用鼻子呼气、吸气,用嘴呼气、吸气和口鼻结合呼气、吸气。②用气训练:让儿童练习用不同的嘴形变化送出不同的气流,如短促而快、绵长而缓、不急不缓等。③口型模仿:给儿童每人一面镜子,让他们模仿语训老师的口型。④舌头运动训练:训练舌头的灵活性、柔软性和正确位置。⑤松弛训练:降低言语肌的紧张性。

(2)指导儿童分辨错误的构音,让他明白错在哪里,然后给他提供正确的发音示范,并要求他观察、模仿构音器官的部位。

(3)当儿童能够分辨正确与错误的构音后,指导他学习发出正确的音。构音障碍儿童的错误大部分是声母,因此,模仿单纯的声母是矫正构音障碍的普遍方法。

(4)指导儿童在日常的言语交流中充分利用正确的语音说话。

构音障碍的康复训练是一项枯燥的工作,需要语训老师多鼓励儿童,使他们积极主动地进行配合。

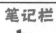

2. 言语矫正康复的模式

（1）辨音训练　①给儿童提供在特定语言环境下辨别正、错发音的机会。②给儿童提供机会区别两种类似的声音及其发音过程及同一声音在不同难度水平（音节、单词或语句）的特征。

（2）发音的感觉运动训练　可以通过言语器官的训练等方法来改善发声时的运动困难，主要是围绕声音的产生过程给予儿童示范和发音练习。

（3）操作性条件反射训练　主要是对儿童在对语言学习过程中的强化训练，从而克服错误的学习和巩固正确的学习。

（4）心理学方法　在训练过程中充分根据儿童不同年龄阶段的心理需要来进行，以维持其学习的积极性，并促进其与康复人员的有效互动。

（5）语音学训练　通过对语音特征的学习及发音过程的模仿来正确掌握语音。

（三）言语康复的原则

在对儿童进行言语康复时，根据他们的特点，要特别注意贯彻以下几个原则：

1. 主体观原则　尊重儿童及其心理特点，令儿童在康复训练中保持良好的情绪，和语训老师保持良好的信赖关系。

2. 活动性原则　儿童都喜欢游戏，它是一种不带任何强制性的活动，通过游戏活动在情景中激发儿童言语交往的兴趣。

3. 全面发展原则　在对儿童进行言语康复的同时，还要发展心智，培养良好的生活习性及道德品质，使其能健康、全面的发展。

4. 强化原则　在康复过程中，对儿童的任何正确反应和进步都要及时给予反馈和强化，增强儿童的信心。

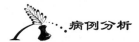

病例分析

患儿，吴某，男，6 岁，残疾情况：听觉损伤严重，残余听力弱。助听情况：没有佩戴助听器。康复训练前情况：未进行过系统康复治疗。

一、听觉能力评估

根据聋儿康复前后及康复过程中的听觉言语状况，采用数量评估和功能评估两种方法，对听力损失及康复效果判定具有重要意义.

1. 数量评估　用 250～4 000 Hz 的啭音作为刺激声，对初戴助听器及目前无言语能力的聋儿进行听觉评估，初步确定聋儿听力损失经过助听补偿后的音频感受范围是否在正常人听觉言语区域，判断该聋儿佩戴的助听器是否合适，并对其助听效果做出定量评价。

2. 功能评估　用纯音或啭音对聋儿的听觉进行"数量评估"，可以判断耳蜗的功能及助听器对聋儿的听力补偿情况，而对聋儿听觉功能评估，只有用言语声或复合音作为测试音才能实现。

二、听觉语言训练

进行听觉语言训练前，为患儿选配合适的助听器，使其听力得到补偿，是康复的重要措施。

笔记栏

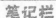

笔记栏

（一）松弛训练

通过放松肢体的肌紧张可以使咽喉部肌群相应地放松。站立或仰卧位,双手放两边,练习做有规律的腹式呼吸(吸气时收腹,呼气时鼓腹)。每天起床时和睡觉前各做 10 min。

（二）呼吸训练

1. 坐姿　要求坐端正。

2. 自主呼吸　鼻吸气嘴呼气。家长可以和孩子一起做这项练习,深吸一口气,长长地呼出,还可深吸一口气,快速地呼出。即有长有短的进行练习。

3. 呼吸短弱　仰卧位或坐位,手法介入,吸气时按压腹部,帮助增加膈肌的运动。可安排在做游戏时进行,每次做 3～5 min。

4. 增加肺活量　双上肢举起吸气,放松时呼气。或每天跑步、跑上楼梯等剧烈运动约 15 min。

5. 增加气流　吹气球、泡泡、纸条、乒乓球、风车、口琴等。

（三）发音训练

1. 学习发拼音字母(构音类似动作,发出靶音;学习发单元音和辅音等)

(1)练习发单元音:a、o、e、i、u、ü

a 发音提示:嘴张大,舌放平,位置最低,不圆唇,嘴成自然状态。

o 发音提示:声带颤动,舌头后缩,舌位半高,口微开,圆唇。

e 发音提示:声带颤动,舌位靠后,嘴角向两边展开,不圆唇。

i 发音提示:声带颤动,舌面隆起的部分在前,舌位最高,开口很小,上下牙齿对齐,嘴角向左右展开,不圆唇。

u 发音提示:声带颤动,舌头后缩,舌根抬高,嘴唇收拢得又高又圆,向前突出。

ü 发音提示:声带颤动,舌位靠后,嘴角向两边展开,然后舌面隆起,嘴拢圆。

(2)练习发声母:b、p、m、f

b 发音提示:双唇紧闭,憋住一口气,然后突然放开,气流冲口而出,不送气,声带不颤动。

p 发音提示:双唇紧闭,阻碍气流,然后双唇突然放开,气流用力喷出来,声带不颤动。

m 发音提示:双唇紧闭,软腭下降,气流从鼻孔透出,声带不颤动,声音比较响亮。

f 发音提示:上齿咬着下唇,让气流从唇齿之间的缝隙中摩擦而出,声带不颤动。

2. 拟声训练

(1)练习一些动物的叫声　例如,ji——ji——ji、miao——miao——miao、ga——ga——ga、mie——mie——mie。

(2)边发音,边做动作　例如,小兔子蹦蹦跳,家长可以和孩子一起边做动作边发音:beng——beng——beng。

3.辅助方法　让儿童触摸家长喉部的振动来感受发音。例如,发 m 的音,可以让孩子摸着自己或者家长的喉部来感受振动。发 p 的音,需要孩子把手放在自己或家长的嘴前来感受发出的气流。

(四)听觉语言训练与正常生活语言紧密结合起来综合进行

家庭活动中的语言教育任务,主要由家长来承担。如在吃饭的时候、睡觉之前及家务劳动时,反复练习相关的语言,强化生活环境语言。在不同的场合,"逢做必说"的方法,促使聋儿去认识事物,理解语言,进而达到语言交流的目的。

家庭是儿童最好而且最自然的语言运用场所,家庭日常生活中有熟悉的实物与环境可供训练,家里有现成的锅、碗、勺、盆等器具,学习这些器具时让孩子站在这些器具前,指给孩子说:这是锅、这是碗……通过实物及熟悉的环境,孩子很容易理解。家中发生的事有规律的也有随机的,但都是最自然最接近生活的。如听力练习可采用以下游戏。

游戏名称:好听的儿歌。

游戏目的:帮助孩子寻找听声音的乐趣;帮助孩子适应助听器。

游戏准备:儿歌。

游戏过程:确认助听器正常工作的前提下,选择一首儿歌或歌曲唱给孩子听,重复儿歌是可以的,但重复的次数不宜太多。第二次再唱儿歌,并和孩子一起随着音乐摇晃,或许你的孩子能和你附和几句。

如果你不喜欢唱歌,那就用生动的口吻边拍手边讲歌词。

(林子玲)

第三章

失语症

第一节　失语症的解剖学基础

　　语言的产生是由多个系统参与的复杂过程,尤其是大脑内的语言处理与加工更为复杂,对语言与大脑的关系,学者们做了大量的研究。早在1825年,Bouillaud就提出语言的表达能力障碍与脑前部或额叶有关。1836年,Dax也明确指出左大脑半球与语言有关。1861年至1865年,Broca通过对临床15例语言障碍的患者进行了观察和研究,发现了其病变部位均在左侧大脑半球,而右侧大脑半球病变不引起语言障碍,于1865年提出"我们用左脑说话",并阐述了左侧大脑半球额下回与言语的关系,首次科学地论证了言语与解剖学的关系,证明了左大脑半球为语言优势侧,此后,又提出了语言半球优势与利手之间存在交叉关系。1874年,Wernicke在"失语症状学"中论证了感觉系统投射到大脑半球后部,而前部为传出。因此,他认为失语有两种类型:一种为语言表达缺失(Broca失语);另一种为语言理解缺失(Wernicke失语),同时,还推测两区之间必有联系,如果两区之间的联系中断必产生第三种失语——传导性失语。他阐述了传导性失语的特征性临床表现:复述障碍,并提出了言语和语言障碍的分类及其机制。1891年和1892年Deierine先后报道了2例阅读障碍的病例:1例为失读伴失写者,病变在左侧角回深部及侧脑室后部至枕角;1例为失读不伴失写者,病变在左枕叶内下累及胼胝体压部,并提出了阅读理解机制。期间,一些学者认为语言作为复杂的高级神经活动,不能将其功能定位于某一区域,而是一种高级的心理神经活动,他们认为应该用功能整体学说代替定位学说。Luria既反对狭隘的"定位论",把复杂的心理活动解释为有限的细胞簇的功能;也不接受极端的"反定位论",把大脑视为无法区分的整体。学者们关于脑与语言关系的观点尚未统一,主要有两个对立的派别:一个是临床解剖相关论,另一个是按心理学把大脑视为无法区分的整体。前者的语言学家及神经病学家们依据以上及后来的研究成果提出了语言中枢:感觉性语言中枢,位于颞上回后部(图3-1),包括41区和42区(图3-2),有时也包括邻近的22区,又称Wernicke中枢。运动性语言中枢,位于额下回后部,包括44区及其邻近皮质,又称Broca中枢。视觉性语言中枢位于顶下小叶的角回上(39区)。书写中枢位于额中回(8、9区),又称Exner区。

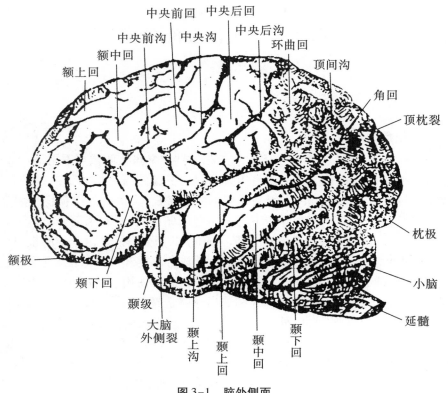

图 3-1　脑外侧面

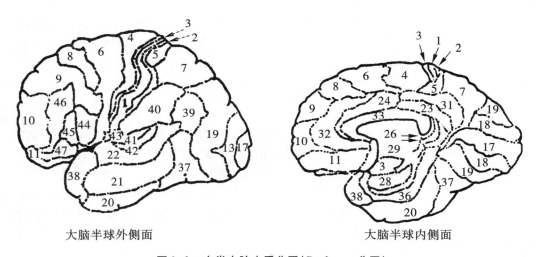

大脑半球外侧面　　　　　　　　大脑半球内侧面

图 3-2　人类大脑皮质分区（Brodmann 分区）

各语言中枢之间是相互连接的，不是孤立存在的，语言链的任何一个环节出现联系中断，都会导致语言障碍。

第二节　失语症的概述

一、失语症的定义与病因

（一）失语症的定义

关于失语症,很多学者给予了不同的定义,这些定义虽然侧重点不同,但主体内容大致相似。美国 Benson 认为失语症是指大脑损伤引起的语言功能受损或丧失,这是目前临床上较常用的定义。Ryan 给失语症下的定义是,失语症是脑损伤所引起的组织语言能力的丧失或低下,可以在以下方面出现问题:①口语和书面语言。②识别图片或物体。③口语、书面语和手势的交流。Darley 认为失语症是由于脑的损伤所致的语言符号形成和解释能力的障碍,以及在语言学成分编码和译码效能(词形和较大语法单位)方面多种语言能力的丧失或障碍,且是在词汇使用上有减少,语法规则能力低下,听觉记忆度降低以及在语言输入和输出通路选择能力上的障碍。而且,这种障碍与其他智力水平不一致,要除外痴呆、言语错乱、感觉缺失或者运动功能障碍所致的语言能力的丧失或障碍。近二十余年以来,随着失语症研究的更加广泛和深入,在意识到作为语言基础的认知水平的重要性后,对失语症的定义也有了新的观点,具有代表性的是 Chaipey 的失语症定义。他认为失语症是一类由于脑的器质性病变所致,在语言和作为语言基础的后天性损害,其特点是在语言的意思、形式或结构、应用或功能及作为语言基础的认知过程的降低和功能障碍,包括语言识别、理解、记忆和思维障碍,具体表现在听、说、读、写四个方面。总之,失语症为获得性语言障碍,是大脑受损后使已获得的语言能力丧失或受损,即口语和(或)书面语的理解、表达过程中的信号处理障碍。但是因感觉缺失、广泛的精神衰退或错乱、肌肉病变等引起的语言障碍不属于失语症。

（二）失语症的病因

导致失语症的常见原因归纳起来可分为三类:一类为病源性,因脑卒中、脑肿瘤、脑感染等疾病引起的脑损伤;一类为外伤,因战争、车祸、高空坠落、剧烈撞击等原因所致的脑外伤;一类为中毒性,因食物、药物等中毒所致的脑损伤。其中脑卒中是导致失语症最常见的病因。我国的研究资料显示 1/3 以上的脑卒中患者可发生各种语言障碍。在国内,随着生活条件的不但提高,近年来,由脑卒中引起的失语症患者日渐增多,失语症的发病率亦呈日益上升的态势。为了让广大学者更深入地了解失语症,下面对导致失语症最常见的疾病——脑卒中给予简单介绍。

脑卒中属于急性脑血管疾病,是由于各种原因导致脑血管堵塞或破裂,致使脑血管功能障碍,而引起的相关局灶性神经功能缺失的疾病。以突然发生意识障碍或突然发生头晕、头痛、恶心、呕吐、口眼㖞斜、偏瘫、言语不利或失语、大小便失禁、智力障碍等为临床表现。脑卒中包括出血性和缺血性两种类型。出血性疾病是指脑出血、蛛网膜下腔出血等,缺血性的疾病包括脑梗死、脑血栓和短暂性脑缺血发作等。临床上脑卒中患者多见于大脑中动脉或大脑后动脉分支的病变。高血压、糖尿病、高脂血症、心脏病、高钠血症、高龄、肥胖、缺乏运动、酗酒、吸烟等都是脑卒中的高发因素。引起失语症的脑血管疾病多见于优势半球的病损，常伴有右侧偏瘫及右侧肢体的感觉障碍。例如：大脑中动脉主干闭塞如累及优势半球则出现完全性失语症，皮质支上部分支卒中出现 Broca 失语，皮质支下部分支卒中出现 Wernicke 失语，深穿支闭塞出现皮质下失语；大脑前动脉闭塞优势半球病变可出现 Broca 失语；中脑水平大脑后动脉起始处闭塞累及优势半球枕叶可出现命名性失语、失读不伴失写。

1. 短暂性脑缺血发作(transient ischemic attacks, TIA)　是由脑血管病变引起的短暂性、局部脑或视网膜神经功能缺损。常表现为突发的一侧肢体无力、言语含糊不清、视物模糊、记忆力丧失、偏瘫侧感觉障碍等神经系统症状。历时数分至数小时不等，持续时间不超过 24 h。发作后可完全恢复，但常反复发作。常由动脉硬化斑脱落的微栓塞引起，也可因脑小动脉痉挛、心功能不全等所致。

2. 脑血栓形成(cerebral thrombosis)　简称脑血栓，系指由于脑动脉壁病变，尤其是在动脉粥样硬化的基础上发生血流缓慢、血液成分改变或血黏度增高而形成血栓，导致动脉管腔明显狭窄或闭塞而引起相应部位的脑组织梗死的一种急性脑血管疾病，是急性脑血管中最常见、发病率最高的一种临床类型。脑血栓一般起病缓慢，发病前可以没有明显先兆症状，安静时发病较多，常在晨间睡醒后发现偏瘫、失语等神经局灶功能障碍的症状，症状常在几小时或较长时间内逐渐加重，呈梯形进展。高龄人群发病率显著增高，较多伴有高血压、糖尿病、心脏病、动脉粥样硬化等病史。脑血管造影和 CT 有助于最后确诊。

3. 脑栓塞(cerebral embolism)　是指人体血液循环中某些异常的固体、液体或气体等栓子物质，随血流进入脑动脉或供应脑的颈部动脉，使血管腔急性闭塞，引起局部脑血流中断，造成局部脑组织缺血、缺氧，甚至软化、坏死而出现急性脑功能障碍的临床表现。脑栓塞多数发生在颈内动脉系统，特别是大脑中动脉最常见，椎-基底动脉系统相对少见。大多数患者发病前无任何前驱症状，可有心脏病伴心房颤动等产生栓子的病因存在，常伴有其他部位的动脉栓塞。起病急骤，多于起病几秒或很短时间内病症发展至最高峰，少数患者在数天内呈进行性恶化。有些患者起病时有短时意识障碍或有局限性、全身性抽搐。由于腔隙性脑梗塞子常多发、易破碎，有移动性，多为多灶性。骤然发生的脑栓塞易伴脑血管痉挛，导致的脑缺血损伤较脑血栓严重。脑栓塞的预后取决于栓塞脑血管的大小、部位和栓子的数量，以及原发病的严重程度。脑 CT 检查早期即可见梗死区。

4. 腔隙性脑梗死(lacunar cerebral infarction)　是新鲜或陈旧性脑深部小梗死的总称，是高血压、小动脉硬化引起的脑部动脉深穿支闭塞形成的微梗死，也有人认为少数病例是由动脉粥样硬化斑块脱落崩解导致的微栓塞引起。腔隙性脑梗死是以病理诊断而命名的，腔隙直径多为 2~15 mm，一般认为 15~20 mm 是腔隙的最大限度。有长期高血压、动脉硬化史者多发。起病通常为渐进性，症状数小时至数天达到高峰，临床症状较轻、体征单一，多数患者可完全恢复，预后良好。CT 检查可确诊，但腔隙小于 2 mm 则不易发现。

5. 脑出血(cerebral hemorrhage)　是指脑实质内的出血。病因多样，高血压是脑出血的主要原因，70%~80% 脑出血是由于脑动脉硬化、高血压引起的，其他原因有脑血管畸形、动脉瘤、脑动脉炎、血液病、应用溶栓抗凝药后、淀粉样血管病及脑肿瘤等。

脑出血多在活动状态下起病,诱因多为情绪激动和过度劳累。起病急骤,绝大多数患者出现不同程度的意识障碍,伴头痛、恶心、呕吐等急性颅内压增高症状。头颅 CT 扫描可在出血部位见到高密度阴影,病灶周围常有低密度水肿区。

二、失语症的症状学

失语症患者的言语症状各不相同,即使是同一患者在发病初期和恢复期的症状也不相同。无论失语症的言语症状个体差异有多大,但一般均从听、说、读、写这四个方面表现出来。

(一)听理解障碍

听理解障碍是指患者对口语的理解能力降低或丧失,是失语症患者常见的症状。口语听理解包括字、词、句和文章等不同水平的理解,它应具备语音辨识能力、语义理解能力、足够的听觉记忆跨度及基本的句法学。其中任一能力的缺损都会引起不同程度的听理解障碍。

1.语音辨识障碍　患者虽能听到声音,但对所听到的语音不能辨认,给人一种似乎听不见的感觉,而经听力检查,听力却无明显缺陷。典型的情况称为纯词聋,在临床上极少见。

2.语义理解障碍　患者能正确辨认语音并能复述听到的词语或句子,但部分或完全不能理解词义或语义。此种情况在失语症最多见。

3.听觉记忆跨度和句法障碍　患者常表现为可理解简单句,但对句法和复合句理解困难。如检查者说"从这些图片中,找出茶杯",患者能够执行口头命令;"找出茶杯",患者也能很好地完成。但检查者说"从这些图片中,找出茶杯、西瓜"时,患者无法完成或只能找出其中一种。对于"闭上眼睛""张开嘴"等简单指令,患者能完成;但"先闭上眼睛再张开嘴"的复杂指令,患者无法完成或只完成其中一个指令。

(二)口语表达障碍

口语表达障碍是指患者的口语表达能力受损或丧失,是失语症患者常见的症状之一。

1.口语的流畅性障碍　是指失语症患者语言的流利程度发生障碍。一般根据患者口语表达的特点分为非流畅性口语和流畅性口语,但临床上有些病人的口语症状既不能将其归为非流畅性口语,也不能将其归为流畅性口语,如此,有学者在非流畅性口语和流畅性口语分型的基础上提出了中间型口语。

非流畅性失语者的口语语量显著减少,多呈电报式语言,说话费力,句子短,单音调,失语法结构。但口语多为关键词,信息量多,能有效地表达意思。如一位非流畅性失语的患者在自诉发病经过时说:"起床……嗯嗯……摔……摔……唉唉……说话……说话……不行了……嗯嗯嗯(手指患侧肢体)……不……不动了。"

流畅性失语者的口语量多,夸夸其谈,能说长句,说话不费力,能连续说,语调正常且发音清晰,但多为无意义的语句,缺实质词,有大量的错语和新语,信息量少。如一位流畅性失语的患者在谈发病经过时说:"发我三他三和阿个床阿趣,呱呱舞三岁吗么草原其哈,妈妈过共仪呀,煤炭微口广告人呵呵腿,网络声顿呱呜呜磨损瞧瞧伞哟妈(音译)……"强行中止后问:"发病时,有人在吗?"患者回答:"合伙人韩韩华很半不乳糖他牛和她精彩和他大是大非,呱呱三层马哈哈(音译)……"

中间型口语是指口语症状介于流畅-非流畅型之间。多数左利手患者的口语表现为中间型。

美国 Benson 对言语流畅性的鉴别见表3-1。

表3-1　Benson 流畅性与非流畅性言语鉴别(美)

言语鉴别的项目	非流畅性	流畅性
说话量	减少,50 字以下/min	多
费力程度	增加	无
句子长度	缩短	可说长句子
韵律	异常	正常
信息量	多	少

2. 发音障碍　失语症患者的发音错误往往多变,可有韵律失调和四声错误,且可见随意表达与有意表达的分离现象,即刻意表达明显不如随意说出的,模仿语言不如自发语言。当患者努力试图改善发音时,发音障碍却加重。失语症的发音障碍与构音障碍不同,构音障碍者发音错误常常没有变化且当患者努力试图改善发音时,发音障碍明显改善。

3. 说话费力　一般常与发音障碍有关,口语不流畅,说话时常伴有面部及肢体用力。

4. 语调或韵律障碍　正常语言应有轻、重、快、慢和高低调的变化,以及句子有中顿现象,这种变化,可使说出的话表达不同的意思。例如"我不吃饭",如果句尾用低调,则表示我不吃饭,句尾用高调,则表示我吃饭。语调障碍时,患者不能正确掌握谈话中的轻重和高低调变化,常表现一种单音调,因此可影响明确表达意思。说话句子中顿不同,意思也有变化。例如:"我看见他去电影院了。"无中顿,表达的意思是他去电影院了,如将此句说成"我看见他,去电影院了。"则表达的意思是我去电影院了。如果患者在一句话中不适当的地方中顿,常常不能让他人听懂自己的真实语意。

5. 错语　常见的有三种错语,即语音错语、词义错语和新词。

(1)语音错语　是音素之间的置换,在汉语中表现为三种情况。①声母置换:如将"香蕉"(xiāngjiāo)说成"香包"(xiāngbāo);②韵母置换:如将"妈妈"(māmā)说成"猫猫"(māomāo);③声调置换:如将"他们"(tāmen)说成"塔门"(tǎmén)。

(2)词义错语　是词与词之间的置换。如将"手机"说成"电视"。

(3)新词　则是用无意义的词或新创造的词代替说不出的词,如将"头发"说成"读提"。

6. 杂乱语　亦称奇特语,主要由大量错词和新造词组成,缺乏实质词,以致说出的话使他人无法理解。如问:"吃饭了吗?"患者答:"床呃和马呼,其的回一西妈妈五去(音译)"。

7. 找词困难和命名不能　找词困难是指患者在谈话过程中,欲说出恰当的词时有困难或不能,多见于名词、动词和形容词。在谈话中因找词困难表现停顿,甚至沉默或表现为重复结尾词、介词或其他功能词。如:"我要吃吃吃……""嗯嗯……就在在在在在……"所有失语症患者都有不同程度的找词困难。

命名不能是指患者对实物或图片,不能说出名称。失语症患者几乎都有不同程度的命名困难。根据病变部位的不同,命名不能有三种类型。

(1)表达性命名不能　此类患者知道名称,但不能正确说出,可接受语音提示。病灶大多在优势半球前部 Broca 区或与此区的联系纤维。

(2)选字性命名不能　患者不能正确地说出名称,语音提示无效,有迂回现象。迂回现象是指患者无法用恰当的词来表明意思,常以说明物品的功能、状态等方式进行表达,如想说"苹果"却表达为"圆圆的……红的……树上结的……能吃的"。病灶常在优势半球颞中回后部或颞枕结合区。

(3)词义性命名不能　此类患者不能理解名词符号的意义,不接受语音提示,病灶大多在优势半球角回。

8.持续语言　表现为持续重复某个字、词或短语。通常在表达困难时出现,严重的患者在自动语序的背诵中也可出现持续语言。如给患者做命名检查时,检查者给患者出示了苹果的图片,患者正确说出"苹果",更换图片后,患者仍然不停地说"苹果"。重症患者须别人强行中断方可停止持续语言。患者常能认识到自己的错误。

9.刻板语言　常见于重度失语症患者。表现为对任何问题均用刻板语言(如:嘟、嘟;北根、北根等)来回答。有些患者还可用有语调、有韵律的刻板语言来表达部分信息。如问"你想睡觉吗?"患者轻柔的回答"嘟……嘟",表示想睡觉;高亢的回答"嘟……嘟",则表示不想睡觉。

10.语法障碍　表现为失语法和语法错乱。失语法为构句中因只有词的堆砌无语法结构而不能提供很完整的信息,类似电报文体,称电报语言,也称运动性语法障碍。语法错乱为错误的运用语法成分,表现为语句中的实义词、虚词等存在,但用词错误,结构及关系紊乱。

11.复述障碍　是指患者不能准确重复别人说出的话。严重复述障碍者完全不能复述。

12.模仿语言　强制性地复述他人的话称模仿语言。如检查者问:"你多大岁数了?"患者重复:"你多大岁数了?"大多数有模仿语言的患者还存在补全现象。如检查者数"1,2,3"时,患者会接下去数"4,5,6,7,8……"检查者说"锄禾日当午"。患者会接着背诵"汗滴禾下土,谁知盘中餐,粒粒皆辛苦"。但患者实际并不一定理解模仿内容的语义。

(三)阅读障碍

因脑功能受损而致阅读能力受损或丧失称阅读障碍。阅读包括朗读文字的能力和对文字的理解能力。两者可出现分离现象。只有对文字的理解发生障碍,才称为失读症,失读症可伴有或不伴有朗读障碍。

汉字的阅读障碍可表现为形、音、义联系中断的三种形式。

1.形、音、义失读　患者不能正确朗读,也不能理解文字意义。表现为字或词与图片、字或词与实物匹配错误,或根本不能配图片或实物。

2.形、音阅读障碍　患者不能正确朗读文字,但能理解文字意义。可正确完成字或词与图片、字或词与实物的匹配。形、音阅读障碍临床多见。

3. 形、义失读　患者能够正确朗读文字,但不能理解文字的意义。表现为字或词与图片、字或词与实物的匹配错误。形、义失读临床较少见。

(四)书写障碍

脑损伤所引起原有的书写能力受损或丧失称失写症。书写比其他语言功能更为复杂,它不仅涉及语言本身,而且还有视觉、听觉、运动觉、视空间功能和运动的参与,任何一方面发生障碍均可影响书写。失语症患者的失写通常表现为类似于他们的言语表达障碍的类型。常见失语症的书写障碍:

1. 书写不能　此类患者表现为不能书写或可简单画一两笔,根本构不成字形,在抄写甚至描写时也具有同样的症状,因此又被称为完全性书写障碍。书写不能多见于完全性失语的患者。

2. 构字障碍　患者写出的字表现为笔画增添或遗漏,或者写出的字笔画全错,看起来像改写过的字,实际上笔画错误是文字的构字障碍(图3-3A)。

3. 象形书写　以画图代替不能写出的字或词(图3-3B)。

4. 镜像书写　患者所书写的文字笔画正确,但方向相反,与镜中的文字相同。常见于右侧偏瘫用左手书写的患者(图3-3C)。

5. 惰性书写　表现为患者写出一个字或词后,让其再写其他的字或词时,仍一直保持书写前面的字或词,类似于口语中的言语保持现象(图3-3D)。

6. 书写过多　书写中混杂一些无关字、词或句,类似口语表达中的言语过多(图3-3E)。

7. 语法错误性书写　表现为书写的句子中出现语法错误,类似于口语中的语法障碍(图3-3F)。

8. 视空间性书写障碍　表现为笔画正确但笔画的位置错误(图3-3G)。

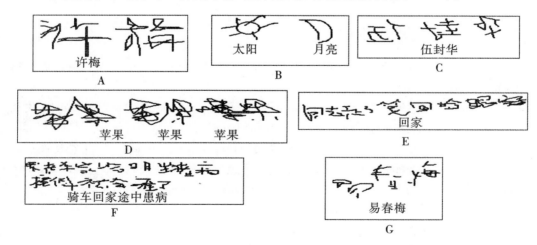

图3-3　不同形式的书写障碍

A.构字障碍　B.象形书写　C.镜像书写　D.惰性书写　E.书写过多　F.语法错误性书写　G.视空间性书写障碍(注:图中的打印字为正确书写)

第三节　失语症的分类

一、国外失语症的分类

一个多世纪以来,国外许多学者们对失语症提出了不同的分类方法,但没有一个公认的分类方法,临床应用上亦未统一。近代国外临床较通用的失语症分类方法有美国 Benson 分类法和 Schnell 分类法。Benson 分类法是以解剖部位为基础的分类方法,Schnell 分类法是以症状为基础的分类方法。

表 3-2　Benson 分类法和 Schnell 分类法

序号	Benson 分类法	Schnell 分类法
1	Broca 失语	单纯性失语
2	Wernicke 失语	伴有视觉过程障碍的失语症
3	传导性失语	伴有构音不流畅的失语症
4	经皮质运动性失语	散发性病灶性失语症
5	经皮质感觉性失语	伴有感觉运动障碍的失语症
6	经皮质混合性失语	伴有间歇性听觉失认的失语症
7	完全性失语	不可逆性失语症

二、国内失语症的分类

国内常用失语症分类是以 Benson 失语症分类为基础的,结合汉语的特征而进行的分类。国内常用汉语失语症分类:

1. 外侧裂周围失语综合征　①Broca 失语(Broca aphasia,BA)。②Wernicke 失语(Wernicke aphasia,WA)。③传导性失语(conduction aphasia,CA)。

2. 分水岭区失语综合征　即经皮质性失语(transcortical aphasia)。①经皮质运动性失语(transcorticalmotor aphasia,TCMA)。②经皮质感觉性失语(transcorticalsensory aphasia,TCSA)。③经皮质混合性失语(mixedtranscortical aphasia,MTA)。

3. 完全性失语(global aphasia,GA)。

4. 命名性失语(nominal aphasia,NA)。

5. 皮质下失语综合征　①丘脑性失语(thalamic aphasia,TA)。②基底节性失语(basal ganglion aphasia,BGA)。

6. 纯词聋(pure word deafness)。

7. 纯词哑(pureworddumbness)。

8. 失读症(alexia)。

9. 失写症(agraphia)。

三、失语症二分法

20 世纪 70 年代末有了失语症的二分法,即将失语症分为非流畅性失语和流畅性失语两类。非流畅性失语的大脑病损部位一般在优势半球的中央沟前方,流畅性失语的大脑病损部位在优势半球的中央沟后方。这种分类方法不仅突出了失语症语言障碍性质,而且分类简单明确,得到了国外从事语言康复人员的广泛应用。近年来,随着国内外语言文化的不断交流,这一分类方法在国内也同样得到了一些从事言语治疗人员的应用。

第四节　各型失语症的临床特征

一、外侧裂周失语综合征

(一) Broca 失语

1. Broca 失语的临床特征　又称为运动性失语或表达性失语,主要表现为口语表达障碍明显重于理解障碍。自发性语言呈非流利性,语量较少,说话费力;听理解相对好,对有语法词和秩序词的句子理解困难;口语表达多为实质性词,基本能达意,但缺乏语法结构而呈电报文体,严重时可呈无言状态,有错语,尤其是语音性错语较多,还有韵律失常;有命名障碍和找词困难,一般可接受词头音提示;复述障碍,比自发性言语好;阅读及文字书写亦受到不同程度损害;常伴有口颜面失用。

2. Broca 失语的病变部位　多位于优势半球额下回后部 1/3 的 Broca 区。

3. Broca 失语的预后　Broca 失语的预后与病灶大小有关,从整体来看大多预后良好,大部分患者能保证日常交流。如有遗留言语症状常限于口语表达,且具有非流利性性质。

(二) Wernicke 失语

1. Wernicke 失语的临床特征　又称感觉性失语、接受性失语。主要表现为听理解障碍明显于口语表达障碍。此型失语的最突出特点是严重听理解障碍,既不能理解别人的语言,也无法理解自己讲的话,常答非所问。自发性言语呈流利性,语量多,滔滔不绝,混有大量的错语、新造词而呈现杂乱语,语句缺乏实质词或缺乏表达的核心内容,语言空洞。复述多为杂乱语,命名不能,但对刺激有反应,不接受语音和选词提示。阅读理解也受到损害,读字多为错读。书写时常有字形,但较多错写。

2. Wernicke 失语的病变部位　主要位于优势半球颞上回后部 1/3 的 Wernicke 区或在大脑外侧裂的后下缘,以颞上回、颞中回的后半部分为中心区域。

3. Wernicke 失语的预后　此类失语症往往预后不佳。Wernicke 失语理解障碍的恢复程度与 Wernicke 区受损范围的大小有显著关系:①病变小于一半者,多数病后 6 个月理解恢复较好。②病变超过一半者,多数病后 1 年,理解恢复仍差。③病灶较小或病因是脑出血,大多数可恢复到日常生活交流。④病灶大且因脑梗死引起者恢复困难,部分患者能结合语境,借助手势语、姿势语进行日常生活交流。

（三）传导性失语

1.传导性失语的临床特征　自发性言语呈流利性,多为语音性错语,以复述障碍为其特征。听理解和阅读理解均较好,仅在句子水平有轻度障碍。常以错语命名,可接受选词提示。多数有书写障碍,命名性书写及描述性书写较好,句子描述书写常有构字障碍。

2.传导性失语的病变部位　对于传导性失语病灶目前尚有争议,一般认为位于优势半球缘上回皮质或深部白质内弓状束。

3.传导性失语的预后　传导性失语的预后视病因及病灶而不同。脑出血比脑梗死者预后好,病灶仅限于缘上回者比同时累及颞叶者恢复好,多数患者可恢复到正常交流,但复述仍有不同程度的缺失。总体来讲,传导性失语患者一般预后较好。

二、分水岭区失语综合征

（一）经皮质运动性失语

1.经皮质运动性失语的临床特征　经皮质运动性失语者的言语症状类似于运动性失语,两者的区别在于此类患者可以复述较长的句子。自发性言语呈非流利性,自发语量较少,停顿多,口语以启动和扩展困难为特点。患者常表现为不能连贯地详细叙述谈话内容,以单词、短语表达意思,听理解和阅读理解均较好,命名和朗读均有不同程度的障碍。书写障碍与其他功能相比较重,复述较好,甚至达到正常。

2.经皮质运动性失语的病变部位　位于优势半球 Broca 区前方及上方。多数病因为大脑中动脉梗死或脑外伤。

3.经皮质运动性失语的预后　经皮质运动性失语者预后好,可恢复正常或近于正常。但如病灶较大,遗留症状仍以表达困难为主。

（二）经皮质感觉性失语

1.经皮质感觉性失语的临床特征　此类失语言语症状类似 Wernicke 失语,与 Wernicke 失语的主要区别是复述保留。自发性言语为流利性,语量多,信息量少。杂乱语和模仿言语是此类失语的主要特点。听理解、命名、书写、阅读理解均有严重障碍,命名主要是词义错语和新语,不接受语音提示。阅读理解障碍多为形、义失读。虽然复述相对好,但不理解复述的内容。

2.经皮质感觉性失语的病变部位　多位于优势半球外侧裂言语中枢周围的广泛病变,而局限于后部的损伤也会出现同样的症状。

3.经皮质感觉性失语的预后　经皮质感觉性失语的患者预后较差,但也有恢复到正常交谈的。未全恢复者遗留明显的命名障碍、阅读和书写障碍、复杂句子的理解障碍。

（三）经皮质混合性失语

1.经皮质混合性失语的临床特征　经皮质混合性失语为经皮质运动性失语和经皮质感觉性失语并存。此型失语较少见,其言语症状类似于混合性失语。与混合性失语的主要区别在于此类患者保留了部分复述功能。除部分复述功能保留外,其他语言功能均明显障碍或丧失。口语表达为非流利性,重度患者的口语仅限于强迫模仿和补全现象。补全现象为自动反应,可随着语言损伤的好转或口语理解的恢复而逐渐消失。经皮质混合性失语的复述部分保留,复述限于词、短语和短句,复合句复述有困难。

2.经皮质混合性失语的病变部位 一般认为病变部位为优势半球分水岭区大片病灶,而 Broca 区、Wernicke 区及两者间的联系区域未受损。

3.经皮质混合性失语的预后 预后较差,有些患者可恢复到能进行有效的日常交流。

三、完全性失语

1.完全性失语的临床特征 又称混合性失语,属非流畅性失语,此类失语表现为所有语言功能均严重障碍或几乎完全丧失。自发性语言极少,仅限于单音节或单词的刻板语言。命名、复述、朗读不能,听理解和阅读理解严重障碍,能够说出部分系列词是这类患者的最大特点。

2.完全性失语的病变部位 多数学者认为病变部位为大脑优势半球侧大脑中动脉分布区,优势侧的额、颞、顶叶区域。

3.完全性失语的预后 完全性失语的预后较差。完全性失语患者可随着恢复时间的推移,症状有所改善,兼有 Broca 失语或 Wernicke 失语的特点。某些病例在恢复过程中,理解障碍改善较好,语言表达障碍仍很严重,呈现出 Broca 失语的特征,这是完全性失语较常见的转化形式。

四、命名性失语

1.命名性失语的临床特征 又称失名词性失语、健忘性失语。是以命名障碍为主的失语。自发性语言为流利性,找词困难,对人的名字等有严重的命名困难,常有错语,多为迂回语言。其他语言能力如理解、复述、书写能力均保留。

2.命名性失语的病变部位 命名性失语的病变部位多见于优势半球的角回和颞中回的后部,但目前发现很难找出单一的病灶,该类失语多为散在性损伤引起。

3.命名性失语的预后 命名性失语的预后较好。

五、皮质下失语综合征

传统上所谓典型的失语综合征只提示纯皮质病变,随着临床诊断技术的发展,如CT、MRI、局部脑血流测定等的应用,学者们发现单独的皮质下病变也可引起失语症,但引起失语症的机制尚有争论。根据病变部位,常见的类型有基底节性失语和丘脑性失语。

(一)基底节性失语

基底节性失语又称底节性失语,因其病变部位不同,临床表现亦有差异。基底节区包括壳核、尾状核和苍白球,在解剖位置上紧靠内囊。国外资料显示,病变部位靠基底节区前部时,语言障碍类似 Broca 失语;靠后时,语言障碍类似 Wernicke 失语;病变部位较大波及整个基底节时,语言障碍则类似完全性失语。听理解单词和短句时较好,听长句和执行口头指令明显障碍。复述能力恢复较快较好,一般可复述短句,但对较长句复述稍差。命名方面对名词、颜色命名较好,列名有较明显困难。大多数患者有形、义失读。书写障碍中,尤其是自发性书写障碍突出。病变部位主要在基底节内囊区。

(二)丘脑性失语

丘脑性失语是由局限于丘脑的病变引起的失语症。主要表现为声调低,音量小,有时甚至似耳语,但发音尚清晰,个别表情淡漠,不主动讲话。一般能简单回答问题和叙述病史,有错语现象。听理解方面,对词、词组、简单的句子较好,但对顺递结构以及复杂的句子较差。复述正常或轻度障碍,命名障碍较明显,词义性错语较多,命名中对颜色反应命名较好,对名词、动词命名和列名障碍严重,有形、义失读。大多数患者有构字障碍和语法结构错误性书写。预后较好,大多几周即可恢复,但常留下命名障碍,也有资料证明个别患者遗留较明显的语言障碍。

六、纯词聋

纯词聋又称言语听觉失认症、词语性听失认症,临床上极少见。患者经纯音听力检查大多数听力正常,部分可能为轻度高频听力损失,临床表现为口语理解严重障碍,症状持久。可出现词语音和社会自然音分辨的分离,即虽然不能理解词语的意思,但能分辨非词语音,如雷声、流水声、鸟鸣声、婴儿哭声、火车鸣笛等声音。口语表达正常或仅有轻度障碍流畅,可表达自己的思想。发病早期没有或偶有语音性的错语,随着病程的延长,错语明显增加,以致对方难以分辨其意。复述严重障碍,自发性书写正常,但听写障碍或不能。

病灶部位一般位于左半球后颞叶深部,累及 Heschl 回或侵犯携带听纤维进入初级皮质的纤维,而 Wernicke 区及听联合皮质不受累。关于其障碍性质是属于失语症还是听觉失语尚有争议。

纯词聋尚需与经皮质感觉性失语及感觉性失语区别。纯词聋与经皮质感觉性失语的区别是:前者言语复述严重受损而后者的言语复述相对保留。与感觉性失语的区别:前者具有正常的阅读能力及自发言语,命名及书写也正常,而后者的自发语表现为流利性,大量错语、赘语及空话,命名也含有大量的错语,阅读及书写严重障碍。

七、纯词哑

纯词哑又称构音性失用言语讷吃,此类患者口语表达能力严重障碍,复述、命名、朗读不能,文字的表达和理解等言语功能都接近正常。发病急,早期常表现为哑,不能使用语音或仅有少量构音不清和低语调的口语,恢复后患者出现说话慢、费力、低声调口语症状。语调常为单音调。自发性口语开始可呈电报式文体,随语言功能的恢复,多可说出完整的语句。

纯词哑主要是优势半球初级运动皮质下部的中央前回前半部和邻近的运动前皮质或皮质下神经损害所致。纯词哑与 Broca 失语两者解剖部位可交错重叠,但纯词哑的病灶部位比 Broca 失语小得多。

纯词哑的轻度偏瘫、失用、书写和口语中的失语性成分很快消失,但口语表达障碍则进步较慢,可达几年以上,主要是发音不完全正常。个别病例甚至遗留终身发音障碍。

八、失读症

失读症是指没有视觉障碍或智能障碍的患者,由于大脑病变所致的对语言文字的阅读能力的丧失或减退。Benson 将失读症分为 4 种类型:

1.失读伴失写　又称为中央部失读症、皮质视觉性失读症、顶颞叶失读症。突出临床表现为失读、失写并存。朗读和文字理解均有障碍。抄写常明显好于听写和描写,且提示常无反应。

2.失读不伴失写　亦称纯失读、拼读性失读、枕叶性失读。表现为不理解文字,常伴有朗读障碍,不伴或只伴有轻微的失写。阅读理解严重障碍,常连自己书写的文字亦不能阅读。患者的口语表达基本正常,可有轻度命名障碍,特别是常伴有颜色命名障碍及听词辨认颜色困难,但口语交谈中能正确理解和使用颜色词,且颜色匹配和归类常正确。

3.额叶失读　又称前部失读,临床表现为字母失读明显,词失读较轻,常有惰性阅读,伴有明显的书写障碍,包括拼写障碍、遗漏字母、构字障碍等。口语表达表现为非流利性,听理解相对较好,常常伴有运动性失语或经皮质运动性失语。多数患者可理解文字(名词和动词),但句子有困难。

4.失语性失读　是指感觉性失语、传导性失语及难以进行分类的失语症所伴有的阅读障碍。不同类型的失语症表现出不同的阅读障碍。

九、失写症

失写症是指大脑功能受损所致的书写功能受损或丧失。结合临床及神经心理学特征,Benson 等将失写症分为失语性失写和非失语性失写。国内的学者大部分认为失写症应限于失语性失写,而非失语性失写为失写障碍。虽然二者可能混合存在,但在临床诊断时应加以区别。

(一)失语性失写

失语性失写有两种基本形式:非流畅性失写和流畅性失写。

1.非流畅性失写　患者大多数可产生与非流畅性失语口语相对应的失写表现,书写量少、简单,缺乏语法词且有拼写困难,字体笨拙,但书写内容可反映出中心含义。

2.流畅性失写　见于流畅性失语患者。书写量多,不费力,字形尚可,但拼写困难,缺实质性词,有大量的语音性和词义性错写。

(二)非失语性失写

书写功能不仅与语言功能密切相关,还与运动和视空间功能有关。因此运动或视空间功能受损均可干扰书写功能,甚至产生严重的书写障碍,如运动性失写、视空间性失写、过写症等。

笔记栏

第五节　失语症的评定

一、评定的目的

失语症评定是失语症患者进行系统康复的重要内容和前提,其评定的目的是通过全面的语言评定,发现患者是否存在失语症及其程度,鉴别各类失语症,了解各种影响患者交流能力的因素,评定患者残存的交流能力并根据评定结果制订治疗计划。还可用于病因学、认知和交往能力方面的研究。

二、评定的适应证

原则上凡是脑组织损害引起的已获得的语言功能受损或丧失的语言障碍综合征以及与言语功能有关的高级神经功能的障碍,如中、轻度痴呆,失算症,失认症等认知功能障碍均是评定的适应证。

三、评定的禁忌证

失语症评定的相对禁忌证:病情尚不稳定,仍处在疾病进展期的患者;有意识障碍者;重度智能低下者;拒绝评定经劝解无效者。

四、评定的注意事项

(1)评定中要确保交流效果。即言语治疗师与患者之间的交流必须是有效的,否则根本不可能评定出患者真实的语言状况。不能确保交流效果的评定将毫无意义。

(2)评定中要密切观察患者的病情变化,如有异常,应立即处理。

(3)应视患者的病情及精神状况来安排评定时间。每次评定时间以 30～60 min 为宜。耗时较长的评定可分次进行,以免时间过长导致患者疲劳而影响评定结果。

(4)注意卫生,预防交叉感染。

五、评定方法

失语症的评定已有较长的历史,国内外的评定方法均有很多。迄今为止,临床应用上并未统一。近年来,随着计算机技术在医学领域的应用,通过电脑辅助的语言交流测试系统来评定失语症的性质和分型也在临床广泛的应用起来。下面介绍国内外几种常用失语症的评定方法。

(一)国外常用失语症检查法

1. 波士顿诊断性失语检查(Boston dia-gnostic aphasia examination,BDAE)　是目前英语国家普遍应用的标准失语症的检查。由 27 个分测验组成,分为 5 个项目:会话和自发性言语;听理解;口语表达;书面语言理解;书写。该测验在 1972 年标准化,1983 年修订后再版。此检查能详细、全面测出语言各种模式的能力,但此检查法有检查时间长和评分困难的缺点。

2. 西方失语症成套测验(western aphasia battery,WAB)　是 BDAE 修改后的短缩版,它克服了 BDAE 检查需时长的缺点,在 1 h 内检查可完成而且可单独检查口语部分。该测验提供一个总分称失语商,可以分辨出是否为正常语言。WAB 还可以测出操作商和皮质商,前者可了解大脑的阅读、书写、运用、结构、计算、推理等功能;后者可了解大脑的认知功能。该测验还对完全性失语、感觉性失语、经皮质运动性失语、传导性失语等提供标准误差解释和图形描记。

3. Token 测验(Token test)　这项测验是为了检查在正常交谈中言语障碍轻微或完全没有失语症的患者设计的。它适合于检查轻微的或潜在的失语症患者,可检查出轻度的理解障碍,因此被广泛应用。此检查法简单易行。测验得分与听理解测验的得分高度相关,也涉及言语次序的短时记忆度和句法能力,可鉴别那些由于其他能力的低下而掩盖了伴随着语言功能障碍的患者,或那些在处理符号过程中仅存在轻微的不易被觉察出问题的患者。患者有色盲、视觉空间认识障碍、色觉认知障碍时不适合进行此项检查。

4. 日本标准失语症检查(standard language test of aphasia,SLTA)　此检查是日本失语症研究会设计完成的,检查按阶段评分。简单易行,对检查后的训练有明显的指导意义。

(二)国内常用失语症检查法

1. 汉语标准失语症检查　此检查方法是中国康复研究中心听力语言科以日本标准失语症检查(SLTA)为基础,同时借鉴国外有影响的失语症评定量表的优点,按照汉语的语言特点和中国人的文化习惯编制而成,亦称中国康复研究中心汉语标准失语症检查(China Rehabilitation Research Center Aphasia Examination,CRRCAE)法,于 1990年编制完成。

此检查方法适用于我国不同地区使用汉语的成人失语症患者。其内容包括两部分:第一部分是通过患者回答 12 个问题了解其言语的一般情况。第二部分由 30 个分测验组成,分为 9 个大项目,包括听理解、复述、说、出声读、阅读理解、抄写、描写、听写和计算。此检查为避免检查时间太长,未将身体部分辨别、空间结构等高级皮质功能包括在内,且强调只适合成人失语症患者。大多数项目采用 6 等级评分标准,另外此检查在患者的反应时间和提示方法上都有比较严格的要求,并且还设定了中止标准。因此,检查前治疗师必须掌握正确的检查方法。此检查法在国内应用较广泛,具体内容见表 3-3。

表 3-3　中国康复研究中心汉语标准失语症检查（CRRCAE）表

言语症状的一般情况

检查前,通过问病人以下问题,了解病人的一般言语状况:

1. 姓名	7. 学历
2. 住址	8. 爱好
3. 出生年月	9. 主诉
4. 年龄	10. 发病前后言语症状
5. 家庭成员	11. 发病时状况
6. 职业史	12. 方言

Ⅰ 听
1. 名词的理解

说明:"请指出来是哪个图?"

误答或 15 s 后无反应重复提问一次。

6 分:3 s 内回答正确。

5 分:15 s 内回答正确。

3 分:提示后回答正确。

1 分:提示后回答不正确。

中止 A:3 分以下,连续错 2 题。

问题	得分
1. 西瓜	
2. 鱼	
3. 自行车	
4. 月亮	
5. 椅子	
6. 电灯	
7. 火	
8. 钟表	
9. 牙刷	
10. 楼房	

中止 B:全检。

Ⅰ 听
2. 动词的理解

说明和打分同左。

问题	得分
1. 飞	
2. 睡	
3. 喝水	
4. 跳舞	
5. 穿衣	
6. 敲	
7. 坐	
8. 游泳	
9. 哭	
10. 写	

笔记栏

I 听

3.句子的理解

说明:"请指出来是哪个图?"

误答或15 s后无反应重复提问一次。

6分:3 s内回答正确。

5分:15 s内回答正确。

3分:提示后回答正确。

1分:提示后回答不正确。

中止A:3分以下,连续错5题。

问题	得分
1.水开了。	
2.孩子们堆了一个大雪人。	
3.男孩洗脸。	
4.男孩付钱买药。	
5.老人拄着拐杖独自过人行横道。	
6.两个孩子在讨论书上的图画。	
7.男孩在湖上划船。	
8.小男孩的左臂被车门夹住了。	
9.一个男演员边弹边唱。	
10.护士准备给男孩打针。	

中止B:分项目1或2中6分和5分在5题以下。

(患者)

I 听

4.执行口头命令

钢笔　剪子　牙刷　镜子　盘子
手帕　牙膏　钱(硬币)　梳子　钥匙

(检查者)

说明:"请按我说的移动物品,请注意听。"超过两单位错误或15 s后无反应需提示(重复提问一次)。

6分:3 s内回答正确。

5分:15 s内回答正确。

4分:15 s内回答但有错误。

3分:15 s后经提示回答正确。

2分:提示后不完全反应。

1分:提示后答错。

中止A:4分以下,连续答错5题。

笔记栏

问题	得分
1. 把<u>梳子和剪子</u>拿起来。	
2. 把<u>钢笔</u>放在<u>盘子旁边</u>。	
3. 把<u>牙刷</u>碰三下<u>盘子</u>。	
4. 把<u>牙膏</u>放在镜子上。	
5. 把<u>钥匙和钱放</u>在手帕上。	
6. 把<u>盘子扣过来再把钥匙</u>拿起来。	
7. <u>摸一下镜子然后拿起梳子</u>。	
8. 把钱放在牙膏前面。	
9. 把<u>剪子和牙膏换个位置</u>,再把镜子翻过来。	
10. 把<u>钢笔放在盘子里</u>,再拿出来放在牙膏和钱之间。	

中止 B:分项目 2 中 6 分和 5 分在 6 题以下,或分项目 3 中 6 分和 5 分在 5 题以下。

Ⅱ复述
5. 名词

Ⅱ复述
6. 动词

说明:"请模仿我说的话,我只说一遍,请注意听。"

说明和打分同左。

6 分:3 s 内复述正确。

5 分:15 s 内复述正确。

4 分:15 s 内复述出,不完全反应。

3 分:提示后复述正确。

2 分:提示后回答同 4 分结果。

1 分:提示后在 2 分以下。

中止 A:4 分以下,连续错 3 题。

问题	得分
1. 自行车	
2. 楼房	
3. 西瓜	
4. 月亮	
5. 电灯	
6. 牙刷	
7. 钟表	
8. 鱼	
9. 椅子	
10. 火	

问题	得分
1. 坐	
2. 哭	
3. 睡	
4. 游泳	
5. 穿衣	
6. 喝水	
7. 写	
8. 飞	
9. 敲	
10. 跳舞	

中止 B:全检。

笔记栏

Ⅱ复述
7. 句子

说明:"请模仿我说的话,我只说一遍,请注意听。"

6分:10 s 内复述正确。

5分:30 s 内复述正确。

4分:30 s 内复述出,不完全反应。

3分:经提示复述正确。

2分:经提示后不完全反应。

1分:提示后低于 2 分结果。

中止 A:4 分以下,连续错 3 题。

问题	得分
1. 护士/准备/给男孩/打针。	
2. 男孩/洗/脸。	
3. 一个/男演员/边弹/边唱。	
4. 孩子们/堆了/一个/大雪人。	
5. 水/开/了。	
6. 小男孩/的左臂/被/车门/夹住了。	
7. 男孩/在湖上/划船。	
8. 两个/孩子/在讨论/书上的/图画。	
9. 男孩/付钱/买药。	
10. 老人/拄着/拐杖/独自过/人行横道。	

中止 B:分项目 5 中或 6 中 6 分和 5 分在 6 题以下。

Ⅲ说
8. 命名

说明:"这个是什么"?

6分:3 s 内回答正确。

5分:15 s 内回答正确。

4分:15 s 内回答,不完全反应。

3分:提示后回答正确。

2分:提示后不完全反应。

1分:提示后答错。

中止 A:4 分以下,连续错 3 题。

Ⅲ说
9. 动作说明

说明:"这个人(他、她)在干什么"?

打分同左

问题	得分
1. 月亮	
2. 电灯	
3. 鱼	
4. 火	
5. 椅子	
6. 牙刷	
7. 楼房	
8. 自行车	
9. 钟表	
10. 西瓜	

问题	得分
1. 喝水	
2. 跳舞	
3. 敲	
4. 穿衣	
5. 哭	
6. 写	
7. 睡	
8. 飞	
9. 坐	
10. 游泳	

中止 B：全检。

> Ⅲ 说
> 10. 画面说明

说明："这幅画描写的是什么？"

6 分：10 s 内回答正确。

5 分：30 s 内回答正确。

4 分：30 s 内回答，不完全反应。

3 分：提示后回答正确。

2 分：提示后不完全反应。

1 分：提示后答错。

中止 A：4 分以下，连续错 4 题。

问题	得分
1. 男孩付钱买药。	
2. 孩子们堆了一个大雪人。	
3. 水开了。	
4. 男孩洗脸。	
5. 老人拄着拐杖独自过人行横道。	
6. 一个男演员边弹边唱。	
7. 护士准备给男孩打针。	
8. 小男孩的左臂被车门夹住了。	
9. 男孩在湖上划船。	
10. 两个孩子在讨论书上的图画。	

中止 B：分项目 8 或 9 中 6 分和 5 分在 5 题以下。

Ⅲ 说

11.漫画说明

说明:"请把这个漫画描述出来",限时 5 min。

6分:基本含义包括(撞、起包、锯、高兴等),流利,无语法错误。

5分:基本含义包括,有少许语法错误,如形容词、副词等。

4分:三个图基本含义正确,有一些语法错误。

3分:两个图基本含义正确,有许多语法错误。

2分:一个图基本含义正确,只用单词表示。

1分:以上基本含义正确,相关词均无。

中止 A:1 min 未说出有意义的词语。

	问题	反应
①	①	
②	②	
③	③	
④	④	

中止 B:分项目 8 或 9 中 6 分和 5 分在 6 题以下,或分项目 10 中
6 分和 5 分在 2 题以下。

得分	

Ⅲ 说

12.水果举例

说明:"请在 1 min 内尽可能多得说出水果的名字,例如:苹果、香蕉……"

打分:每说出一个水果名字给 1 分。限时 1 min。

_____

_____

_____

_____

中止 B:分项目 8 或 9 中 6 分和 5 分在 3 题以下,或分项目 10 中
6 分和 5 分在 2 题以下。

得分	

Ⅳ 出声读
13. 名词

说明:"请读出声。"

6 分:3 s 内读正确。

5 分:15 s 内读正确。

4 分:15 s 内读出,不完全反应。

3 分:提示后读正确。

2 分:提示后不完全反应。

1 分:提示后读错。

中止 A:4 分以下,连续错 2 题。

问题	得分
1. 楼房	
2. 牙刷	
3. 钟表	
4. 火	
5. 电灯	
6. 椅子	
7. 月亮	
8. 自行车	
9. 鱼	
10. 西瓜	

中止 B:全检。

Ⅳ 出声读
14. 动词

说明和打分同左。

问题	得分
1. 写	
2. 哭	
3. 游泳	
4. 坐	
5. 敲	
6. 穿衣	
7. 跳舞	
8. 喝水	
9. 睡	
10. 飞	

Ⅳ 出声读
15. 句子

说明:"请读出声。"

6 分:10 s 内读正确。

5 分:30 s 内读正确。

4 分:30 s 内读出,不完全反应。

3 分:提示后读正确。

2 分:提示后不完全反应。

1 分:提示后读错。

中止 A:4 分以下,连续错 2 题。

问题	得分
1. 水/开/了。	
2. 男孩/洗/脸。	
3. 男孩/付钱/买药。	
4. 孩子们/堆了/一个/大雪人。	
5. 老人/拄着/拐杖/独自过/人行横道。	

中止 B:分项目 13 或 14 中 6 分和 5 分在 5 题以下。

V 阅读
16. 名词的理解

说明:"这个卡片上写的是哪个图?"

6 分:3 s 内正确指出。

5 分:15 s 内正确指出。

3 分:提示后正确指出。

1 分:提示后指错。

中止 A:3 分以下,连续错 2 题。

问题	得分
1. 鱼	
2. 西瓜	
3. 电灯	
4. 月亮	
5. 火	
6. 钟表	
7. 自行车	
8. 椅子	
9. 楼房	
10. 牙刷	

中止 B:全检。

V 阅读
18. 句子的理解

说明:"这个卡片上写的是哪个图?"

6 分:10 s 内正确指出。

5 分:20 s 内正确指出。

3 分:提示后正确指出。

1 分:提示后指错。

中止 A:3 分以下,连续错 5 题。

V 阅读
17. 动词的理解

说明和打分同左

问题	得分
1. 敲	
2. 游泳	
3. 跳舞	
4. 喝水	
5. 穿衣	
6. 坐	
7. 飞	
8. 哭	
9. 睡	
10. 写	

问题	得分
1. 水开了。	
2. 两个孩子在讨论书上的图画。	
3. 孩子们堆了一个大雪人。	
4. 男孩付钱买药。	
5. 男孩洗脸。	
6. 男孩在湖上划船。	
7. 小男孩的左臂被车门夹住了。	
8. 老人拄着拐杖独自过人行横道。	
9. 护士准备给男孩打针。	
10. 一个男演员边弹边唱。	

中止 B：分项目 16 或 17 中 6 分和 5 分在 5 题以下。

（患者）

V 阅读
19. 执行文字命令

钢笔　剪子　牙刷　镜子　盘子
手帕　牙膏　钱（硬币）　梳子　钥匙

（检查者）

说明："请按文字命令移动物品。"

6 分：10 s 内移动物品正确。

5 分：20 s 内移动物品正确。

4 分：20 s 内移动，不完全反应。

3 分：提示后移动正确。

2 分：提示后不完全反应。

1 分：提示后移动错误。

中止 A：4 分以下，连续错 5 题。

问题	得分
1. 把梳子和剪子拿起来。	
2. 把钢笔放在盘子旁边。	
3. 把镜子扣过来，再把钥匙拿起来。	
4. 用牙刷碰三下盘子。	
5. 把钥匙和钱放在手帕上。	
6. 把牙膏放在镜子上。	
7. 摸一下镜子然后拿起梳子。	
8. 把剪子和牙刷换个位置，再把镜子翻过来。	
9. 把钱放在牙膏前面。	
10. 把钢笔放在盘子里，再拿出来放在牙膏和钱之间。	

中止 B：分项目 17 中 6 分和 5 分在 6 题以下，或分项目 18 中 6 分和 5 分在 5 题以下。

| Ⅵ 抄写 |
| 20. 名词 |

说明："请看好这些词并记住，然后写下来。"

6 分：3 s 内抄写正确。（非利手可延长时间）

5 分：15 s 内抄写正确。

4 分：15 s 内抄写，不完全反应。

3 分：提示后抄写正确。

2 分：提示后不完全反应。

1 分：提示后抄写错误。

中止 A：4 分以下，连续错 2 题。

问题	得分
1. 西瓜	
2. 自行车	
3. 楼房	
4 牙刷	
5. 月亮	

中止 B：全检。

| Ⅵ 抄写 |
| 21. 动词 |

说明和打分同左。

问题	得分
1. 游泳	
2. 飞	
3. 睡	
4. 写	
5. 喝水	

| Ⅵ 抄写 |
| 22. 句子 |

说明：同分项目 20 和 21，只是反应时间延长至 10 s（6 分）和 30 s（5 分）。

问题	得分
1. 男孩/洗/脸。	
2. 水/开/了。	
3. 孩子们/堆了/一个/大雪人。	
4. 男孩/在湖上/划船。	
5. 老人/拄着/拐杖/独自过/人行横道。	

中止 B：分项目 21 或 22 中 6 分和 5 分在 3 题以下。

Ⅶ 描写

23. 命名书写

说明:"这个图是什么,用文字写下来。"

6分:10 s 内书写正确。(非利手可延长时间)

5分:30 s 内书写正确。

4分:30 s 内书写,不完全反应。

3分:提示后书写正确。

2分:提示后不完全反应。

1分:提示后书写错误。

中止 A:4 分以下,连续错 2 题。

问题	得分
1. 电灯	
2. 月亮	
3. 楼房	
4. 自行车	
5. 钟表	
6. 牙膏	
7. 椅子	
8. 鱼	
9. 火	
10. 西瓜	

中止 B:全检。

Ⅶ 描写

24. 动作描写

说明:"这个人(他)在干什么,用文字写下来。"
打分同左。

问题	得分
1. 跳舞	
2. 喝水	
3. 睡	
4. 飞	
5. 坐	
6. 写	
7. 哭	
8. 敲	
9. 穿衣	
10. 游泳	

Ⅶ 描写

25. 画面描写

说明:"用一句话描写出这幅画。"

6分:15 s 内书写正确。(非利手可延长时间)

5分:30 s 内书写正确。

4分:30 s 内书写,不完全反应。

3分:提示后书写正确。

2分:提示后书写,不完全反应。

1分:提示后书写错误。

中止 A:4 分以下,连续错 2 题。

问题	得分
1.孩子们堆了一个大雪人。	
2.男孩付钱买药	
3.护士准备给男孩打针。	
4.小男孩的左臂被车门夹住了。	
5.男孩在湖上划船。	
6.一个男演员边弹边唱。	
7.水开了。	
8.男孩洗脸。	
9.两个孩子在讨论书上的图画。	
10.老人拄着拐杖独自过人行横道。	

中止 B:分项目 23 或 24 中 6 分和 5 分在 5 题以下,或分项目 8 或 9 中 6 分和 5 分在 5 题以下。

Ⅶ 描写

26.漫画说明

说明:"请将漫画的意思写出。"

6 分:基本含义包括(撞、起包、锯、高兴等),流利,无语法错误。

5 分:基本含义包括,有少许语法错误,如形容词、副词等。

4 分:三个图基本含义正确,有一些语法错误。

3 分:两个图基本含义正确,有许多语法错误。

2 分:一个图基本含义正确,只用单词表示。

1 分:以上基本含义及相关词均无。

中止 A:此题无限制时间,但 1 min 未写出有意义的文字则中止。

	问题	反应
①	①	
②	②	
③	③	
④	④	

中止 B:分项目 23 或 24 中 6 分和 5 分在 6 题以下,或分项目
25 中 6 分和 5 分在 2 题以下。

得分	

语言康复学

笔记栏

VIII 听写

27. 名词

说明:"请将我说的话写出来。"

6 分:10 s 内书写正确。(非利手可延长时间)

5 分:30 s 内书写正确。

4 分:30 s 内书写,不完全反应。

3 分:提示后书写正确。

2 分:提示后不完全反应。

1 分:提示后书写错误。

中止 A:4 分以下,连续错 2 题。

问题	得分
1. 楼房	
2. 钟表	
3. 电灯	
4. 月亮	
5. 鱼	

中止 B:全检。

VIII 听写

28. 动词

说明和打分同左。

问题	得分
1. 写	
2. 游泳	
3. 敲	
4. 跳舞	
5. 睡	

中止 B:分项目 27 中 6 分和 5 分在 3 题以下。

VIII 听写

29. 句子

说明:同 27。

限定的时间由 10 s 延长至 15 s(6 分)。

问题	得分
1. 水/开/了。	
2. 男孩/洗/脸。	
3. 男孩/在湖上/划船。	
4. 一个/男演员/边弹/边唱。	
5. 老人/拄着/拐杖/独自过/人行横道。	

中止 B:分项目 27 中 6 分和 5 分在 3 题以下。

IX 计算

30. 计算

说明:对 1 题给 1 分。

中止 A:+,−,×,÷各项错 2 题中止该项。

1 + 2	4 + 7	27 + 5	35 + 27	135 + 267
4 − 1	16 − 7	32 − 9	87 − 38	306 − 186
2 × 4	3 × 5	16 × 3	52 × 32	57 × 26
2√4	7√63	6√102	17√714	36√1332

2.汉语失语症成套测验(aphasia battery of chinese,ABC) 此测验由北京大学医学部神经心理研究室参考西方失语症成套测验(WAB)结合国情编制而成,ABC 由会话、理解、复述、命名、阅读、书写、结构与视空间、运用、计算、失语症总结十大项目组成,于 1988 年开始用于临床。此检查法按规范化要求制定统一指导语、统一评分标准、统一图片、文字卡片及统一失语症分类标准。此方法在国内也较常用,具体内容见表3-4。(注:检查内容未改动,为了便于学习,有些内容以表格形式体现。)

表3-4 汉语失语症成套测验(ABC)法

姓名: 性别: 年龄:

一、口语表达(占35.7%)

1.问答

(1)您好些了吗?

(2)您以前来过这吗?

(3)您叫什么名字?

(4)您多大岁数了?

(5)您家住在什么地方?

(6)您做什么工作(或退休前做什么工作)?

(7)您简单说说您的病是怎么得起来的?或您怎么不好?

(8)让患者看图片,然后进行描述。

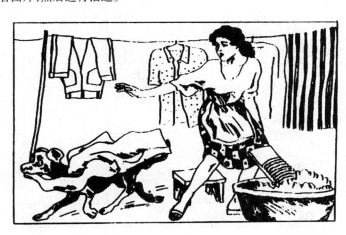

评分标准

	1分	2分	3分
语量	<50字/min	51~99字/min	>100字/min
语调	不正常	轻度不正常	正常
发音	不正常	轻度不正常	正常
词语长度	短(1~2字)	部分短语	正常(>3个字)
用力程度	费力	中度	不费力
强迫语言	无	有强迫倾向	有
用词	有实质词	实质词少	缺实质词,说话空洞
语法	无	有部分语法	有
错语	无	偶尔有	有

根据患者上述9项表达之和进行分型:非流利型(9~13分);中间型(14~20分);流利型(21~27分);流畅型(27分)。

2 系列语言

(1)从1数到21(若有困难,可由检查者开始,并用手示意,如说1伸一个手指,或4后让患者自己数,如未到2即停顿,可提示一个数,共21分)。

(2)十二生肖:鼠牛虎兔龙蛇马羊猴鸡狗猪。(共12分)

(3)唐诗吟诵:床前明月光,疑是地上霜。举头望明月,低头思故乡。(共22分)

(4)回忆4个词。

3.复述

"请您跟我学,我说什么您也说什么。"如病人没听清,可再重复一遍。当有构音障碍时,只要能听出复述内容,便按正确记,每字记1分。错语扣分。

(1)词复述(共24分)

题号	问题	满分	评分
1	门	1	
2	床	1	
3	尺	1	
4	哥	1	
5	窗户	2	
6	汽车	2	
7	八十	2	
8	新鲜	2	
9	天安门	3	
10	四十七	3	
11	拖拉机	3	
12	活蛤蟆	3	
总分			

(2)句复述(共76分)

题号	问题	满分	评分
1	听说过	3	
2	别告诉他	4	
3	掉到水里啦	5	
4	吃完饭就去遛弯	7	
5	办公室电话铃响着吧	9	
6	他出去以后还没回来吧	10	
7	吃葡萄不吐葡萄皮	8	
8	所机全微他合(每秒2字)	12	
9	当他回到家的时候,发现屋子里坐满了朋友	18	
总分			

4.命名

(1)词命名(每项2分)

按次序出示实物,问病人"这是什么?"(或图片"这个人在干什么")正确回答得2分,触摸后才正确回答得1分。如果触摸后5 s内仍不能正确说出正确答案,则提示三个名词其中包括正确答案让病人选择,选对则得1/2分,如仍说不出则提示正确答案的第一个音,能正确回答得1/2分,否则记0分。

实物	反应	触摸	提示	实物	反应	触摸	提示	身体	反应	触摸	提示	图片	反应	提示
铅笔				皮尺				头发				跑步		
纽扣				别针				耳朵				睡觉		
牙刷				橡皮				手腕				吸烟		
火柴				表带				拇指				摔跤		
钥匙				发卡				中指				喝水		
总分														

(2)颜色命名(每问1分)

请告诉我,这是什么颜色?(红黄黑蓝白绿)

问题	答案	评分
1.晴天的天空是什么颜色的?	蓝	
2.春天的草是什么颜色的?	绿	
3.煤是什么颜色的?	黑	
4.稻谷熟了是什么颜色的?	黄	
5.牛奶是什么颜色的?	白	
6.少先队员的红领巾是什么颜色的?	红	
总分		

笔记栏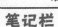

（3）反应命名（每项2分）

问题	答案	评分
1. 您切菜用什么?	刀	
2. 看什么可以知道几点了?	钟表	
3. 用什么点烟?	火柴、打火机	
4. 天黑了什么可以使房间亮?	电灯、蜡烛	
5. 到哪能买到药?	医院、药店	
总分		

二、听理解（占32.9%）

1. 是否题

现在我向您提问，请用"是"或"不是"回答。如口语表达有困难可用"举手"或"摆手"分别表示"是"或"不是"。提问可重复一次，但需全句重复。如病人自己修改答案，以后以回答为准。5 s未回答或回答错记0分，5 s回答正确记一半，1～14每问2分，15～22每问4分。

问题	正确答案	评分	言语特征
1. 您的名字是张小红吗?	否	2	
2. 您的名字是李华明吗?	否	2	
3. 您的名字是(真名)吗?	是	2	
4. 您家住在前门/鼓楼吗?	否	2	
5. 您家住在(正确地名)吗?	是	2	
6. 您家住在通州区/延庆吗?	否	2	
7. 您是大夫吗?	否	2	
8. 我是大夫吗?	是	2	
9. 我是男的/女的吗?	否	2	
10. 这个房间的灯亮着吗?	是	2	
11. 这个房间的门是关着的吗?	否	2	
12. 这儿是旅馆吗?	否	2	
13. 这儿是医院吗?	是	2	
14. 您穿的衣服是红/蓝色的吗?	否	2	
15. 纸在火中燃烧吗?	是	4	
16. 每年中秋节在端午节前先过吗?	否	4	
17. 您吃香蕉时先剥皮吗?	是	4	
18. 本地在七月下雪吗?	否	4	
19. 马比狗大吗?	是	4	
20. 农民用斧头割草吗?	否	4	
21. 一斤面比二斤面重吗?	否	4	
22. 冰在水里会沉吗?	否	4	
总分			

笔记栏

2.听辨认

将实物和图片不规则放在病人视野内,问:"这儿有些东西(或图),请您指一下哪个是( )。"超过 5 s 记一半,错指、指两项以上记 0 分,如病人改正,以后一次为准,身体左右指令必须侧向和部位均对,否则 0 分,每项 2 分。

实物	2分	1分	0分	图形	2分	1分	0分	图画	2分	1分	0分
梳子				圆				钥匙			
铅笔				方				火柴			
钥匙				三角				梳子			
火柴				螺旋				铅笔			
花				五星				花			

动作	2分	1分	0分	颜色	2分	1分	0分	家具	2分	1分	0分
吸烟				红				窗户			
喝水				黄				椅子			
跑步				蓝				点灯			
睡觉				绿				桌子			
摔倒				黑				床			

身体	2分	1分	0分	身体	2分	1分	0分	身体	2分	1分	0分
耳朵				中指				右耳			
鼻子				胳膊肘				左眼			
肩膀				眉毛				左拇指			
眼睛				小指				右手腕			
手腕				拇指				右中指			

3.口头指令

	总分	评分
1.把手举起来。	2	
2.闭上眼睛。	2	
3.指一下房顶。	2	
4.指一下门$\frac{}{2}$,然后$\frac{}{2}$再指一下窗户$\frac{}{2}$。	6	
5.摸一下铅笔$\frac{}{2}$,然后$\frac{}{2}$再摸一下钥匙$\frac{}{2}$。	6	
6.把纸翻过来$\frac{}{4}$,再把梳子放在纸上面$\frac{}{2}$$\frac{}{4}$	10	

		总分	评分
7. 用钥匙指梳子 5，然后放回原处 5。		10	
8. 用梳子指铅笔 5，然后交叉放在一起 7。		12	
9. 用铅笔指纸一角 2 4，然后放 2 在另一角处 4。		12	
10. 把钥匙放 2 在铅笔和梳子中间 10，再用纸盖上 6。		18	
总分			

三、阅读(占 17.1%)

1. 视–读

"请您念一下这些字。"(每字 1 分)

妹 肚 鸭 动 村 明 和 沙 睛 转

2. 听字–辨认

请您指出每行字中我念的是哪一个,并指出哪一行。(每字 1 分)

目标词	备选词					得分
	17	74	14	47	407	
(水)田	由	甲	申	电	田	
(喝)水	永	水	本	木	术	
成(功)	戊	成	戌	咸	威	
唱(歌)	倡	昌	唱	畅	常	
(棉)被	背	被	披	怀	倍	
(铅)笔	币	必	笔	必	毕	
(电)灯	登	灯	邓	瞪	等	
(您)好	佳	良	棒	冠	好	
坏(人)	次	差	坏	下	未	

3. 字–画匹配

"请您念一下每个词,再指出画上是哪一个。"如果读不出来,亦要求指出。每正确反应 1 次给 1 分。

图画	朗读	配画	图形	朗读	配画	动作	朗读	配画	颜色	朗读	配画
钥匙			圆形			喝水			黑		
铅笔			方块			跑步			红		
火柴			三角			睡觉			黄		
梳子			螺旋			吸烟			绿		
菊花			五星			摔倒			蓝		

4.读指令,并执行

"请您读这些句子,然后照着做"。如果读不出或朗读错误,仍可要求按照句子的意思做。(录音)

内容	朗读	执行	言语特征
1.闭眼	1	1	
2.摸耳朵	1	1	
3.指门₁,再指出窗户₂	3	3	
4.先摸铅笔₂,后摸钥匙₂	4	4	
5.用梳子指铅笔₃,然后交叉放在一起₃	6	6	

5.读句选答案填空

句子	答案	评分
1.苹果是_____的。	原的、圆的、圆圈、方的	2
2.解放军带_____	呛、枪、强、仓	2
3.老王修理汽车和卡车,他是_____	清洁工、司机、机器、修理工	6
4.孙悟空本领高强,会七十二变,若不是_____唐僧怎管得住他。	想取经、紧箍咒、如来佛、猪八戒	10
5.中国地大物博,人口众多,但是人均可耕地少,因此,应该珍惜_____	经济、水源、承包、土地	10

四、书写(占14.3%)

1.写姓名(3分)、地址(7分)。

2.抄写:北京是世界文明的都市。"请您照着这句话抄下来。"每正确1字记1分。

3.系列书写1~24(连续正确1分,共20分,漏、颠倒均无分)。

4.听写(34分)

(1)偏旁

立人(1分)	言(1分)	提手(1分)	走之(1分)	土(1分)

(2)数字

7(1分)	15(1分)	42(1分)	193(2分)	1860(2分)

(3)字

火柴(1分)	铅笔(1分)	嘴的"口"字旁(1分)	方块(1分)	黄颜色(1分)

（4）词

梳子（2分）	钥匙（2分）	睡觉（2分）	跑步（2分）	五星（2分）

（5）短句（7分） 每正确一字得1分，患者记不住，可分部分念：春 风 吹 绿 了 树 叶

5.看图写字（每图2分，共20分）。"这个图上是什么，请写下来。"写到红、黄时提示什么颜色，若因对图误解，按误解写出正确的字，也可给分。每项2分。

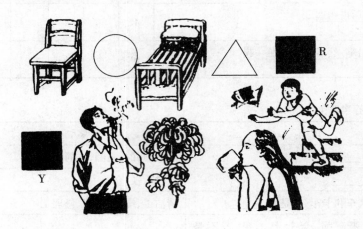

6.写病情（共6分）。

"请您写一下您现在哪里不舒服，要按句子写，就好像给别人写信，说您现在的情况。"意思、笔画和句法正确，才可相应记分。

ABC法评定结果总结表

比例	口语表达							听理解				阅读						书写				
	信息量	流利性	系列语言	复述	命名			是/否题	听辨认	口头指令	听字辨认	字画匹配		读指令执行		填空	姓名地址	抄写	听写	系列书写	看图书写	自发书写
					词命名	反应命名	颜色命名					视读	朗读	朗读	理解	朗读	理解						
100%																							
90%																							
80%																							
70%																							
60%																							
50%																							
40%																							
30%																							
20%																							
10%																							

3.北京医院汉语失语症检查法　此检查法是由王新德、高素荣等提出的,于1994年进行了修订。其中包括口语表达、听语理解、阅读、书写几大项目的检查,有自己的评分标准。

4.汉语波士顿失语症检查法　此检查由河北省人民医院康复中心将波士顿诊断性失语症检查翻译和按照汉语特点编制而成并用于临床,已通过标准化研究,客观有效。

(三)失语症计算机评定

国内的计算机语言评估与训练系统大多由我国自主研发而成。目前临床上较为常用的计算机语言评估与训练系统大部分采用双屏设计,内置语音导航、语音识别、手写识别等多种智能模式和生物反馈模式,系统还有闹钟、计时、计数功能,支持多语音平台。适用于失语症、构音障碍等语言障碍的评估与训练。系统组成上亦大同小异,一般均由病历系统、评测系统、训练系统、分析系统等组成。

临床常用的失语症计算机评估软件是我国根据现有的国内外常用评定检查法结合汉语和计算机应用的特点设计而成。随着计算机技术的发展与应用,国内失语症计算机评估软件越来越趋于成熟。绝大部分临床应用的评估软件均可完成病历管理、评估、诊断、定制个性化的康复计划等程序化的任务。失语症计算机评定法的优点是评估过程严谨。评估结果量化客观。系统功能设计较为完善、便于操作、易于使用,从而大大减轻了临床语言治疗师的负担,提高了临床工作效率。而且还实现了评估结果数字化的存储,方便广大学者随时查找需要的数据,为临床治疗及科研保存了第一手资料。

失语症计算机评定法在欧美国家已广泛应用,近年来,在国内亦因其诸多优点而被广大语言工作者广泛应用于临床。

(四)失语症严重程度的评定

失语症严重程度的评定,国际上多采用波士顿诊断性失语检查(BDAE)法中的失语症严重程度分级(表3-5)。在临床上又根据BDAE严重程度分级将失语症分为轻、中、重度,其中BDAE分级中4级和5级为轻度,2级和3级为中度,0级和1级为重度。

表3-5　BDAE 失语症严重程度分级标准

级别	标准
0级	无有意义的言语或听理解能力
1级	言语交流中有不连续的言语表达,但大部分需听者去推测、询问或猜测,可交流的信息范围有限,听者在言语交流中感到困难
2级	在听者的帮助下,可以进行熟悉话题的交谈,但对陌生话题常常不能表达出自己的思想,使患者与检查者都感到言语交流有困难
3级	在仅需少量帮助下或无帮助下,患者可以讨论几乎所有的日常问题,但由于言语和(或)理解能力的减弱,使某些谈话出现困难或不大可能

续表 3-5

级别	标准
4 级	言语流利,可观察到有理解障碍,但思想和言语表达尚无明显限制
5 级	有极少可分辨出的言语障碍,患者主观上可能有点困难,但听者不一定能明显观察到

第六节　失语症的鉴别诊断

为了语言康复计划的制订更有针对性,进行失语症治疗前,应通过对患者言语能力系统全面的评定,确定失语症的类型,并且应与其他疾病,如言语失用、运动性构音障碍、言语错乱、痴呆及格斯特曼综合征等引起的言语障碍相鉴别。常见失语症类型的鉴别主要从三个方面进行:①自发语言的流畅性。②口语的听理解。③复述。另外,脑损伤的部位也是区分常见失语症的关键。具体见表 3-6。

表 3-6　常见失语症类型的鉴别表

失语症类型	口语的流畅性	听理解	复述	病灶部位
Broca 失语	非流畅	较好	差	多见于优势半球额下回后部 1/3 的 Broca 区
经皮质运动性失语	非流畅	较好	好	在 Broca 区的前方及上方
完全性失语	非流畅	差	差	多见于优势侧大脑中动脉分布区,优势侧的额、颞、顶叶区域
经皮质混合性失语	非流畅	差	好	一般认为病变部位为优势半球分水岭区大片病灶
Wernicke 失语	流畅	差	差	主要位于大脑优势半球颞上回后部 1/3 的 Wernicke 区或在大脑外侧裂的后下缘,以颞上回、颞中回的后半部分为中心区域
经皮质感觉性失语	流畅	差	好	病变多位于优势半球外侧裂言语中枢周围的广泛病变,但局限于后部的损伤也会出现同样的症状
传导性失语	流畅	较好	差	多见于优势半球缘上回皮质或深部白质内的弓状束(目前尚有争议)
命名性失语	流畅	较好	好	多在优势半球的角回和颞中回的后部,但目前发现很难找出单一的病灶,该类失语多为散在性损伤引起

表3-6中自发性言语流畅度的确定可用 Benson 流畅性和非流畅性言语特点来鉴别,也可参考 WAB 检查中的有关内容,自发言语流畅的失语病变部位多位于优势半球中央沟前部,非流畅的失语多位于中央沟后部。口语听理解的好与差,是看患者是否可以理解检查中的句子或简单指令,如能理解,则视为口语理解好,否则,则视为口语理解差,口语听理解较好病变部位靠前部,听理解差提示病变靠后部颞叶或病变范围较大。复述的好与差,则是用患者能否较好地复述句子来决定的,能较好地复述句子视为复述好,否则,视为复述差,其口语复述差提示病变在优势半球外侧裂周区。

第七节　失语症的评定报告

一、评定报告

治疗师对患者进行失语症评定后,通过评定结果及其他信息书写评定报告。以便医生及康复小组的其他成员及时了解患者言语障碍的类型、程度、预后、需要训练的课题及短长期目标和并发症等情况,使康复小组的其他成员亦能有针对性地为患者提供语言的康复指导。

(一)评定报告的内容

失语症的评定报告要求内容简明易懂,重点突出,有并发症的应重点记录。不管采用哪种评定方法,评定报告均应重点报告患者的听、说、读、写等方面的情况。在评定中需要记录的言语症状内容,见表3-7。

表3-7　报告书中应记录的内容

项目	内容
听	有无听理解障碍及其水平(单词、短文、口头指示)、内容(高频率语、低频率语、语言的抽象度、文章的构造)是否与话题不同有关。单纯写作和谈话有无差别。检查认知障碍的有无和程度
说	有无自发性言语及其语量是否有一定程度的系列语,说话水平(音节、单词、句子、文章)及其内容(提供的信息量)如何,语言的流畅度,有无错误构音,有无命名困难(迂回、延迟、不能),有无错语(语音性、词义性、新语),有无复述障碍及其水平(音素、单词、句子),有无回响语言、刻板语言,有无语法障碍
读	有无阅读理解障碍及程度(与听理解相比较),有无影响阅读的因素(运动、视觉)
写	有无书写障碍(自发性书写、抄写、听写),有无影响书写的因素(运动、视觉、听觉)
计算	是否保留数的概念,笔算水平(加、减、乘、除),注意因失写(数字)造成笔算水平衡量的失误
并发症问题或可疑症状	有无构音障碍,行为、认知异常,运动、听力、视觉异常
一般问题	有无脑功能低下,注意力是否集中,检查态度(配合、拒绝)如何。耐受能力(疲劳度),有无可能出现的其他问题

评定报告中除下表记录的要点外,还应做出言语障碍的诊断报告,言语治疗的目标(短期、长期)、疗效和预后,言语治疗的计划及课题项目。

(二)失语症的训练目标设定

根据对失语症的评定结果,综合做出分析,推测其预后,设定长短期目标,制订治疗方针。

1. 长期目标　长期目标的设定是对失语症终极预后的推测,即患者最终可能达到的交流水平,主要根据 BDAE 失语症严重程度分级来设定长期目标,见表3-8。

表3-8　不同严重程度失语者长期目标

程度	BDAE 严重程度分级	长期目标
轻度	4、5	改善言语能力,力争恢复就业,满足职业需要
中度	2、3	充分利用残存功能,在交流上做到基本自如,满足社区内需求
重度	0、1	充分利用残存功能和代偿方法,进行简单的日常交流,尽量满足家庭需要

2. 短期目标　是患者在短期内可能达到或改善的语言功能,是根据长期目标和患者的具体情况选定治疗方案,拟订 1 周或 1 个月应达到的进度或水平。一般是以较现有功能提高一个阶段为短期目标,要求达到的目标不能设置太高,超出预期水平,见表3-9。

表3-9　失语症的短期目标(举例)

失语程度	时间	目标
重度	2 周	能运用交流板进行最基本的日常交流,如:大小便、吃、喝、睡、起床等
	2 周	能完成高频名词(如:苹果、汽车、狗等)的图图匹配
	1 个月	能运用手势语及姿势语表达简单的意思,如:再见、喝水

二、评定报告范例

失语症评定报告范例(初次)

患者:×××　　　年龄:39 岁　　　性别:男　　　职业:教师

利手:右利　　　文化程度:博士　　　民族:汉

临床诊断:脑梗死

病史:患者于 ××××年 ×× 月 ××日晨起时发现右侧肢体瘫痪,语言不利。急送当地医院诊治。入院时 MRI 提示:左基底节区梗死(梗死面积小),既往身体健康,否认家族病史。为进一步治疗,于××××年 ×× 月 ××日到郑州大学第一附属医院康复科就诊,门诊以"右侧肢体瘫痪及语言不利半个月"为主诉收住康复科。

语言能力评定:经中国康复研究中心汉语标准失语症检查法检查,患者口语表现为非流畅性,有语音性错语。听理解在二步指令水平,正答率为60%。复述较好,能复述短句,正答率80%,长句复述较差,为50%。名词命名较好,正答率为90%,列名差,1 min仅有2个列名。动作描述完成较好,正答率为70%,但情景画描述较差,评分为20分。在阅读方面,患者出声读较好,句子正答率70%,阅读理解较差,短句正答率为50%。书写方面:命名书写,正答率为70%。动作描写较差,正答率为40%。计算18分(18题正确,其中乘除法各错1题)。

经口颜面及言语失用检查,无口、颜面失用及言语失用。

总结:

1.诊断　基底节失语。

2.诊断依据　①患者损伤部位为左基底节(MRI显示);②临床所表现的言语症状与基底节性失语的特征基本相符。

3.长期目标　言语功能应达到基本正常,力争恢复本职工作。理由:①患者为初次发病,脑损伤面积小且为单一病灶(左基底节);②失语症状较轻;③无任何并发症;④训练开始时间较早(病后半个月);⑤患者年轻(39岁);⑥患者的言语症状中听理解较好,表达障碍亦较轻;⑦文化程度高;⑧患者及家属的康复欲望非常高且能积极自主训练。

4.短期目标　2周内全面改善言语能力。

5.康复治疗

(1)计划　①改善听理解能力;②改善口语表达能力;③提高阅读理解能力;④完善命名书写,改善动作描写。

(2)方针　①听理解训练(二步指令);②口语表达训练:复杂句子的复述训练、列名训练、情景画描述训练、日常会话训练;③阅读理解训练(短句);④书写训练(动作描写训练为主)。

第八节　失语症的预后

虽然失语者的语言障碍有自然恢复及行之有效的康复治疗,但其疗效及预后还是有个体差异的。影响失语症疗效及预后的因素有以下几点:

1.训练开始时间　训练开始时间越早预后越好。

2.失语症的类型及其严重程度　表达障碍比理解障碍预后好,起病时失语症轻者比重者预后好。

3.并发症　无并发症者预后好。

4.原发病、部位和大小　颅脑外伤比脑卒中的预后要好,脑出血比脑梗死预后好,病灶小者预后较好,单一病灶及非颞顶区的病灶比多发病灶及颞顶区的病灶预后好,初次发病者的预后好于高发者。

5.发病年龄　发病年龄越小预后越好。

6.利手情况　左利或双利者比右利者预后好。

7.智商　智商高者预后好。

8. 性格　外向型性格预后好。

9. 社会环境　家属、同事对失语症患者康复支持的预后好,医患关系融洽的预后好。

10. 患者的个体因素　训练积极及对预后期望值高者预后好。

第九节　失语症的治疗

失语症是所有语言障碍中最复杂的一种,不仅在听、说、读、写、计算及应用手势等方面表现为不同程度的损伤,也会出现伴随失语的认知功能、记忆、逻辑思维、注意力的改变,因此,临床治疗上多采用综合性的治疗方法。目前,临床上除了使用传统的治疗方法(如:药物治疗、针灸、Schuell 刺激法、阻断去除法、功能重组法、脱抑制法、交流效果促进法、功能性交际治疗方法、小组治疗等),一些新兴的治疗手段(如计算机辅助治疗、高压氧治疗、经颅刺激疗法等)也被广泛应用于失语症的治疗。

临床治疗上,既要考虑语言康复机制利用患者感兴趣的治疗手段充分调动患者存在的康复潜力,又要利用汉语的语言特点设计易于患者接受的康复方案,还要根据其言语障碍的类型、程度、言语症状,患者的文化水平,社会背景及其主观需要和客观的实际可能性,选择具有针对性的治疗课题和治疗方法。值得一提的是治疗方法的选择并非局限于哪一种,而是多种方法的相互补充,并且治疗课题的选择应优先选用日常用语,尽量选择患者感兴趣、与职业或爱好有关的内容。并将治疗课题设计在正答率为 20% ~50% 的水平。治疗内容由易到难,循序渐进。这样才能达到预期的效果。

目前资料显示失语症的恢复过程分为三个阶段:第一阶段,急性期,为最初发病后2 周;第二阶段,亚急性期,持续至发病后 6 个月;第三阶段,慢性期,发病后数月至数年。有资料显示失语症患者的语言障碍有一定程度的自然恢复能力,据美国国立卫生研究院(National Institutes of Health, NIH)统计,急性脑卒中后失语症的发病率达21% ~38%,仅约有20%的患者可以完全恢复。因此,在考虑失语症的疗效时应兼顾自然恢复的部分。对未自然恢复的语言障碍,行系统的语言康复治疗,其疗效是得到了广大学者们肯定的。

一、失语症的治疗原则

(一)失语症治疗的目的

失语症治疗的目的是促使失语症患者尽可能地恢复语言功能,发挥其潜力以达到最大限度地恢复日常生活交流能力。

(二)失语症治疗的适应证及禁忌证

原则上所有失语症都是失语症康复的适应证,但有明显意识障碍,情感、行为异常及精神病患者,重度痴呆,全身状态不佳,拒绝或无训练要求,一段时间训练后已达到相对静止状态者不适合失语症治疗。

(三)失语症治疗的时间安排

1. 开始时间　原发疾病不再进展,生命体征稳定后 48 h,即可开始进行早期语言康复治疗(床边),此时患者的格拉斯哥昏迷评分(Glasgow coma score,GCS)应>8分。当患者能独坐位保持30 min以上时,训练可转移到语言治疗室进行。并使患者及家属充分了解其障碍和训练的有关情况,以便积极配合训练。发病3~6个月为失语症言语功能恢复的高峰期,但对发病2~3年后的患者,如果坚持系统的和强化的言语训练,仍然会有不同程度甚至明显的改善。

2. 训练中的时间安排　一般来说由专业人员进行的语言训练,最好每周不少于3~4次,每天视患者的病情情况可安排1~2次训练。每次训练时间30~60 min为宜。当患者的精神状态良好时,可适当延长语言训练时间(最好不超过60 min),精神状态差时,应缩短训练时间或终止训练。

(四)失语症治疗的环境

语言治疗室最好是有隔音设施的房间,避免噪音,以减少对患者听觉的干扰。房间面积无须太大,成人语言治疗室一般10 m²即可。治疗室内的照明、温度应适宜,通风要好。训练时应尽量减少人员走动,以减少对患者的视觉干扰。

(五)失语症治疗的工具

失语症治疗的工具:录音机、录音带、节拍器、镜子、秒表、压舌板、喉镜、单词卡、图卡、短语卡、短文卡、动作画卡、情景画卡、各期报刊、书籍、彩色纸张、颜料、各类笔纸、评估表及评估用具等常用物品,有条件的可备电脑语言训练系统、经颅直流电刺激治疗仪、脑电治疗仪、经颅磁刺激治疗仪等。

(六)失语症的训练方式

1. 个体训练　为失语症治疗的主要形式,是指一名治疗师对一名患者的一对一训练方式。此训练方式可使患者注意力集中,情绪稳定,而且刺激条件容易控制,训练课题针对性强,可以及时调整。但该训练方式使患者的交流环境和对象局限且特定,不利于与现实生活的实际情景衔接。

2. 自主训练　是指患者自己进行的语言训练。自主训练中可选择图片或字卡进行命名、造句等练习或书写练习,可利用录音机进行复述或听写等练习。亦可以用电脑语言训练系统,由语言治疗师进行评价和确定训练程序后,让患者利用电脑进行自主语言训练,也可以在家庭训练中进行。此训练只适合康复欲望高,有较好的自我判断、自我纠正及自我控制能力的患者。

3. 集体训练　选择各种类型不同程度的失语症患者,以小组形式进行训练,3~5人,由治疗师带领,并可有心理治疗师、作业治疗师、社会工作者、护士等共同参与,设定一课题目标,进行自我介绍、打招呼、唱歌、猜画、击鼓传花、成语接龙等适合群体进行的课题项目。此训练比个体训练灵活、轻松,能较大促进患者的交流能力,患者之间可进行心理、情绪支持,有效提高患者实际交际能力。

4. 家庭训练　是指语言治疗师将评价及制订的治疗计划介绍给患者家属,并通过让家属观察阅读指导手册等方法,教会家属掌握训练技术,逐渐过渡到在家庭中由家属训练患者的治疗形式。

(七)治疗失语症的注意事项

(1)训练中要确保交流效果。即言语治疗师与患者之间的交流必须是有效的,否则根本不可能有治疗效果。

（2）训练中要密切观察患者的病情变化，如有异常，应立即处理。

（3）训练中应尊重患者，让患者对言语障碍有正确的认识，注意正面引导，不要直接否定，以增强患者的自信心，提高训练欲望。

（4）给家属进行针对性的指导，以促进失语症治疗的效果。

（5）注意卫生，防止交叉感染。

二、失语症的综合治疗

（一）以改善语言功能为目的的治疗方法

通过听觉刺激、视觉、手势和文字图案等帮助患者理解语言，以获得有益的语言刺激，其重点是促进理解和表达训练，其主要方法有以下几种：

1. Schuell 刺激法　即舒尔氏刺激法或传统刺激法，是对损害的语言符号应用强的、控制的听觉刺激为基础，最大限度地促进失语症患者的语言再建和恢复。

（1）Schuell 刺激法的主要原则　Schuell 刺激法是各种失语症治疗方法的基础，应用最广泛。其原理很多，但主要的原则为针对患者某一损伤的语言功能，给予某种刺激，使患者做出反应，对正确反应进行强化，错误反应进行更正。即刺激—反应—强化，见表 3-10。

表 3-10　失语症 Schuell 刺激疗法的主要原则

刺激原则	说明
利用强的听觉刺激	是刺激疗法的基础，因为听觉模式在语言过程中居于首位，而且听觉模式的障碍在失语症中也很突出
适当的语言刺激	采用的刺激必须能输入大脑，因此，要根据失语症的类型和程度，选用适当控制下的刺激。难度上要使患者感到有一定难度但尚能完成为宜
多途径的语言刺激	多途径输入，如给予听刺激的同时给予视、触、嗅等刺激（如实物），可以相互促进效果
反复利用感觉刺激	一次刺激得不到正确反应时，反复刺激可能提高其反应性
刺激应引出反应	一项刺激应引出一个反应，这是评定刺激是否恰当的唯一方法，它能提供重要的反馈而使治疗师能调整下一步的刺激
正确反应要强化以及矫正刺激	当患者对刺激反应正确时，要鼓励和肯定（正强化）。得不到正确反应的原因多是刺激方式不当或不充分，要修正刺激

（2）Schuell 刺激法的治疗程序　依照刺激法的原则设定治疗程序，内容包括刺激条件、刺激提示、评价及反馈。利用听觉、视觉和触觉等刺激，但应以听觉刺激为主的刺激方式来完成治疗课题。对重症患者常采取听觉、视觉和触觉相结合的方式，然后逐渐过渡到听觉刺激。治疗课题的选择必须由评定结果来确定，其中要考虑到患者日常生活交流的需要以及个人的背景和兴趣爱好，其难易程度应该遵循由易到难，循序渐进的原则。在给患者一个刺激后，应引出患者的一个反应，当患者正答时应给予正

强化,误答时应给予负强化。当患者在设定的时间内无反应或部分正答时需要进行提示。提示可用描述、手势、词头音和文字等方法。治疗中应对患者的反应做客观的记录,记录时延迟反应的正答和自我更正均记为正答。治疗课题连续 3 次正答率大于80% 以上时,可更换或升级治疗课题,连续无反应或误答且提示无效时应降级治疗课题。

(3)治疗课题的选择　①按语言模式和失语程度选择训练课题。原则上为轻症者可直接以改善其功能为目的,重症者放在激活其残存功能或进行实验性治疗上。详见表 3-11。②按失语症类型选择训练课题。各类失语症训练的重点课题详见表3-12。

表 3-11　不同语言模式和失语程度的训练课题选择

言语症状	障碍程度	训练课题
听理解	重度	词、图或词、文字匹配,是、非反应
	中度	听短文做是或非回答,正误判断,执行口头命令
	轻度	在中度的基础上,文章更长,内容更复杂
口语表达 (说、朗读)	重度	复述(音节、单词、系列语、问候语),称呼(日常用词、动词命名、读单音节词)
	中度	复述(短文)、读短文、称呼、动作描述(情景画、漫画说明)
	轻度	事物的描述,日常谈话
阅读理解	重度	字、图或词、图匹配(日常物品、简单动作)
	中度	情景画、动作、句子、文章配合,执行简单的文字指令,读短文回答问题
	轻度	执行复杂的文字指令,读文章后回答问题
书写	重度	临摹、抄写、自发书写(姓名)、听写(日常生活用品单词)
	中度	听写(单词、短文),动作书写
	轻度	听写(长文章),描述性书写、日记、信件
计算	重度	数的概念,一位数加减法
	中度	增加位数及乘除计算
	轻度	应用题、计算题、钱的计算

2. 功能重组法　此方法是 Luria 创建的。Luria 认为损伤干扰了功能系统,而功能恢复则是通过对功能系统残存成分的重新组织或再加上新的成分,而产生出一个适合于操作的新的功能系统。即利用外部手段的功能代替受损功能,意识化的手段在反复运用中渐渐内在化、自动化。其功能重组法分为系统内重组(intrasystemic reorganization)与系统间重组(intersystemic reorganization)两种。

(1)系统内重组　是指受损的功能系统内的各因素重组。有两种方法:①将受损的功能降下一级水平进行训练,而减少障碍效果。如对重度运动性失语患者的表达训练内容多为日常常用词水平之下的构音动作容易完成的音节。②逐渐对障碍活动进行有意识的分析。

（2）系统间重组　为最有代表性的功能重组法，即运用正常的功能系统来协助受损功能系统的改善。

表 3-12　不同类型失语症的训练课题选择

失语症类型	训练课题
命名性失语	口语命名，文字称呼
Broca 失语	口语表达，文字表达
Wernicke 失语	听理解，复述，会话
传导性失语	复述，听写，看图说话
经皮质性感觉性失语	以 Wernicke 失语课题为基础
经皮质性运动性失语	以 Broca 失语课题为基础
完全性失语	视觉理解、听觉理解、口语表达、实用交流（手势、交流板的应用）
经皮质混合性失语	以完全性失语课题为基础

3.阻断去除法　Weigl 主张失语症患者的语言能力是基本上保留的，只是运用语言的能力受到阻断，通过训练能使患者重新获得语言的运用能力。阻断去除法是 Weigl 在 20 世纪 60 年代提出的建立在简单再学习机制假设上的语言治疗方法。此方法是基于功能重组的理论，用刺激来促进神经系统的功能重组。具体方法为：将未受阻断的较好的语言形式中的语言材料作为"前刺激"，引出另一语言形式中有语义关联的语言材料的正反应，而使"阻断"去除。强调不让患者有意识地注意学习的内容是什么，而在训练设计上，前刺激所运用的语言材料应与需去除阻断的语言材料在语言功能上有某种关联，并要求前刺激的语言形式应是完整保留的。

阻断去除法具体操作有单纯法和连锁法两种。单纯法为去除阻断的语言材料，直接或间接地包含在前刺激语言刺激中。特定的前刺激与需要去除阻断的语言形式的单纯组合即为连锁法。一般来说，单纯法见效快，但持续时间短；连锁法因多种功能的参与，效果好且持续时间长。

阻断去除法比较适合治疗完全性失语等大脑语言功能区损伤严重的失语症。

4.非自发性言语的自主控制　以失语症患者在非自主状态下产生的词语作为语言康复的基础，促使自发性词语正确反应的建立并让其进一步扩展，以达到自主控制的水平，有文献报道此方法主要用于皮质下失语症患者。

5.旋律语调疗法　研究者发现音乐可以激活双侧大脑半球，口语表达和音乐有部分的共同激活区，口语表达的重音、音调和旋律模式是由右大脑半球控制的，熟悉的旋律可帮助我们回忆起已被遗忘的歌词或场景。旋律语调疗法就是将歌唱与语言有机地结合起来，以语言中音乐的成分（旋律、韵律和重音），通过患者未受损的歌唱能力来促进言语输出的一种治疗方法。旋律语调疗法包括两方面内容：

（1）用一些富有旋律的句子做吟诵训练，通过夸张的旋律、音律和重音，引导患者运用唱歌的方式来控制发音，促进语音清晰度，诱导患者目标言语的表达。如此反复持续性地进行训练，从而使患者完成从唱歌到目标言语的产生。

（2）训练的同时让患者用左手根据旋律、韵律有节律性地轻拍击，使患者充分体会音乐的韵味。有研究表明旋律语调疗法可以促进非流畅性失语症患者的语言表达功能恢复，特别是在口语语量、流畅性及语言输出信息的正确率等方面都有明显的作用。可能与激活右脑运动功能区的同时也激活了右脑的语言口语表达镜像区，并通过胼胝体等使语言功能的网络结构重建立有关。主要应用重度失语症及其他语言治疗效果不显著的患者，也有对重度感觉性失语取得显著疗效的报道。

（二）以改善日常生活交流能力为目的的治疗方法

交流能力训练的目的是使失语症患者最大限度地利用残存交流能力，与别人发生或建立有效的沟通，尤其是日常生活交流能力。其治疗方法如下：

1. 交流效果促进疗法（promoting aphasics communication effectiveness，PACE） 其目的是利用接近实用交流的途径来刺激患者。信息在治疗人员和患者之间双相交互传递。治疗者和患者处于同等地位，两者都是信息传递者，同时又是信息接受者。在进行新信息交流时，允许患者自由选择其他传递信息的方法，如手势、绘画或书写，使患者尽量调动自己的残存能力来提高自己的交流技能。此法适用于各种类型及程度的言语障碍者，尤其对重度失语症者，亦可用于小组或家庭训练。其操作方法是：将一叠图片正面向下扣置于桌子上，治疗师与患者交替摸取，但不让对方看见图片的内容，然后利用各种表达方式（如呼名、叙述、姿势语、书写等）将信息传递给对方。接受者通过重复确认、猜测、反复质问等方式进行适当反馈。采用 PACE 训练法时，如果患者不乐意，甚至反感、抗拒或经过训练患者的语言能力已经超过应用此方法训练的水平，应及时停止。

2. 功能性交际治疗（functional communication therapy，FCT） 功能性交际治疗的目的是使患者重新建立沟通的能力，它侧重于如何进行有效的沟通。在进行功能沟通治疗时充分利用各种沟通形式和任何未受损的能力（如书写、姿势语、口语）来加强沟通效果。该疗法应用日常活动有关的信息，提高患者的表达能力，以满足生理和心理的需要。FCT 重于日常的交往活动和信息交流，它不同于传统的侧重语言学刺激——反应活动，它是传统语言治疗的补充形式。重点放在恢复重要的日常交流技能，而语言只是一方面。其方法如下：①消除不恰当交流行为。②与患者建立交往伙伴关系，其目的是增加患者的语言输出。③交往技能的转移，其目的是将患者由病房、家庭逐渐转移到室外或社会环境中去。④训练有关人员，对患者的家庭成员介绍治疗原则和方法，促进患者与家人之间的交流，以提高疗效。

3. 小组训练 小组治疗起源于第二次世界大战后，当时大量的颅脑损伤致言语障碍的患者从战场返回，由于缺少职业人员，因而建立了小组训练。小组训练是指将言语障碍的患者，根据其不同的情况编成小组，开展多项语言训练的活动形式。

小组治疗的目的：①语言治疗，对某些患者采取治疗师指导、控制，治疗内容确定的活动。这种活动只用于直接治疗。其他患者则在小组成员之间相互交流。②过渡，为患者接触实际生活问题做准备。③维持，直接一对一治疗结束后，一周一次或一月一次的小组治疗可维持正恢复的语言功能水平。④支持，有患者和家庭成员共同参加的讨论,使家庭成员更清楚地了解患者的主要障碍并获得心理和治疗的支持。

小组治疗有一种独特的、一对一治疗所不能获得的作用:①语言应用时患者之间的相互影响。②提供社会语言环境。③患者之间可互相获得情感支持和鼓励。④患者可尝试语言交流并可取长补短。

因小组训练是患者逐渐接近日常交流的真实情景,通过相互接触,减少孤单感,学会将个人训练的成果在实际中有效的应用。所以,到目前为止,小组训练仍然是一种得到广泛认可的、很好的训练方式。

(三)针灸治疗

1.针灸治疗的机制 头针具有疏通经络、调节阴阳的作用,可使失语者脑循环功能障碍得以改善,促进脑功能的代偿作用,重建语言活动的神经环路。舌穴治疗失语症的机制尚不明确,有学者认为:直接针刺舌体穴,通过局部刺激反射性地促使大脑皮层的功能代偿形成,从而改善语言功能。间接针刺舌体,经舌咽、迷走、舌下神经反射性传入延髓相应神经核。并进一步投射到大脑皮层,起到调整神经并使大脑皮层功能重组的作用,从而促进语言功能的恢复。

2.腧穴选择

(1)舌穴 包括直接针刺舌体、舌底部穴位、间接针刺舌体三种方法,要求施强刺激手法使针感到达舌根部或咽喉部,最好出现舌体抽动。

(2)头穴 头针治疗各种中风失语症,一般均根据大脑语言功能定位的相应投影区来取穴。

(3)体穴 选用传统体穴治疗中风失语,可采用哑门穴或用针刺颈交感神经法治疗中风失语症,进针点相当于人迎穴,也有学者取内关、人中、三阴交,亦可采用上星、百合、风池、印堂、通里、天柱等穴。

(4)综合取穴 体穴取廉泉、增音、哑门;头穴取言语功能区,均取左侧为主;舌穴取舌下,舌下腺小管开口处,或金津、玉液,舌面脏腑分布的心区、肾区。

(四)计算机辅助治疗

国内的计算机语言评估与训练系统在失语症的评定中已做了简单介绍。随着计算机技术的发展与应用,国内失语症计算机训练软件亦越来越趋于成熟。临床常用的失语症计算机训练软件是我国根据汉语和计算机应用的特点自主研发。目前绝大部分临床应用的训练软件均能提供多通道引导式训练、全程语音支持、多语平台支持、单双屏自动支持、训练作业精确控制、训练提示梯次控制、全程可视反馈、训练再现、训练库扩展、医患互动交流等功能。临床实际操作中均可满足听理解、言语表达、阅读及阅读理解、文字表达训练、音乐训练、构音训练、计算机辅助视觉交流等训练内容的需要。均能提供训练结果、文字、语音、图像、视频录像等多种形式的全程训练反馈记录,再现训练现场数据,为科研工作保留一线数据。

失语症计算机训练软件是一种功能完善、操作简便、扩展灵活的失语症训练工具。实际应用中可以根据患者的需要对治疗作业进行控制,依患者的反应通过软件程序改变训练作业的难度,使训练作业更适合不同的患者。还可以利用语言交流辅助系统软件帮助患者进行语言交流。且能通过联网完成远程治疗服务。和传统的治疗方法相比,计算机治疗能将图像、声音、动画有机结合起来,具有图、文、声并茂,形式多样,内容丰富多彩,信息量大的特点。使患者从枯燥、单调的语言训练中解脱出来,最大限度地激发患者语言的潜能,引起患者训练的兴趣。还能精准、及时地处理患者训练中的大量信息。这些都极大地方便了失语症的治疗,提高了失语症的治疗效果。减少了临床语言治疗师的工作强度,有效提高了治疗师的工作效率。

(五)非侵入性经颅刺激技术

目前,无创性的经颅刺激技术由于其在脑部功能研究及治疗方面的有效性、易操作、价格低廉等优势正在受到广泛的关注和深入的研究。经颅磁刺激与经颅直流电刺激就是其中较为典型的两种方法。

1. 经颅磁刺激(transcranial magnetic stimulation,TMS) TMS 是一种利用磁场作用于中枢神经系统(主要是大脑),改变皮层神经细胞的膜电位,使之产生感应电流,影响脑内代谢和神经电活动,从而引起一系列生理生化反应的磁刺激技术。

(1)TMS 刺激装置 刺激装置包括电容器和感应器两个主要部分。电容器储存大量的电荷,在极短时间内放电,使感应器的感应线圈产生磁场,并在脑内产生反向感生电流。皮层内的电流可以激活锥体神经元,引起轴突内的微观变化,并进一步引起电生理和功能的变化。其最终既可引起短暂脑功能的兴奋或抑制,也可以产生长时程的皮层可塑性改变。

(2)TMS 的刺激线圈 有多种刺激线圈,现临床上 TMS 的刺激线圈主要有圆形线圈和"8"字线圈两种。大的圆形线圈穿透性较强,但产生的效应不够局限,常用于周围神经刺激。而小型的"8"字线圈空间局限性较好,定位较精确,大脑的 TMS 研究更倾向于用"8"字线圈。

(3)TMS 刺激模式 有 3 种主要刺激模式:单脉冲 TMS(sTMS)、双脉冲 TMS(pTMS,或 double-coilTMS)以及重复性 TMS(rTMS)。

(4)TMS 作用机制 TMS 的 3 种刺激模式分别与不同的生理基础及脑内机制相关。①sTMS 由手动控制无节律脉冲输出,也可以激发多个刺激,但是刺激间隔较长。其产生的弱电流场可以引起皮层的去极化,多用于常规电生理检查。②pTMS 以极短的间隔在同一个刺激部位连续给予两个不同强度的刺激,或者在两个不同的部位应用两个刺激仪,pTMS 中第 1 个刺激引起神经元的活化后,可以降低神经元对下一个刺激的反应阈,多用于研究神经的易化和抑制作用。③rTMS 分为高频和低频两种,则需要设备在同一个刺激部位给出慢节律低频或快节律高频 rTMS。不同刺激参数(模式、频率、强度、间隔、持续时间、刺激位点、刺激方向等)的 rTMS 产生不同的神经生理效应,低频刺激模式引起皮层的抑制,高频刺激模式则引起兴奋。在临床中主要通过捕捉和利用这种生物效应来达到诊断和治疗的目的。

(5)TMS 在失语症治疗中的应用情况 失语症的整个恢复是一个动态过程,是以神经可塑性为基础。有研究表明,失语症患者在执行语言任务时,大脑右半球与左侧语言功能相对应的区域(镜像区)显示异常的兴奋性增高,这种情况的产生主要是因为左侧大脑半球损伤后,导致对右侧大脑半球的抑制减退,这种代偿的方式是不利于左侧大脑半球语言损伤区的恢复重建,且不利于其周围损伤组织的功能重组。目前越来越多的研究表明高频 rTMS 作用于失语症患者左侧大脑半球的语言功能区,使其皮质的兴奋性增加,低频 rTMS 作用于失语症患者右侧大脑半球与左侧语言功能区相对应的区域,使其皮质的兴奋性降低,就是通过低频抑制、高频易化来改变脑皮质神经元的电活动,以此来调节双侧大脑半球皮质的兴奋性,使大脑皮质发生可塑性改变,从而促进语言功能的恢复。

虽然有众多研究显示 rTMS 在失语症诊断、治疗等方面的应用价值,但学者们的研究中存在各种各样的局限性(如样本小、内容单一等)。目前为止,rTMS 在治疗失语症时介入的时机、个性化的刺激参数(模式、强度、平率、间隔、持续时间、刺激位置、刺激方向、分型治疗等)等均无定论。因此,rTMS 在治疗失语症中存在的诸多问题还需要广大学者们进一步深入的研究。

(6)注意事项 ①操作者在使用设备前要仔细阅读说明书,要接受专业培训,严禁未经培训的非专业人员操作设备。②出现紧急情况应按动设备表面急停按钮,然后从患者头部撤离磁场刺激线圈。③操作人员必须告诉患者可能出现的反应,介绍注意事项,消除患者的紧张情绪。④高频强刺激不可用于癫痫发作期的患者,脑出血急性期患者,体内植入起搏器、刺激器的患者。因其有引发惊厥的风险,对于有癫痫病史、家族史的患者亦禁止使用。过高的高频刺激只用于外周神经的刺激,对大脑的刺激不宜超过 20 Hz,并要限制刺激时间,延长间歇时间。⑤因目前试验数据不足,不用于孕妇、婴幼儿和不能表达自己感觉的人。⑥血压高、血压不稳者、严重头痛、头部损伤、其他神经损伤的患者慎重使用。⑦用于 TMS 的治疗床和椅要求坚固舒适,床椅的头部支撑不能为铁磁性物质。⑧周围不容许有易燃易爆物品,不能在氧混合麻醉气体、一氧化氮气体的环境中使用。⑨要求敏感物距离线圈大于 40 cm。不要把信用卡、银行卡、磁卡钥匙、磁盘、微硬盘、手机、MP3、MP4、笔记本电脑等物带入磁场刺激的室内。接受治疗的人员不要携带金属眼镜、耳环、项链、助听器等物品。⑩超强刺激,高频刺激和长时间过度刺激,可能会影响听力,应避免靠近耳部刺激,治疗中应佩戴耳塞保护听力。刺激部位的神经和肌肉也同时受到刺激,长时间的刺激会引起刺激部位疼痛,通常一个患者的治疗时间应小于 20 min。操作者应经常询问患者的感觉和反应,随时调整刺激参数。如患者出现头痛、呕吐等不适反应,应停止治疗。

2. 经颅直流电刺激(transcranial direct current stimulation,tDCS) tDCS 是一种非侵入性的,利用恒定、低强度直流电(1~2 mA)调节大脑皮层神经元活动的技术。

(1)tDCS 刺激装置 tDCS 有两个不同的电极及其供电电池设备,外加一个控制软件设置刺激类型的输出。

(2)tDCS 刺激模式 刺激方式包括 3 种,即阳极刺激、阴极刺激和伪刺激。阳极刺激通常能增强刺激部位神经元的兴奋性,阴极刺激则降低刺激部位神经元的兴奋性。伪刺激多是作为一种对照刺激。

(3)tDCS 作用机制 tDCS 的作用机制目前还没有完全阐明。现普遍认为 tDCS 是以微弱极化直流电作用于大脑皮质的。tDCS 不是通过阈上刺激引起神经元放电,而是通过调节神经网络的活性而发挥作用。①具有即刻作用:膜的极化是 tDCS 刺激后即刻作用的主要机制。在神经元水平,tDCS 对皮质兴奋性调节的基本机制是依据刺激的极性不同引起静息膜电位超极化或者去极化的改变。阳极刺激通常使皮层的兴奋性提高,阴极刺激则降低皮层的兴奋性。②具有刺激后效应:tDCS 如果刺激时间持续足够长,刺激结束后皮质兴奋性的改变可持续一定时间。这是因为 tDCS 除了改变膜电位的极性外,还调节了突触的微环境,从而起到调节突触可塑性的作用。tDCS 的后效应机制类似于突触的长时程易化,后效应作用主要是由于皮层内突触的活动。③具有调节远隔皮层及皮层下区域的兴奋性:tDCS 阳极刺激前运动皮层区可影响有连接的远隔皮层及皮层下区域的兴奋性变化。

（4）DCS 在失语症治疗中的应用情况　由于 tDCS 设备操作简便、无创性、不良反应小且可以与语言任务同时进行,因此 tDCS 技术渐渐在神经康复领域中也得到了广泛应用。研究发现,tDCS 对于脑损伤后肢体运动障碍、认知障碍、失语症以及老年痴呆、帕金森病及脊髓神经网络兴奋性的改变都有不同的治疗作用。tDCS 在治疗失语症方面的研究结果目前倾向于:tDCS 可以改善失语症患者口语表达的能力,也可提高听理解能力。但 tDCS 和 rTMS 一样在治疗失语症时亦存在介入的时机、个性化（病灶部位、面积大小、发病时间、分型治疗、对症治疗等）的刺激方式（强度、频率、间隔、持续时间、刺激位置等）,还有语言区大面积损伤的失语症患者,对侧镜像区出现代偿是否有利于语言功能的恢复等问题亦无定论,因此,tDCS 在治疗失语症中存在的诸多问题亦需要广大学者们进一步深入的研究。

（5）注意事项　①应认真选择电极的放置位置。因为电极的放置位置决定刺激的有效性。②应选择适宜的刺激电极。常用的刺激电极面积为 20～35 mm,其目的是为了尽量使刺激局限化、聚焦于需要治疗的部位。③保证刺激的安全有效性。虽然 tDCS 的刺激参数标准还没有完全确定,但一般认为刺激持续时间跨度 8～30 min,电流 1.0～2.0 mA 的直流电是安全有效的。④tDCS 治疗时电流强度应缓升缓降,避免造成患者不适。⑤治疗过程中,如患者出现任何不适症状,均应暂停治疗并给予及时处理。

（六）高压氧治疗

大脑代谢依赖于血液循环持续的供应,而且血中氧分压的高低及血供是否充足,也可直接影响脑细胞代谢及其功能。因此,优势半球脑损伤后语言功能区的脑组织缺血缺氧也同样影响患者的语言功能。失语症就是优势半球脑损伤所致的常见语言功能障碍之一。失语症不仅与病灶部位有关,而且失语症与脑皮质语言区脑血流灌注量降低也有密切关系。目前,已有大量的研究表明高压氧治疗对失语症的康复有促进作用。其机制可能是高压氧能迅速提高氧分压,增加脑组织的氧含量和储氧量,恢复脑组织的有氧代谢,使血氧弥散半径增加,促进毛细血管再生和加快侧支循环的形成,增加脑皮质语言区脑血流灌注量,有效纠正脑组织的缺氧状态,从而改变了脑组织缺血缺氧导致的脑损伤和功能障碍。另外,高压氧对正常脑血管的收缩作用和对缺血组织血管的扩张作用,可降低颅内压,促进脑水肿的消散,从而保护了病灶周围缺血半影区内的神经细胞,减少了脑组织的坏死灶。此外,高压氧还能活化无效的神经元,有利于语言中枢结构的重建,而且高压氧通过对缺氧的纠正,直接或反射地影响损伤区域脑组织的功能细胞,调整言语中枢内脑细胞的兴奋抑制过程,使受损部位的言语形成过程逐渐恢复,从而促进了失语症的康复治疗。

三、失语症的对症治疗

失语症的对症治疗是失语症康复中的主要方法。

（一）听理解训练

失语症患者都会存在不同程度的听理解障碍,在其他治疗项目进行前,首先应进行听理解训练。听理解训练是以言语刺激促进法为核心。

1.语音辨识　对有语音辨识障碍的患者,让患者从事先录好的声音(每组一个或多个词语音,余为社会自然音:狗叫、鼓掌声、哭声、汽车鸣笛声、雷声等)中分辨出词语音。

2.词的听理解

(1)听词指图　以词与图的匹配形式,治疗师将若干张图片摆放在桌面上,说出一单词的名称,令患者指出所听到单词的图片。

在听词指图训练时应根据患者的评定结果,选择适当的刺激条件,如重度听理解障碍者先从常用词、高频词开始,摆放图的数量也从1/2选择逐渐增加。其提示方式以文字、绘画、手势等非言语提示为主,轻度者以单一提示为主,重度者需用多种提示。提示可采用视觉逻辑法(如给患者端上水,并将药放到患者的手上,对患者说"吃药",患者虽不能理解"吃药"二字之意,但从逻辑上会理解你是让他或她吃药)、情景展示法(如一家人进餐时,将患者的"筷子"放到患者能看到而拿不到的地方,其他人开始进食,视觉刺激下,患者通常会主动索要筷子,当患者手指筷子时,用重音且多次询问:"筷子?""筷子?"不要问"你要筷子吗?"以免增加难度。待患者点头后给之,在此情景下,患者已理解语音"筷子"所对应的实物"筷子"了)、手势方法(如让患者理解"喝水"时,用手做"喝水"的动作)等进行。

(2)听语记忆广度扩展　又称系列指点训练,治疗师将若干张图片摆放在桌面上,每次说出2张或2张以上卡片的内容,让患者按先后顺序指出所听到的单词的图片,或用情景画、扑克牌等进行。如听词"苹果、飞机","红桃1、梅花5"等。

(3)单词与文字匹配训练　针对文字理解能力保留的患者,应用阻断去除法,可用文字作为"前刺激"增强训练效果和提示,如复述词、单独读词、按顺序把词排列在句子中。

3.句篇听理解　以语句或短文叙述情景画的内容,令患者指出对应画面或让患者听一段故事后,再回答相关问题,或做"是"或"非"反应,如:下雨了吗? 鱼能吃吗?。

4.执行口头指令　说出一个动作指令,令患者完成动作,并逐渐增加指令的难度,从一步指令(如"闭上眼睛")循序渐进到多步指令(如"闭上眼睛,张开嘴,然后伸出一个指头")。

(二)口语表达训练

1.语音训练　在语音辨识训练基础上,运用非自主性言语的自主控制法及功能重组法。如患者会唱"a—a—a"的音,可以扩展教其说"阿姨""阿婆""阿叔"等。

2.自动语训练　利用序列语(如1,2,3……)数数,逐日增加3~5个数字,由1~21,每日必须掌握规定的数字,不宜过快过多增加。可用唱熟悉的歌曲等来引导出言语。

3.复述训练　根据患者复述障碍的程度选择复述的方法。直接复述(单音节、单词、词组、短句、长句、绕口令等);看图或实物复述;重复复述;延迟复述等。先教复述最易发出的音如元音"a、o、e",然后辅音,由双唇音开始如"b、p、m",能发这些音后,将已学会的辅音和元音结合,如"ba、pa、ma、fa"熟练掌握后,采取元音+辅音+元音的形式继续训练,最后过渡到训练单词和句子。

4.命名训练　用图片或实物让患者呼名。如有困难,可给予词头音、姿势语、选词、写字、复述等提示。亦可利用关联词(成语、谚语、诗词等)引导。如让患者命名"太阳",直接呼名不能时,可用"东方红,太阳升"这句歌词诱导说出。另外在命名训练中,还可用迂回言语(如让患者命名"笔",直接呼名不能时,治疗者可用"这是会写字的……"来诱导患者说出"笔")、描述来诱导患者说出目的音。也可运用阻断去除法,再建命名回忆。

5. 叙述训练　根据失语症严重程度,可行情景画叙述、提问叙述等叙述训练。叙述训练时,如患者出现错语、呼名错误、语法错误等,不要中断患者给予纠正,应在叙述完成后给予纠正。当患者出现叙述困难而中断时,可给予提示,让其继续。

6. 失语法训练　训练失语症患者在口语或者书面语表达过程中的语法缺失,主要是利用促进语法结构建立的技术,如利用刺激法、阻断去除法等,也可以利用再学习的方法,就像我们初学汉语时一样,先教主、谓、宾结构,再教形容词、介词、副词、连词等在句子中的用法。先易后难,循序渐进。

(1)利用刺激法　下面是一个应用刺激法训练语法缺失者完成主、谓、宾结构的举例。治疗人员出示画有"男孩吃苹果"的图片问患者:"这张图片上画的是什么?"患者答:"小男孩。"治疗人员边做"吃"的动作边问:"小男孩干什么?"患者答:"小男孩吃。"治疗人员手指苹果问:"小男孩吃什么?"患者答:"小男孩吃苹果。"治疗人员正强化:"这张图片上画的是什么?"患者重复:"小男孩吃苹果。"

(2)利用阻断去除法　下面是一个应用阻断去除法训练语法缺失者的范例。治疗人员出示画有"小女孩。"的图片问患者:"这张图片上画的是什么?"患者答:"小女孩"将图片摆在患者面前;又出示画有"洗"的图片问患者:"这张图片上画的是什么?"患者答:"洗。"将图片又摆在患者面前;再次出示画有"苹果"的图片问患者:"这张图片上画的是什么?"患者答:"苹果。"将图片再摆在患者面前,然后治疗人员手指患者面前的三张图片并要求患者依次说出内容,反复训练,当患者熟练说出"小女孩,洗,苹果"时,更换其中宾语成分("苹果"换"葡萄")的图片,组句说"小女孩,洗,葡萄",也可更换谓语("洗"换"吃")成分,组句成"小女孩,吃,葡萄",更换主语成分("小女孩"换"小男孩"),组句成"小男孩,吃,葡萄"。如此,反复强化。当患者能完成简单的主谓宾结构后,可适当增加其他句子成分。

7. 日常生活能力交流训练　此训练应根据患者语言功能的实际情况进行。可用一些日常生活方面的问题或患者熟悉的、身边的事件或人物进行提问,如问:"你早上吃饭了吗?""早上吃了什么?""你有几个孩子?""你的孩子是男孩吗?"指陪护问"他叫什么名字?"训练时给予适宜的提示。

重症失语症患者因口语及书面语的障碍,严重影响了语言交流活动,使其不得不将姿势语、画图、交流板或交流手册、电脑交流装置等非言语方式作为最主要的代偿式交流手段,因此对重症失语症患者进行交流能力训练时,为了达到有效的交流水平,需要对患者进行使用代偿工具的训练,使其能正确、灵活地运用这些方法。

(1)姿势语言(如手势、点头、摇头等)训练　因姿势语较其他代偿工具在使用方面不受时间、地点、内容等方面的限制,所以利用姿势语交流的代偿方式是所有重症失语症患者的首选。姿势语言的训练可利用听理解、阅读理解等残存的语言能力来诱导。

1)口语及文字表达严重障碍,听理解部分保留者姿势语言的训练:治疗师边说名称边做动作→治疗师说名称并与患者同时做动作→患者模仿动作→听动作名称后患

笔记栏

者单独做动作→自行用动作回答相应问题→自行用动作表达自己的需求。

下面是训练一位口语及文字表达严重障碍的重症失语症患者使用手势语"喝水"来交流的范例。

将一杯水或一张画有茶杯的图片,放在患者面前,治疗者一手指水杯说"喝水",另一手做"喝水"的动作(多做几次),当患者尝试跟着做时,立即给予正强化,治疗者口说"喝水"的同时,一边做"喝水"动作,一边端起茶杯让患者喝水,反复训练后,撤出实物(放到患者看不到的地方)或图片,治疗者仍和患者一起做"喝水"的动作,训练中,治疗者逐渐退出,让患者自行做"喝水"的动作,患者每单独完成一次就拿出水杯让其喝水一次,反复强化,直至患者能将"喝水"的动作演变成交流信号为止(当患者想喝水时,能主动用"喝水"动作来表示)。

此项实训中,虽然患者有可能并未接受语言刺激,但通过视觉器官的输入信号亦能让患者理解手势语,从而达到交流的目的。

2)口语及文字表达严重障碍,阅读理解部分保留者,虽然可用文字交流板交流,但因姿势语较文字交流板在使用方面不受时间、地点、内容等方面的限制,所以姿势语的代偿方式仍是此类患者的首选。

利用文字指令训练姿势语言的方法:医患同时阅读文字指令→医者做动作→医患同时看文字指令做动作→患者单独看文字指令做动作→患者自行用动作表达自己的需求。

(2)交流板的应用　交流板适用于重度表达障碍的患者。设计交流板时,语言治疗师应根据患者的具体情况和未来交流的实际需要,选择设计替代言语交流的一些方法。目前国内常用且简单易行的有图画板(举例见图3-4)、词板(举例见图3-5)、句子板(举例见图3-6)、复合板(举例见图3-7)等。图画板上画有多幅日常生活活动的画面,对于文化水平较低和失去阅读能力的患者会有帮助。词板和句子板上有常用词和句子,有些句子板还可以在适当的位置上留有空间,为患者书写一些信息。词板、句子板适用于有一定文化水平且阅读理解较好者。无论是图画板、词板、句子板,首先交流板应满足患者最基本的生理需求(如饮食、饮水、睡觉、大小便等),其次才扩展到活动(如外出晒太阳)、爱好(如吸烟)及常用信息(地址、电话号码等)、亲友照片等,如阅读理解能力相对较好时,可以在交流板上补充一些文字。制作完成后训练患者建立运用交流板的意识以及交流中运用交流板的技巧。

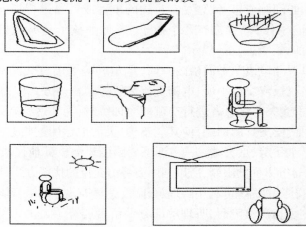

图3-4　简单的图画交流板

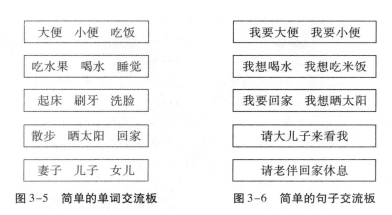

图 3-5　简单的单词交流板　　　　图 3-6　简单的句子交流板

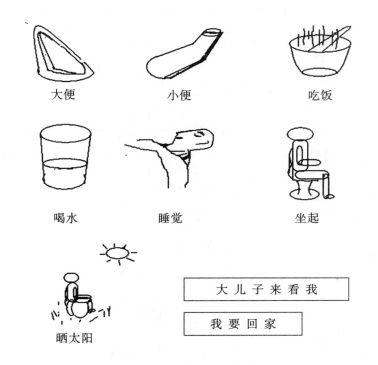

图 3-7　简单的复合交流板

（三）阅读理解和朗读训练

1. 阅读理解治疗　阅读理解是通过视觉器官接受文字符号的信息,再经过大脑将接受的文字符号加工成我们约定俗成的文字符号的过程。阅读理解障碍的轻重程度是由大脑损伤的程度决定的,因此,失语症患者阅读理解障碍的轻重表现各不相同,在进行阅读理解训练前,必须通过认真的评估来获得患者阅读理解的功能水平(视觉匹配水平、单词水平、词组水平、语句及篇章水平),然后根据评估结果选择合适的训练材料。训练时应当遵循由易到难,循序渐进的原则。训练中可采用读音、非言语等提示方法。

（1）词的辨识和理解　视患者残存的词辨识和理解能力,选择适当的视觉匹配作业和阅读理解匹配作业来进行训练,加强患者辨识和理解词的能力。

1)视觉匹配作业 字字、词词匹配,让患者从一系列字形相同的字或词中选出与所拿字或词卡相同的字或词。此种作业不需要理解词义,只需要有辨认相同、相似图案的能力。一般要求字或词与字或词匹配达到100%正确率,才能进行其他匹配作业。重症患者应从1/2选择开始训练,逐渐增加难度。

2)词理解作业 让患者进行词与图匹配、图与词匹配、贴标签作业、词汇分类作业、词义联系作业(同义词、反义词、语义相关词)等。以增强患者对词与物的联系,加强患者对文字词义的辨别和理解能力。词理解作业举例如下:

①分类作业示例:选出水果类的词汇。

香蕉、火车、猴子、太阳、黄瓜、葡萄、老虎、萝卜、苹果、大象、飞机

②词义联系作业示例:将语义有联系的词连线。

患者　　　　　　　　　　果盘

电脑　　　　　　　　　　餐椅

学生　　　　　　　　　　医院

餐桌　　　　　　　　　　键盘

水果老师

(2)句子的辨识和理解 句子的辨识和理解可用词与短语匹配、执行文字指令、找错、问句的理解、双重否定句的理解、给句子加标点符号、组句等课题来进行训练。

1)词与短语匹配作业举例:选择适当的词填空。

①患者来医院找_____。　②水壶是用来装_____。

③教学生的人是_____。　④饿了应该吃_____。

老师　　食物　　水　　医生

2)执行文字指令作业举例:请完成文字命令。

①先张开嘴,然后闭上眼睛。　　　　②站起来。

3)找错作业举例:改错。

①鱼走了。　　　　　　　　②苹果吃人。

4)问句的理解:看字回答问题。

①你爱吃苹果吗?　　　　　②你是老师吗?

5)双重否定句的理解作业举例:按语句的意思选句填空。

①我不是不想去医院。意思是_____。

我想去医院　　　　　　　　　　我不想去医院

②我不能不吃饭。意思是_____。

我吃饭　　　　　　　　　　　　我不吃饭

6)组句举例:将下列词组成句子。

①吃饭　　小明　　明天　　回家　　将

②和　　他　　苹果　　吃　　女儿　　一起

(3)语段、篇章的理解 运用概括阅读段意、语句组段等进行语段阅读训练。当患者对单一语段的理解达到80%的水平时,就可将阅读材料增至两三个语段,再逐步增至篇章的理解。训练方法可运用让患者逐段分析、总结阅读材料等。

2.朗读障碍的治疗 朗读障碍常与口语表达障碍并存,一些患者朗读障碍较口语

表达障碍更明显,其治疗的目的不仅为了改善朗读能力,亦可作为改善口语表达的辅助方法。朗读障碍的治疗应在阅读理解的基础上进行,充分利用图画及汉字构字特点,依据失读不同类型及症状,抓住形、音、义的关系,灵活处理。每次训练时,均让患者阅读训练内容后再行朗读训练。朗读训练时,治疗师要灵活运用教读、陪读、延迟读、自行读等方法。亦可应用计算机辅助治疗。

(四)书写障碍的治疗

书写是一个复杂的过程。它不仅涉及语言的本身,而且还有视觉、听觉、运动觉、视空间功能等联合运作完成的,因此,进行书写障碍训练方案的制订时,要兼顾每一种影响书写能力的因素。

书写训练的课题可设计为三个阶段:第一阶段是临摹与抄写阶段,第二阶段是提示书写阶段,第三阶段是自发书写阶段。依患者评定结果,选择适宜的阶段课题进行训练。

1. 临摹与抄写阶段　适合于重度书写障碍、非利手书写、视空间性失写、中或重度智力障碍、失用症者。此阶段通过临摹与抄写(看图抄写、分类抄写、选择抄写)的练习促进了视觉文字到复制式书写表达,加强了书写中各器官的联合动作并提高了患者对文字的理解能力。

①分类抄写作业举例:将下列词归类。

香蕉、火车、西瓜、苹果、葡萄、电动车、橘子、飞机、梨、自行车

水果:苹果_____　　　　　交通工具:火车_____

②选择抄写作业举例:选择适当的词填空。

给患者看病的人是_____。

农民　　医生　　教师　　警察

2. 提示书写阶段　适合轻、中度书写障碍者、中度智力障碍。此阶段训练患者按提示要求组织文字,促进患者逐渐向自发性书写过渡。患者书写中可给予笔画或文字卡片等提示。

提示书写举例:按要求填空。

姓名_____　　　性别_____　　　年龄_____

3. 自发书写阶段　适合轻度书写障碍者、轻度智力障碍者。此阶段运用便条书写、信件书写、作文等作业来训练患者书写出完整的句子及章节。促进患者的自发性书写,力求使者基本能用书写表达。

①便条书写作业举例:在没有任何提示的情况下,将未完成的语句书写完整。

我买了_____。

②作文:作文作业应从贴近日常生活的题材开始,由易到难,逐渐外延。

我的一天

(五)计算障碍的治疗

根据失语症计算能力损伤的程度选择适合的训练内容。重度者从数的概念及认识简单数字(1,2,3……)开始,逐渐过渡到一位数的加减法训练,可选用数手指、数木丁、数图画、数字填空、列算式、数字游戏等方式进行训练。中度失算者可增加加减法的位数及进行乘除计算。对于轻度计算能力损伤者可灵活采用钱的计算、应用题等方

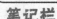

式进行训练。

四、失语症的分类治疗

(一)汉语失语症分类法的分类治疗

由于失语症的类型不同,所选择的治疗方法也存在差别,需要根据不同类型失语症来选择重点的治疗课题(表3-12),然后选用不同的言语治疗技术(刺激促通法、功能重组法等),针对患者的主观需要与客观的可能性(长期目标),有的放矢地来实施治疗课题。

不可理解为所有失语症患者的治疗课题、治疗技术及治疗方式是千篇一律的。如命名性失语的重点治疗课题是口语及文字命名。

下面是用刺激促通法刺激一位患者完成"苹果"口语命名的示例:

治疗者问:"这是什么?"(出示苹果图画)

患者:"这是圆圆的、红红的、树上结的、能吃的东西。"

治疗者:"李子。"(出示李子图画)

患者指李子图画:"这个小。"又指苹果图画:"这个大。"

治疗者拿出仿真苹果模具并做吃苹果的动作后问:"这是什么?"

患者模仿后摇头:"不知道。"

治疗者:"这是苹……"

患者:"苹果。"

(二)二分法的分类治疗

1.非流畅性失语的治疗　非流畅性失语者常表现为口语量少、构音费力、语调障碍、无语法结构并常伴有言语失用,严重的非流畅性失语者甚至表现为哑,其治疗以口语表达训练为主,包括如下内容:

(1)言语表达训练先教患者最易发出的音,如张口元音"a",双唇音"b、p、m"。再教患者把一个一个的音素、音节(字)组合成词,最后结合成句。也可以利用患者随机产生的声音协助发出更多的音,如患者随机发出了"啊……啊",便可利用让看熟悉阿姨的照片和用夸张并减慢发音速度的口型引导发出"阿姨"这个词。

(2)自主言语的训练:让患者用系列语(1,2,3……)、自己姓名等诱导出自主言语。

(3)命名训练开始时先行高频词(如苹果、碗、筷子)的命名训练,逐渐过渡到低频词(耳垂等)、动词(起来、跑、睡觉)、反应性命名(学校最常见到的人)等。

(4)看图说话:给患者出示简单的图,请患者说出图片的内容。这种方法适合于较轻的表达性失语者。

(5)描述训练:给患者出示有情景的图画,让患者描述出图画的内容。这种方法适合较轻表达性失语者。

(6)朗读训练。

(7)交流效果促进法训练。

2.流畅性失语的治疗　流畅性失语者一般保留了流利的说话能力。但口语中混有大量的错语及新造词,且口语缺失内容及语法,无法有效地传递信息。除此言语症

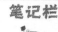

状外,一些流畅性失语者以严重的听理解障碍为其主要临床表现,一些患者又以命名或复述障碍为其主要症状。因此,治疗流畅性失语一定要依据其综合的评定结果及患者的文化水平、社会背景、生活情趣及其主观需要来制订个性化的康复治疗方案。治疗途径的实施可参考下面的方法:

(1)流畅口语的制约 即在患者进行口语表达时对其语言行为的本身进行限制和约束。具体方法是对患者进行口语表达(如会话、命名)训练时,语言治疗师给出刺激后,在患者未进行反应前,即对患者给予系统的一步步提示,诱导患者做出适宜的情景反应,以达到抑制患者自动反应时而产生的大量无意义语言,达到抑错扬正的效果。

(2)对症治疗 针对患者最缺失的言语能力来进行训练。如患者的听理解严重障碍,训练时应从语音辨识、语义听理解、听记忆跨度来进行循序渐进的"听"训练。

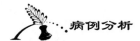

病例分析

患者:××× 性别:男 年龄:65岁 职业:农民 利手:右利手
文化程度:文盲 民族:汉族 临床诊断:脑栓塞

患者于2017年1月2日午饭后在安静状态下突然言语不利,右侧肢体活动不灵。急送当地医院就诊,行CT检查示:左侧额叶、颞叶、顶叶急性大面积脑栓塞。经治疗肢体活动基本恢复,但语言功能仍无改善。为了进一步治疗,于2017年3月18日来郑州大学第一附属医院康复科就诊,门诊以"言语不利2月余"为主诉收住康复科。入院行听力检查为正常阈值。既往有冠心病病史10余年,有阵发性房颤。

经汉语标准失语症检查:患者口语表现为非流畅性,几乎无自发性言语,偶尔能说出简单的系列语,如:检查者说"1、2",患者接说"3、4"。听理解名词、动词正答率均为10%,句子及口头指令正答率均为0。复述、命名、列名、描述、阅读、出声读、阅读理解、书写、计算正答率均为0。

口颜面及言语失用检查:未查(患者听理解及口语表达能力差,不能配合检查)。

语言障碍诊断 完全性失语。

BDAE失语症严重程度分级0级

诊断依据 ①患者损伤部位为额叶、颞叶、顶叶(CT显示)。②临床所表现的言语症状与完全性失语的特征基本相符。

长期目标 利用姿势语及图画交流板进行日常交流。理由:①患者为大面积脑损伤(额叶、颞叶、顶叶)所致重度完全性失语。②有冠心病及房颤病史。③病程已2月余。④年龄较大(65岁)。⑤文化程度低(文盲)。⑥患者及家属的康复意愿较高且能积极自主训练。

短期目标 1个月内提高患者高频名词、高频动词的听理解及姿势语的表达能力。

康复治疗计划 ①改善听理解能力。②促进口语表达能力。③代偿交流工具的使用。

康复治疗具体措施　①听理解训练：高频名词、高频动词的听理解训练。②代偿交流工具的使用：引导使用姿势语。教患者正确使用图画交流板。

（程金叶）

构音障碍

第一节 构音障碍的概述

(一)定义

构音障碍是指由于构音器官先天性和后天性的结构异常,神经、肌肉功能障碍所致的发音障碍及不存在任何结构、神经、肌肉、听力障碍所致的言语障碍。通常导致的发声、发音、共鸣、韵律异常,不包括由于失语症、儿童语言发育迟缓、听力障碍所致的发音异常。

(二)病因

中风、脑外伤、脑瘫、多发性肌病、唇腭裂、舌系带的短缩、舌头切除、儿童复杂的语言环境等导致的构音不清。

(三)言语症状

言语症状主要表现为发声困难、发音不准、咬字不清、声响、音调及速率、节律等异常和鼻音过重等言语听觉特征的改变。

(四)分类

1. 运动性构音障碍　运动性构音障碍是指由于神经病变、与构音有关肌肉的麻痹、收缩力减弱或运动不协调所致的言语障碍。常见于中风、脑外伤、脑瘫、多发性肌病等。

2. 器质性构音障碍　器质性构音障碍是指由于先天原因和后天原因的结构异常所致的构音障碍。临床上最常见的是由于唇腭裂所致的构音障碍,其次为舌系带的短缩、舌头切除等。

3. 功能性构音障碍　功能性构音障碍是指发音错误表现为固定状态,但找不到明显原因的构音障碍,临床多见于儿童,特别是学龄前的儿童。

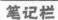

第二节　构音障碍评定

目前国内最常用的构音障碍评定法是中国康复研究中心构音障碍检查法和汉语版 Frenchay 构音障碍评定法。

此外,语音清晰度测试也是运动性构音障碍的常用评估方法。有些先进单位还采用仪器设备对构音器官和构音功能进行检查,可以更加精确地揭示构音器官的病理和功能状态。

一、中国康复研究中心构音障碍检查法

中国康复研究中心构音障碍检查法是李胜利教授等依据日本的构音障碍检查法和其他发达国家构音障碍评定法的理论,按照汉语普通话语音的发音和我国的文化特点编制的,于 1992 年开始应用于临床。此评定法包括构音器官检查和构音检查两大项目。特点是不仅可以检查出患者是否患有运动性构音障碍和程度,也可用于器质性构音障碍和功能性构音障碍的评定,并且对康复治疗有明确指导作用。

1. 评定的目的和内容

(1)有无构音障碍,判定种类和程度。

(2)原发疾病及损伤部位的推定,可作为制订治疗计划的依据。

2. 构音器官评定

(1)目的　通过构音器官的形态和粗大运动检查来确定构音器官是否存在器官异常和运动障碍,常常需要结合医学、实验室检查、言语评价才能做出诊断。另外,病史、交往史、听觉和整个运动功能的检查是帮助诊断成立的依据。

(2)范围　包括肺(呼吸情况)、喉、面部、口部肌肉、硬腭、腭咽机制、下颌反射。

(3)用具　压舌板、笔式手电筒、长棉棒、指套、秒表、叩诊锤、鼻息镜等。

(4)方法　在观察安静状态下构音器官的同时,通过指示和模仿,使其做粗大运动并对以下方面做出评价。①部位:构音器官哪个部位运动障碍。②形态:确认各器官的形态是否异常。③程度:判断异常程度。④性质:确认的异常,判断是中枢性、周围性或失调性。⑤运动速度:确认单纯运动、反复运动,是否速度低下或节律变化。⑥运动范围:确认运动范围是否受限,协调运动控制是否低下。⑦运动肌力:确认肌力是否低下。⑧运动的精确性、圆滑性:可通过协调运动和连续运动判断。

(5)检查说明　做每项检查前应向患者解释检查目的,按检查记录表和构音器官检查方法的要求记录(表4-1、表4-2)。

表 4-1　构音器官检查记录表

Ⅰ. 呼吸

1. 呼吸类型：胸腹__胸__腹__　　2. 呼吸次数__/min　　3. 最长呼气时间__s

4. 快呼气：能__　不能__

Ⅱ. 喉功能

1. 最长发音时间__s

2. 音质、音调、音量

a. 音质异常__	b. 正常音调__	c. 正常音量__	d. 总体程度	e. 吸气时发声
嘶　哑__	异常高调__	异常音量__	气息声　0 1 2 3	费力声　0 1 2 3
震　颤__	异常低调__	异常过低__	无力声　0 1 2 3	粗糙声　0 1 2 3

3. 音调、音量匹配

a. 正常音调__　　b. 正常音量__

单一音调__　　单一音量__

Ⅲ. 面部

a. 对称__　不对称__　　b. 麻痹(R/L)__　　c. 痉挛(R/L)__

d. 眼睑下垂(R/L)__　　e. 口角下垂(R/L)__　　f. 流涎__

g. 怪相：扭曲__　抽搐__　　h. 面具脸__　　i. 口式呼吸__

Ⅳ. 口部肌肉

1. 噘嘴	2. 砸唇	3. 示齿	4. 唇力度
a. 缩拢范围正常__	a. 力量正常__	a. 范围正常__	a. 正常__
缩拢范围异常__	力量减低__	范围缩小__	减弱__
b. 对称缩拢__	b. 口角对称__		
不对称缩拢__	口角不对称__		

Ⅴ. 硬腭

a. 腭弓正常__　　b. 新生物__

高窄腭弓__　　c. 黏膜下腭裂__

Ⅵ. 腭咽机制

1. 大体观察

a. 正常软腭高度__

软腭下垂(R/L)__

b. 分叉腭垂(R/L)__

c. 正常扁桃体__

肥大扁桃体__

d. 节律性波动或痉挛__

2. 软腭运动

a. 中线对称__

b. 正常范围__

范围受限__

c. 鼻漏气__

d. 高鼻腔共鸣__

低鼻腔共鸣__

鼻喷气声__

3. 鼓腮

a. 鼻漏气__

口漏气__

4. 吹

a. 鼻漏气__

口漏气__

续表 4-1

Ⅶ.舌

1.外伸

  a.正常外伸__

    偏移(R/L)__

  b.长度正常__

    外伸减少__

2.舌灵活度

  a.正常速度__

    速度减慢__

  b.正常范围__

    范围减少__

  c.灵活__

    笨拙__

3.舔唇左右侧

  a.充分__

    不充分__

    扭曲__

Ⅷ.下颌

1.下颌张开、闭合

  a.正常下拉__   b.正常上抬__   c.不平衡扭曲或张力__   d.下颌关节杂音__

    异常下拉__   异常上抬__   障碍性运动__   膨出运动__

2.咀嚼范围

  正常范围__

  范围减少__

Ⅸ.反射

1.角膜反射__   2.下颌反射__   3.眼轮匝肌反射__

4.呕吐反射__   5.缩舌反射__   6.口轮匝肌反射__

表 4-2   构音器官检查方法

用具	检查者指令	方法及观察要点
Ⅰ.呼吸(肺)检查		
无	请坐正,两眼往前看	患者的衣服不要过厚,较易观察呼吸的类型。观察是胸式呼吸、腹式呼吸还是胸腹式呼吸。如出现笨拙、费力、肩上抬,应做描述
无	请平静呼吸	检查者坐在患者的后面,双手放在胸和上腹两侧感觉呼吸的次数,正常人 16~20 次/min
无	请深吸气后,以最慢的速度呼气	用放在胸腹的手,感觉患者是否可以慢呼气及最长呼气时间,注意同时看表记录时间,呼气时发 f、s 音
无	请用最快的速度吸一口气	仍用双手放在胸腹部感觉呼吸
Ⅱ.喉功能检查		
无	请深吸一口气然后发"啊"音,尽量平稳发出,尽量长	不要暗示出专门的音调音量,按评价表上的项目评价"啊",同时记录时间,注意软腭上提、中线位置。观察:a.正常或嘶哑,气息声、急促、费力声、粗糙声及震颤;b.正常或异常音调,低调;c.正常或异常音量;d.吸气时发声
无	请合上我唱的每一个音	随着不同强度变化发出高音和低音,评价患者是否可以合上,按表上所列的项目标记

续表 4-2

用具	检查者指令	方法及观察要点
Ⅲ.面部检查		
无	请看着我	不同的神经肌肉损伤,可具有不同的面部特征:a.正常或不对称;b.单侧或双侧麻痹;c.单侧或双侧痉挛;d.单侧或双侧眼睑下垂;e.单侧或双侧口角下垂;f.流涎;g.扭曲抽搐,鬼脸;h.面具脸;i.口式呼吸
Ⅳ.口部肌肉检查		
无	看着我,像我这样做(同时示范缩拢嘴唇的动作)	评价嘴唇:a.正常或范围缩小;b.正常或不对称
无	闭紧嘴唇,像我这样(示范5次),准备,开始	评价咂唇:正常或接触力量降低(上下唇之间)
无	像我这样龇牙(示范2次)	观察:a.正常范围或范围减小;b.口角对称或偏移
带绒绳的纽扣	请张开口,把这个纽扣含在唇后,闭紧嘴唇,看我是不是很容易地把它拉出来	把指套放在纽扣上,把它放在唇后,中切牙之前,患者用嘴唇含紧纽扣后,拉紧线绳,慢慢增加力量,直到纽扣被拉出来或显出满意的阻力。观察唇力:a.唇力正常,b.唇力减弱
Ⅴ.硬腭检查		
指套和手电筒	请把头后仰,张口	把指套戴在一只手的示指上,用另一只手打开手电筒照在硬腭上,从前到后侧面及四周进行评价,用示指沿中线轻摸硬腭,先由前到后,再由左到右,观察指动:a.正常腭弓或高窄腭弓;b.硬腭上有异常生长物;c.硬腭上的褶皱是否正常;d.黏膜下腭裂
Ⅵ.腭咽检查		
手电筒	张开口	照在软腭上,在静态下评价软腭的外观及对称性。观察要点:a.正常软腭高度或异常的软腭下垂;b.分叉腭垂;c.正常大小软腭,扁桃体肥大或无腭扁桃体;d.软腭节律性波动或痉挛
手电筒和小镜子或鼻息镜	再张开你的嘴,尽量平稳和尽量长地发"啊"的音(示范至少10 s),准备,开始	照在软腭上,评价肌肉的活动,并把镜子或鼻息镜放在鼻孔下。观察要点:a.正常中线无偏移,单侧偏移;b.正常或运动受累;c.鼻漏气;d.高鼻腔共鸣;e.低鼻腔共鸣,鼻喷气声
镜子或鼻息镜	鼓起腮,当我压迫时不让气体从口或鼻子漏出	把拇指放在一侧的脸颊上,把中指放在另一侧面颊,然后两侧同时轻轻地施加压力,把鼻息镜放在鼻孔下。观察要点:a.鼻漏气;b.口漏气
气球和小镜子	努力去吹眼前这个气球	当患者准备吹气球时,把镜子放在鼻孔下。观察要点:a.鼻漏气;b.口漏气

续表 4-2

用具	检查者指令	方法及观察要点
Ⅶ.舌检查		
无	请伸出舌头	评价舌外伸活动:a. 正常外伸或偏移;b. 正常或外伸缩短,如有舌肌萎缩、肿物或其他异常时需要记录
无	伸出舌,尽量快地从一侧向另一侧摆动(示范至少 3 s),开始	评价速度、运动状态和范围:a. 正常或速度减慢;b. 正常或范围受限;c. 灵活、笨拙、扭曲或张力障碍性运动
无	伸出舌,舔嘴唇外侧及上下唇(示范至少 3 次)	观察要点:a. 活动充分;b. 困难或受限
Ⅷ.下颌(咀嚼肌)检查		
无	面对着我,慢慢地尽量大张开嘴,然后像我这样慢慢地闭上(示范 3 次),准备,开始	把一只手的示指、中指和无名指放在颞颌关节区,评价下颌的运动是否沿中线运动或异常的下颌运动。观察指征:a. 正常或异常的下拉;b. 正常或偏移的下颌上抬及不自由的张力障碍运动弹响或异常突起
Ⅸ.反射检查		
细棉絮	请睁眼,被检测眼球向内上方注视	用细棉絮从旁边轻触侧角膜,则引起眼睑急速闭合,刺激闭合为直接角膜反射,同时引起对侧眼睑闭合为间接反射。a. 被检测消失,直接反射(+);b. 对侧消失,间接反射(+);c. 反射类型:一侧三叉神经疾患,患侧直接反射(+),间接反射(-);d. 反射类型:一侧面神经麻痹
叩诊锤	下颌放松,面向前方	将左手拇指轻放于下颌齿裂上,右手持叩诊锤轻叩拇指,观察其反射有无及强弱程度:a. 轻度咬肌收缩或明显收缩者为阳性;b. 无咬肌收缩者为阴性
叩诊锤	双眼睁开,向前看	用叩诊锤轻叩眼眶,两眼轻闭或紧闭者为阳性;无闭眼者为阴性,左右有差异时要记录
长棉棒	仰起头,大张开口	用长棉棒轻触咽弓周围,有呕吐反应者为阳性,无呕吐反应者为阴性
纱布块	伸出舌	用纱布握住舌体突然向前拉,舌突然后缩者为阳性,无后缩者为阴性
叩诊锤	口部放松	轻叩唇周,向同侧收缩者为阳性,不收缩者为阴性,应注明左(L)、右(R)

　　3.构音检查　构音检查是以普通话语音为标准结合构音类似运动对患者的各个言语水平及其异常的运动障碍进行系统评估。

　　(1)房间及设施要求　房间内应安静,没有玩具和可能分散患者注意力的物品。光线充足,通风良好、两把无扶手椅和一张训练台。椅子的高度以检查者与患者处于同一水平为准。检查时,检查者与患者可以隔着训练台相对而坐,也可让患者坐在训练台的正面,检查者坐在侧面,为了避免患者注意力分散,除非是年幼儿童,患者的亲属或护理人员不要在室内陪伴。

(2)检查用具　单词检查时用图卡 50 张、记录表、压舌板、卫生纸、消毒纱布、吸管、录音机、鼻息镜(小镜子)。上述检查物品应放在一清洁小手提箱内。

(3)检查范围及方法

1)会话　可以通过询问患者的姓名、年龄、职业等,观察患者是否可以说,音量、音调变化是否清晰,气息音,粗糙音,鼻音化,震颤等。一般 5 min 即可,需录音。

2)单词检查　此项由 50 个单词组成,根据单词的意思制成 50 张图片,将图片按记录表中词的顺序排好或在背面注上单词的号码,检查时可以节省时间。

表中的所有单词和文章等检查项目均用国际音标,记录也采用国际音标,除应用国际音标以外,无法记录者要尽量描述。检查时首先向患者出示图片,患者根据图片的意思命名,不能自述者采取复述引出。50 个词检查结束后,将查出的各种异常标记在下一页以音节形式出现在表上,音节下面的第一行数字表示处于前页第一音节的单词号码,第二行(在虚线之下)为处于第二音节的单词号,依此类推,记录方法参考表4-3。

表4-3　构音障碍的记录方法

表达方式	判断类型	标记
自述引出、无构音错误	正确	○(画在正确单词上)
自述、由其他音代替	置换	一(画在错误音标之下)
自述、省略、漏掉音	省略	/(画在省略的音标上)
自述、与目的音相似	歪曲	△(画在歪曲的音标上)
说出是哪个音	歪曲严重、很难判定、无法判断	×(画在无法分辨的音标下)
复述引出		(　)(画在患者复述的词上)

注:如有其他异常要加相应标记,四声错误要在单词上面或角上注明

3)音节复述检查　此检查是按照普通话发音方法设计,共 140 个音节,均为常用和比较常用的音节,目的是在患者复述时,在观察发音点的同时并注意患者的异常构音运动,发现患者的构音特点及规律,方法为检查者说一个音节,患者复述,标记方法同单词检查,同时把患者异常的构音运动记入构音操作栏,确定发生机制,以便于制订训练计划。

4)文章水平检查　通过在限定连续的言语活动中,观察患者的音调、音量、韵律、呼吸运动,选用的是一首儿歌,患者有阅读能力时自己朗读,不能读时由复述引出,记录方法同前。

5)构音类型运动检查　依据普通话的特点,选用代表性的 15 个音的构音类似运动,如[f](f),[p](b),[p'](p),[m](m),[s](s),[t](d),[t'](t),[n](n),[l](l),[k](g),[k'](k),[x](h)等。方法是检查者示范,患者模仿,观察患者是否可以做出,在结果栏的"能与不能"项标出,此检查可发现患者构音异常的运动基础,对指

导今后训练有重要意义。

6）结果分析　将前面单词、音节、文章、构音运动检查发现的异常分别记录此表，加以分析，确定类型，共9个栏目，下面分别说明。

错音：是指发什么音时出现错误，如[p]、[p']、[k]。

错音条件：在什么条件下发成错音，如词头以外或某些音结合时。

错误方式：所发成的错音方式异常。举例参考表4-4。

表4-4　错音、错音条件、错误方式的举例

错音	错音条件	错音方式
[k]	[a][o]结合时	[t]
[t]	词头以外	歪曲

一贯性：包括发声（音）方法和错法。

发声（音）方法：发声（音）错误为一贯性的以"+"表示，非一贯性者（也就是有时候正确）以"−"表示。

错法：错音与错误方式是一贯性的，以"+"表示，非一贯性者以"−"表示。

举例：[ts]、[ts']发成[t']、[t]，如发声（音）方法标记"+"，说明[ts]和[ts']发音错误总是一贯性的。错法标记"−"，说明患者有时将[ts]、[ts']发成[t']、[t]，有时发成其他的音。

被刺激性：以音节或音素形式进行提示，能纠正构音错误者为有刺激性，以"+"表示，反之为无被刺激性，以"−"表示。

构音类似运动：可以完成者以"+"表示，不能完成者以"−"表示。

错误类型：根据目前所了解的构音异常，共总结出26种类型集中在方框内，经前面检查分析，依异常特点从中选一项或几项符合类型填入结果分析表的错误类型栏内。

举例：[k]发成[t]，[k']发成[t']，为齿龈化，置换；[s]发成[k]为软腭化，置换。

7）总结　把患者的构音障碍特点归纳分析，综合构音运动和训练计划观点进行总结，见表4-5。

表 4-5　常见的构音异常

错误类型	举例	说明
省略	布鞋[buxie]	物鞋[wuxie]
置换	背心[beixin]	费心[feixin]
歪曲	大蒜	类似"大"中"d"的声音,并不能确定为置换的发音
口唇化		相当数量的辅音发成 b、p、f 的音
齿背化		相当数量的音发成 z、c、s 的音
硬腭化		相当数量的音发成 zh、ch、shi 和 j、q、x 音
齿龈化		相当数量的音发成 d、t、n 音
送气音化	大蒜[dasuan]	踏蒜[tasuan],将多数不送气音发成送气音
不送气化	踏[ta]	大[da]
边音化		相当数量的音发成 l 音
鼻音化	怕[pa]	那[na]
无声音化		发音时全部或部分音只有构音器官的运动但无声音
摩擦不充分	发[fa]	摩擦不充分而不能形成清晰的摩擦音
软腭化		齿背音,前硬腭音等发成 g、k 的音

二、Frenchay 构音障碍评定法

我国张清丽、汪洁等依据汉语的特点,对 Frenchay 构音障碍评定法进行了修改和增补,目前已被临床广泛应用,该评定方法包括反射、呼吸、唇、颌、软腭、喉、舌、言语 8 个项目 29 个测验内容,每个测验按损伤严重程度分为 a、b、c、d、e 级,a 级为正常,e 级为严重损伤。其特点是能动态且定量观察治疗前后的变化、诊断分型和疗效判定。该评定法主要应用于运动性构音障碍,具体见表 4-6。

笔记栏

表 4-6　Frenchay 构音障碍评定法评价内容

项目	评价	测试内容	要求及说明	分级
反射	询问患者、亲属或其他有关人员,并观察、评价咳嗽反射、吞咽动作是否有困难和困难的程度;观察患者有无不能控制的流涎	(1)咳嗽	询问患者吃饭或喝水时是否发生咳嗽或呛咳	a. 没有困难 b. 偶尔困难,呛住或有时食物进入气管,说明患者必须小心 c. 必须特别小心,每日呛咳 1～2 次,清痰可能有困难 d. 在吃饭或喝水时频繁呛住,或有吸入食物的危险。偶尔不是在吃饭时呛住,如在咽唾液时,也可呛咳 e. 没有咳嗽反射,患者用鼻饲管进食或在吃饭、喝水、咽唾液时连续呛咳
		(2)吞咽	在可能的情况下,让患者喝 140 mL 的温开水并吃 2 块饼干,要求尽可能快地完成,并询问患者吞咽时有无困难,记录有关进食速度及饮食情况:正常饮水时间为 4～15 s,平均 8 s,超过 15 s 为异常缓慢	a. 没有异常 b. 患者说话有一定困难,吃饭(喝水)时停顿次数比平时多 c. 进食明显缓慢,主动避免一些食物或流质饮食 d. 仅能吞咽一些特殊的、单一的或搅碎的食物 e. 不能吞咽,需用鼻饲管
		(3)流涎	询问患者是否有流涎,并在会话中观察	a. 没有流涎 b. 嘴角偶尔有潮湿 c. 当向前倾身或精力不集中时流涎,略能控制 d. 静止状态时非常明显,但稍能控制 e. 连续不断地流涎,不能控制

续表 4-6

项目	评价	测试内容	要求及说明	分级
呼吸	观察患者在静止未说话和谈话时呼吸的状态	(1)静止状态	在患者静止未说话时,进行观察和评价。当评价有困难时,可要求患者先用嘴深呼吸,听到指令时尽可能地缓慢呼出,记下所用的时间(s),正常人平稳地呼出需用 5 s	a.没有困难 b.吸气或呼气不平稳或缓慢 c.有明显的吸气或呼气中断,或深吸气有困难 d.吸气或呼气的速度不能控制,可能显出呼吸短促,比 c 级更加严重 e.不能完成上述动作,不能控制
		(2)言语状态	与患者谈话并观察呼吸,询问患者平时有无气短。辅助评价:令患者尽可能地一口气数到 20(10 s 内),观察呼吸次数。正常人能一口气完成	a.没有异常 b.患者一口气完成有一定困难,需要外加一个呼吸可达到这一要求 c.患者可能需要 4 次呼吸才能完成要求 d.呼吸非常表浅,或用吸气或呼气才能说话,仅能运用几个词,不协调,并有明显的可变性。患者大约需要用 7 次呼吸才能完成要求 e.言语受到严重障碍,整个呼吸缺乏控制,可能 1 次呼吸数 1 个数

续表4-6

项目	评价	测试内容	要求及说明	分级
唇的运动	观察患者在静止未说话时和运动时唇的位置变化	（1）静止状态	观察患者未说话时唇的位置	a.没有异常 b.唇轻微下垂或不对称 c.唇下垂，但是患者偶尔试图复位，位置可变 d.唇有非常明显的不对称或变形 e.唇严重不对称或两侧严重病变，位置几乎不变化
		（2）唇角外展状态	令患者做一个夸张的笑，鼓励其尽量抬高唇角，观察双唇抬高和收缩运动	a.没有异常 b.仔细观察，有轻微的不对称 c.严重变形的笑，显出只有一侧唇角抬高 d.试图做这一动作，但是外展和抬高两项运动均在最小范围 e.不能做唇的外展
		（3）闭唇鼓腮状态	①令患者闭唇吹气鼓腮坚持15 s，记下实际时间，并注意唇边是否有气漏出。若有鼻漏气，评定者应捏住患者的鼻子。②示范并鼓励患者清脆地发出"p"音10次，记下所用时间并观察闭唇的连贯性	a.唇闭合极好，能保持唇闭合15 s或用连贯的唇闭合来重复发"p"音 b.偶尔有漏气，在每次爆破音发音中唇闭合不一致 c.能保持唇闭合7~10 s。在发音时有唇闭合，但声音微弱 d.唇闭合很差，唇的一部分闭合丧失。试图闭合但不能坚持，听不到发声 e.唇不能闭合，且看不见也听不到患者发声
		（4）交替动作状态	示范并令患者在10 s内重复"u""i"（不必出声）10次，记下所用时间	a.能在10 s内有节奏地连续做这两个运动，唇收拢和外展很好 b.能在15 s内连续做这两个运动，在唇收拢和外展时可能出现有节奏的颤抖或改变 c.试图做这两个运动，但是很费力 d.只能辨别唇形有所不同 e.不能做任何运动
		（5）言语状态	观察患者在说话时唇的运动及发音的口形	a.唇运动在正常范围内 b.唇运动有些减弱或过度，偶尔有漏音 c.唇运动较差，声音微弱或出现不应有的爆破音，嘴唇形状有多处不符合要求 d.有一些唇运动，但听不到发声 e.没有观察到两唇的运动

续表4-6

项目	评价	测试内容	要求及说明	分级
颌的位置	观察患者在静止和言语状态时颌的位置变化	（1）静止状态	当患者不说话时观察颌的位置	a. 正常位置 b. 颌偶尔下垂或偶尔过度闭合 c. 颌松弛下垂,口张开,但是偶尔试图闭合或频繁试图复位 d. 大部分时间颌松弛下垂,且有缓慢不随意的运动 e. 颌下垂非常严重或非常紧地闭合,不能复位
		（2）言语状态	当患者说话时观察颌的位置	a. 没有异常 b. 有轻微的偏离 c. 颌没有固定位置或颌明显的痉挛,但是患者在有意识地控制 d. 患者虽然有意识地控制,仍有严重异常 e. 没有明显的运动
软腭运动	询问并观察患者在吃饭或饮水时的反流情况及软腭运动时的变化	（1）反流	询问并观察患者在吃饭或喝水时是否有水或物进入鼻腔	a. 没有 b. 偶尔有1~2次进入鼻腔,或咳嗽时偶然出现 c. 1周有几次 d. 每次进餐时至少有1次 e. 进食时连接进入鼻腔
		（2）软腭抬高状态	让患者发"啊"音5次,并在每个"啊"音之间要有一个充分的停顿,观察发音时软腭的运动	a. 软腭能充分保持对称运动 b. 有轻微的不对称,但是能运动 c. 在所有的发声中软腭均不能抬高,或严重不对称 d. 软腭仅有一些最小限度的运动 e. 软腭没有扩张或抬高
		（3）言语状态	观察患者在说话时唇的运动及发音的口型	a. 唇运动在正常范围内 b. 唇运动有些减弱或过度,偶尔有漏音 c. 唇运动较差,声音微弱或出现不应有的爆破音,嘴唇形状有多处不符合要求 d. 有一些唇运动,但听不到发声 e. 没有观察到两唇的运动

笔记栏

续表4-6

项目	评价	测试内容	要求及说明	分级
		（1）发声时间	让患者尽可能长时间地发"啊"音，并记录下时间，同时注意每次发音时的清晰度	a. 持续15 s b. 持续10 s c. 持续5~10 s，但时断时续，声音沙哑或发音中断 d. 能清楚持续3~5 s；或虽然能发音5~10 s，但有明显的沙哑 e. 不能持续清楚地说"啊"达3 s
喉的位置	观察患者发声及言语时的清晰度、音量和音高的适宜变化	（2）音高	示范并让患者唱音阶（至少6个音阶）	a. 没有异常 b. 好，但有一些困难，嗓音嘶哑或吃力 c. 可唱出4个清楚的音高变化，上升不均匀 d. 音高变化极小，显出高音、低音间有差异 e. 音高无变化
		（3）音量	让患者从1数到5，逐渐加大声音量	a. 能控制和改变音量 b. 音量变化有些困难，偶尔有声音相似处 c. 音量变化明显不均匀 d. 音量只有轻微的变化，很难控制 e. 音量无变化，或全部过大或过小
		（4）言语	观察患者在会话时发音的清晰度、音量和音高是否适宜	a. 无异常 b. 轻微的沙哑，偶尔有音量或音调的运用不恰当 c. 说话时间稍长则声音变质，并频繁地调整发声，或音调有异常 d. 发声连续出现变化，在持续清晰地发声和运用适宜的音量、音调方面都有困难。或其中任何一项始终有困难 e. 声音严重异常，连续的沙哑，连续不恰当地运用音调和音量

续表 4-6

项目	评价	测试内容	要求及说明	分级
舌的运动	观察患者在静止、运动和言语状态时舌的位置变化	（1）静止状态	让患者张嘴1 min，在静止状态下观察舌的变化	a. 无异常 b. 偶尔有不随意运动，或有最低限度的偏歪 c. 舌明显偏向一侧，或不随意运动明显 d. 舌的一侧明显有皱褶或成束状 e. 舌严重不正常，即舌体小、皱褶或过度肥大
		（2）伸舌状态	让患者在4 s内将舌伸出收回5次，记录所用时间	a. 舌在正常范围内活动平稳、清晰 b. 活动慢（在4~6 s内），其他正常 c. 活动不规则或伴随面部怪相，或伴有明显的震颤，或在6~8 s内完成 d. 只能把舌伸出唇外，或运动不超过2次，时间超过8 s e. 不能做
		（3）上下运动状态	让患者伸舌，向上指鼻，向下指向下颌，连续做5次，在6 s内完成，并记下所用时间	a. 无异常 b. 活动好，但速度慢（8 s内） c. 上下都能运动，但吃力或不完全 d. 只能向一个方向运动，或运动迟钝 e. 舌不能上下运动
		（4）两侧运动状态	让患者在4 s内伸舌并左右摆动5次，记下所用时间	a. 无异常 b. 运动好，但速度慢（5~6 s内完成） c. 能向两侧运动，但吃力或不完全，可在6~8 s内完成 d. 只能向一侧运动，或不能保持，8~10 s内完成 e. 患者不能做任何运动，或超过10 s才能完成

笔记栏

项目	评价	测试内容	要求及说明	分级
舌的运动	观察患者在静止、运动和言语状态时舌的位置变化	(5)交替运动状态	让患者用尽可能快的速度说"喀(ka)、拉(la)"10次,记下所用时间	a. 无困难 b. 有一些困难,轻微的不协调,稍慢,完成需要5~7 s c. 发声时一个较好,另一个较差,需10 s才能完成 d. 舌仅在位置上有变化,只能识别出不同的声响,听不到清晰的词 e. 舌没有位置的改变
		(6)言语状态	观察舌在会话时的运动	a. 无异常 b. 舌运动稍微不准确,偶尔有发错的声 c. 在会话过程中应经常纠正发声,运动缓慢,言语吃力,个别辅音省略 d. 运动严重变形,发声固定在一个位置上,舌位严重偏离正常,元音变形,辅音频繁遗漏 e. 舌没有明显的运动
言语	观察患者在读字、句子、会话时言语的变化	(1)读字:将事先准备的一组字以每字一张地写在卡片上	评分方法:打乱卡片,字面朝下放置,随意选12张卡片。注意:评定者不要看卡片,患者自己或评定者帮其揭开卡片,让患者读字,评定者记下所能听明白的字。12张卡片中的前两个为练习卡,其余10张为测验卡。当患者读完所有的卡片时,用这些卡片对照所记下的字,把正确的字加起来	a. 10个字均正确,言语容易理解 b. 10个字均正确,但评定者必须特别仔细听并加以猜测才能理解 c. 7~9个字正确 d. 5个字正确 e. 2个或更少的字正确

笔记栏

续表4-6

项目	评价	测试内容	要求及说明	分级
		（2）读句子：清楚地将事先准备的一组句子写在卡片上	评分方法：打乱卡片，字面朝下放置，随意选12张卡片。注意：评定者不要看卡片，患者自己或评定者帮其揭开卡片，让患者读句子，评定者记下所能听明白的句子。12张卡片中的前两个为练习卡，其余10张为测验卡。当患者读完所有的卡片时，用这些卡片对照所记下的句子，把正确的句子数加起来	分级同"读字"
		（3）会话	鼓励患者会话大约持续5 min，询问有关工作、业余爱好、亲属等	a. 无异常 b. 言语异常但可理解，患者偶尔会重复 c. 言语严重障碍，其中能明白一半，经常重复 d. 偶尔能听懂 e. 完全听不懂患者的言语
		（4）速度	根据会话录音，计算患者每分说字的数量，判断其言语速度。正常言语变化的速度为2～4个字/s，100～200个字/min	a. 108个字以上/min b. 84～95个字/min c. 60～71个字/min d. 36～47个字/min e. 23个字以下/min

笔记栏

三、语音清晰度测试

采用残疾人分类分级标准(国标)中的语音清晰度测试方法,可以评价患者的语音清晰程度,适用于构音障碍的初次评价及语言治疗和训练的效果。简单省时,易于操作。

1. 测试用图或单词

(1)第一组　白菜、菠萝、排球、飞机、毛巾、头发、太阳、电话、脸盆、萝卜、牛奶、公鸡、火车、黄瓜、气球、西瓜、浇花、树叶、唱歌、照相机、手绢、自行车、扫地、碗、月亮。

(2)第二组　苹果、排球、冰糕、沙发、门、太阳、弹琴、电视、女孩、绿色、脸盆、蝴蝶、喝水、看书、汽车、熊猫、浇花、茶杯、唱歌、照相机、手绢、擦桌子、扫地、牙刷、碗。

2. 测试方法　受试者面对治疗师,治疗师从两组图片中任意取一组图片,依次出示(25张图片),让受试者认读,同时录音。为了使测试结果更近实际,本测试采用三级人员测试方法,即依测试人员与被测试者接触密切程度分为三个级别:一级1名,二级1名,三级2名。一级测试人员为直接接触:测试对象的父母、兄弟或者语言治疗师或语训教师;二级测试人员为间接接触:测试对象的亲属或者本地残疾人工作干部;三级测试人员为无接触:其他专业的人员。要求测试人员的听力正常。由以上4名人员听受试者的录音并记录下受试者说的词。然后与治疗师对照正确答案,最后将4名测试人员记录的正确数累加,即可算出受试者的语音清晰度。

注:能认字的测试对象可以直接读图片背面的文字。

四、仪器检测

1. 发声空气力学检测　常用于检测嗓音障碍和运动性构音障碍的发声功能,主要指标:最长发声时间(maximum phonationtime, MPT)、音调(pitch, P)、音量(intensity, I)、平均气流率(mean airflow rate, MAR)。

(1)最长发声时间(MPT)　简称声时(phonation time, PT),是在深吸气后舒适发元音(a、i或u)的最长持续时间。发音时间长短与年龄、性别、职业和肺活量有关。运动性构音障碍的MPT不同程度的缩短。

(2)音调(P)　声音高低叫作音调,表示人的听觉分辨一个声音调子高低的程度,又称音的高度。该设备可以检测运动性构音障碍的音调变化。

(3)音量(I)　即声音的响度,是人耳对声音强弱的主观评价尺度。其客观评价尺度是声音的振幅大小,单位为分贝。该设备可以检测出患者语音音量的大小值。

(4)平均气流率(MAR)　即发声时每秒通过声门的气流量。它是喉功能空气动力学检查的主要方法之一,嗓音学中主要用于判断声门闭合程度,闭合程度越差,流量就越高。运动性构音障碍患者发声功能异常主要表现为最长发声时间显著缩短至不足10 s;音调显著降低;平均气流率显著降低。

2. 鼻流量检测　共鸣是物体或含气腔对施加影响于其上的频率的振动性响应。共鸣障碍就是指在言语形成过程中,由于舌的位置、口咽腔的大小及共鸣腔的开放程度异常使言语聚焦点出现了偏差,影响了咽腔、口腔、鼻腔的共鸣效应及言语的音色效果。鼻腔共鸣障碍是言语障碍的一种,它影响患者的发音清晰度,在运动性构音障碍中,鼻腔共鸣障碍患者占很大比例,因此,对鼻腔共鸣障碍进行准确评估与矫治非常重要。鼻腔共鸣障碍的测量指标目前常用的是鼻流量。鼻流量是鼻腔声压级(n)占输出声压级[口腔声压级(o)和鼻腔声压级(n)之和]的百分比,可用下列公式表示:$[n/(n+o)] \times 100\%$,其主要作用是反映鼻腔共鸣功能是否异常。运动性构音障碍患者的鼻流量显著高于正常人,元音 i 及非鼻音句子鼻流量测定与鼻音化主观判定之间有一定的一致性,鼻流量测定可作为判定运动性构音障碍患者鼻音化情况的客观指标。

3.多维嗓音发声分析系统 多维嗓音发声分析系统是一种以计算机为基础的多参数嗓音发声分析系统。它被应用于理论研究及构音障碍患者的临床评价及治疗中,可以对嗓音进行迅速而标准的评价,特别是可能作为嗓音障碍特征的评价工具。它可以分析持续发音或任一言语样本基频、平均基频、平均调长、持续时间、频率微扰商、平滑频率微扰商、振幅微扰商、振幅峰值变异、谐振比等参数。这些参数亦为国内计算机语音频谱分析嗓音的常用参数。这样可以把患者的声音特点、发音部位、发音方法视觉化、客观化,以便及时为临床诊治及康复提供有效客观指标,从而进一步提高言语治疗的效果。在利用多维嗓音发声分析系统对构音障碍的声学分析中:①首先要选用适宜的言语样本,一般要求持续发音时间能在 3 s 或以上,重度患者不能达到 3 s 的,也要尽量保证发音能代表整个言语特征。②所分析的样本可以用与电脑连接的高品质麦克风装置直接录到电脑硬盘上,也可以用高品质数字录音装置数码录音笔记录;③选取足够的规范化数据时,需要仔细考虑多种影响因素,如受试者的性别、年龄等,有时甚至需要此领域多个专家共同讨论并取得一致意见。当然,对多维嗓音发声分析系统的可靠性及敏感性还需要进行更完全的研究,以更好地应用于理论或临床。

第三节　运动性构音障碍的治疗

一、定义

运动性构音障碍又称为运动性言语障碍,强调呼吸运动、共鸣、发音和韵律方面的变化,从大脑到肌肉本身的病变都可引起言语方面的症状。病因常见于脑血管意外、脑肿瘤、脑瘫、肌萎缩侧索硬化、重症肌无力、小脑损伤、帕金森病、多发性硬化等。此种障碍可以单独发生也可以与其他语言障碍同时存在,如失语症合并运动性构音障碍。

二、分类

根据神经解剖和言语声学特点分为以下 6 种类型,见表 4-7。

表4-7　运动性构音障碍的分类及主要言语表现

构音障碍分类	损伤部位与病因	运动障碍的性质	言语症状
痉挛型 （中枢性运动障碍）	脑血管病、假性延髓性麻痹、脑瘫、脑外伤、脑肿瘤、多发性硬化	自主运动出现异常模式，伴有其他异常运动，肌张力增强，反射亢进，无肌萎缩或废用性萎缩，病理反射阳性	说话费力，音拖长，不自然中断，音调、音量急剧变化，粗糙音、费力音、元音和辅音歪曲，鼻音过重
弛缓型 （周围性构音障碍）	脑神经麻痹、延髓性麻痹、肌肉本身障碍、进行性肌营养不良、外伤、感染、循环障碍、代谢和变性疾病	肌肉运动障碍，肌力低下，肌张力降低，反射降低，肌萎缩	不适宜的停顿，气息音，辅音错误，鼻音减弱
失调型 （小脑系统障碍）	肿瘤、多发性硬化、酒精中毒、外伤	运动不协调（力、范围、方向、时机），肌张力低下，运动速度减慢，震颤	元音、辅音歪曲较轻，主要以韵律失常为主，声音的高低强弱、呆板震颤，初始发音困难，声音大，重音和语调异常，发音中断明显
运动过强型 （锥体外系障碍）	舞蹈病、肌振挛、手足徐动	异常的不随意运动	构音器官的不随意运动破坏了有目的运动而造成元音和辅音的歪曲，失重音，不适宜的停顿，费力音，发音强弱急剧变化，鼻音过重
运动过弱型 （锥体外系障碍）	帕金森病	运动范围和速度受限，僵硬	由于运动范围和速度受限。发音为单一音量，单一音调，重音减少，有呼吸音或失声现象
混合型 （运动系统多重障碍）	威尔森病、多发性硬化、肌萎缩侧索硬化	多种运动障碍的混合或合并	各种症状的混合

　　运动性构音障碍预后取决于神经病学状态和进展情况，双侧皮质下和脑干损伤、退行性疾病，如肌萎缩侧索硬化症等预后最差。脑瘫患者如有频繁的吞咽困难和发音很差，则预后亦较差。儿童患者比成人有更多的康复机会，随着他们的成长而症状常有所减轻。单纯构音障碍患者的预后比构音障碍合并失语症、听力障碍或智力障碍的患者好。

三、治疗原则

运动性构音障碍治疗的目的是促进患者发声说话,使构音器官重新获得运动功能。治疗要在安静的场所进行,急性期可以在床边进行,如果能够在轮椅上坚持30 min,可在治疗室内进行治疗。治疗多采用一对一方法,也可以配合进行集体治疗。

1. 针对言语表现进行治疗 构音障碍的治疗可以按照类型不同设计不同的方案,也可以针对不同的言语表现设计治疗计划。从目前言语治疗学的观点来看,治疗的侧重往往针对的是异常的言语表现,而不是按构音障碍的类型进行治疗。因此,治疗计划的设计应以言语表现为治疗中心,兼顾各种不同类型构音障碍的特点进行设计。言语的发生受神经和肌肉控制,身体姿势、肌张力、肌力和运动协调的异常都会影响言语的质量。言语治疗应以改变这些状态开始,这些状态的纠正会促进言语的改善。

2. 按评定结果选择治疗顺序 一般情况下,按呼吸、喉、腭和腭咽区、舌体、舌尖、唇、下颌运动逐个进行训练。要分析这些结构与言语产生的关系,治疗从哪一环节开始和先后的顺序,要根据构音器官和构音评定的结果。构音器官评定所发现的异常部位,便是构音运动训练的出发点,多个部位的运动障碍要从有利于言语产生,选择几个部位同时开始;随着构音运动的改善,可以开始构音的训练。一般来说,均应遵循由易到难的原则。对于轻中度患者,训练主要是以自身主动练习为主,对于重度患者而言,由于患者自己无法进行自主运动或自主运动很差,更多地需要治疗师采用手法辅助治疗。

3. 选择恰当的治疗方法和强度 恰当的治疗方法对提高疗效非常重要,不恰当的治疗会降低患者的训练欲望,使患者习得错误的构音动作模式。治疗的次数和时间原则上越多越好,但要根据患者的具体情况进行调整,避免过度疲劳,一般情况下一次治疗30 min 为宜。

四、构音障碍治疗的方法

1. 放松训练 痉挛型构音障碍的患者,往往有咽喉肌群紧张,同时肢体肌肉张力也增高,通过放松肢体的肌紧张可以使咽喉部肌群也相应地放松。要进行放松训练的部位:①足、腿、臀;②腹、胸和背部;③肩、颈、头。训练时取放松体位,闭目,精力集中于放松的部位,设计一些运动使患者先紧张肌肉,然后再放松,并且体会紧张后的松弛感,如可以做双肩上耸,保持3 s,然后放松,重复3 次以放松肩关节(图4-1)。这些运动不必严格遵循顺序,可根据患者的情况,把更多的时间花在某一部位的训练上。

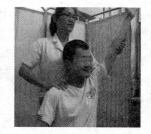

图4-1 放松肩关节练习

2. 呼吸训练 呼吸气流的量和呼吸气流的控制是正确发声的基础,呼吸是构音的动力,必须在声门下形成一定压力才能产生理想的发声和构音,因此进行呼吸控制训练是改善发声的基础。重度构音障碍患者往往呼吸很差,特别是呼气相短而弱,很难在声门下和口腔形成一定压力,呼吸应视为首要训练项目。

(1)体位 首先应调整坐姿,如果患者可以坐稳,应做到躯干要直,双肩水平,头保持正中位。

(2)手法辅助训练　如果患者呼气时间短而且弱,可采取辅助呼吸训练方法,治疗师将双手放在患者两侧肋弓稍上方的位置,然后让患者自然呼吸,在呼气终末时给胸部以压力,使患者呼气量增加,这种训练也可以结合发声、发音一起训练。

(3)口、鼻呼吸分离训练　患者平稳地由鼻吸气,然后从口缓慢呼出。

(4)主动控制呼气　呼气时尽可能长时间的发"s""f"等摩擦音,但是不出声音,经数周训练,呼气时进行同步发音,坚持 10 s。

(5)增加呼吸气流训练　应用哨子、蜡烛、呼吸训练三球仪等物品引导呼气,呼气过程结合口鼻呼吸分离训练(图 4-2)。

(6)嗓音训练四步法

第一步:轻松发长音"衣",越长越好。

第二步:发"no"音,由音域最低音,唱到最高音(假音),停在最高音,越长越好。

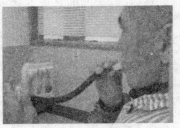

图 4-2　呼吸训练器练

第三步:发"no"音,由最高音唱到最低音,停在最低音,越长越好。

第四步:发"欧"音,分为 do-re-mi-fa-so 5 个音阶,每个音阶发越长越好。

3. 构音器官运动训练　当出现下颌下垂或偏移而使口不能闭合时,可以用手拍打下颌中央部位和颞颌关节附近的皮肤,不仅可以促进口的闭合还可以防止下颌的前伸。也可利用下颌反射的方法帮助下颌上抬,做法是把左手放在患者的颌下,右手持叩诊锤轻轻敲击下颌,左手随反射的出现用力协助下颌的上举,逐步使双唇闭合。多数患者都有不同程度的口唇运动障碍而致发音歪曲或置换成其他音,所以要训练唇的展开、闭合、前突、后缩运动。另外,也要训练舌的前伸、后缩、上举和侧方运动等。重度患者舌的运动严重受限,无法完成前伸、后缩、上举等运动。治疗师可以戴上指套或用压舌板协助患者做运动。弛缓型构音障碍患者,舌表现为软瘫并存在舌肌的萎缩,此类患者主要应进行舌肌力量训练(如舌压抗阻力训练)。冰块摩擦面部、口唇和舌可以促进口唇的闭合和舌的运动,一次 1~2 min,3~4 次/d。双唇的训练不仅可以为发双唇音做好准备,而且流涎也可以逐步减轻或消失。也可以应用本体感觉刺激技术改善构音器官的运动,如用长冰棉签依次刺激唇、牙龈、上齿龈背侧、硬腭、软腭、舌、口底、颊黏膜。如果软腭软瘫至鼻音过重,可在患者发短元音"a"的同时使用冰棉签快速直接刺激软腭,每次数秒,同时想象软腭抬高。

近年来,中山大学附属第三医院康复科针对性地开展了口腔感觉运动训练技术,包括舌压抗阻反馈训练、舌肌康复器训练、K 点刺激、改良振动棒振动训练、简易气脉冲感觉刺激等综合口腔训练,方法简单实用,在运动性构音障碍康复中收到满意的效果。口腔运动感觉技术是利用口腔触觉、温度觉和本体感觉刺激技术,遵循运动功能发育原理,促进口腔器官的感知正常化,抑制口腔异常运动模式,促进并建立正常的口部运动模式。其主要优点:①直接对吞咽器官运动进行治疗;②能帮助口腔感觉刺激,减轻口腔高敏、低敏状态,增强唇、舌、颊部、咽部等的感觉和运动功能;③也适用于合并认知障碍的患者,安全性高,无不良反应;④该项技术操作简单,且属于无创性治疗,患者乐于接受(图 4-3)。

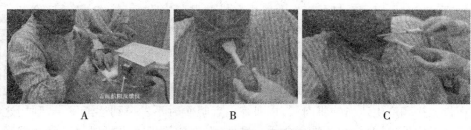

图4-3　口腔感觉运动训练技术

A.舌压抗阻反馈做舌上抬抗阻力训练　B.舌肌康复器做舌前伸抗阻力训练　C.改良振动棒与舌肌康复器组合做舌的振动感觉刺激及力量练习

4.发音训练

(1)引导发音训练　患者可以做唇、舌、下颌的动作后,要其尽量长时间保持这些动作,随后做无声的发音动作,最后轻声引出目的音。原则为先发元音,(如"a""u"),然后发辅音,先由双唇音开始(如"b""p""m"),能发这些音后,将已学会的辅音与元音结合,如"ba""pa""ma""fa",熟练掌握以后,就采取元音+辅音+元音的形式继续训练,最后过渡到训练单词和句子。对伴有口颜面失用和言语失用的患者,在语音训练时应做以下两方面的练习:①构音器官的自发运动引发自主运动,言语治疗师画出口形图,告诉患者舌、唇、齿的位置及气流的方向和大小,以纠正口颜面失用。②模仿治疗师发音,包括汉语拼音的声母、韵母和四声。纠正言语失用,亦可应用Rosenbeke成人言语失用八步法。

(2)减慢言语速度　构音障碍的患者可能表现为绝大多数音可以发,但由于痉挛或运动的不协调而使多数音发成歪曲音或韵律失常,这时可以利用节拍器控制速度,由慢开始逐渐变快,患者随节拍器发音可以明显增加言语清晰度。节拍的速度根据患者的具体情况决定。如果没有节拍器,也可以由治疗师轻拍桌子,患者随着节律进行训练(图4-4)。

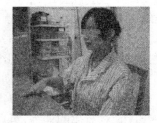

图4-4　轻拍桌子随着节律进行词或句子训练

(3)音辨别训练　患者对音的分辨能力对准确发音非常重要,所以要训练患者对音的分辨,首先要能分辨出错音,可以通过口述或放录音,也可以采取小组训练形式,由患者说一段话,让其他患者评议,最后由治疗师纠正,效果更好。

5.克服鼻化音的训练　鼻化音构音是由于软腭运动减弱,腭咽部不能适当闭合而将非鼻音发成鼻音,这种情况会明显降低音的清晰度而难以使对方理解。可采用引导气流通过口腔的方法,如吹蜡烛、喇叭、哨子等可以用来集中和引导气流。另外,也可采用"推撑"疗法,做法是让患者把两手放在桌面上向下推或两手掌放在桌面下向上推,在用力的同时发"啊"音,可以促进腭肌收缩和上抬功能,发舌根音"卡"也可用来加强软腭肌力以促进腭咽闭合。

6.克服费力音的训练　这种音是由于声带过分内收所致,听起来喉部充满力量,声音好像从其中挤出来似的,因此,主要的治疗目的是让患者获得容易的发声方式。可以用打哈欠的方式诱导发音,方法是让患者处在一种很放松的打哈欠状态时发声,依据是打哈欠时可以完全打开声带而停止声带的过分内收。起初让患者打哈欠并伴随呼气,当成功时,在打哈欠的呼气相教患者发出词和短句。另一种方法是训练患者随着"喝"的音发音,由于此音是由声带的外展产生,因此,也可以用来克服费力音(图4-5A)。除了上述方法外,头颈部为中心的放松训练也可以应用,头部从前到后慢慢旋转同时发声,这种头颈部放松可以产生较容易的发声方式(图4-5B)。咀嚼训练可以使声带放松和产生适当的肌肉张力,训练患者咀嚼时不发声到逐渐发声,利用这些运动使患者说出单词、短句和进行会话。另外,喉部放松训练也可以使声带及周围结构放松,降低说话的费力程度。

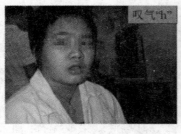
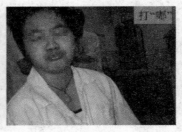

A   B

图4-5 克服费力音的训练

A.训练患者随着"喝"的音发音放松声带,克服费力音   B.通过打"嘟"来放松声带,克服费力音

7.克服气息音的训练   气息音的产生是由于声带闭合不充分所引起,因此,主要训练途径是在发声时关闭声门,上述所提的"推撑"方法可以促进声门闭合。另一种方法是用一个元音或双元音结合辅音和另一个元音发音,如"ama""eima"等。用这种方法可以诱导产生词、词组和句子。

8.韵律训练   由于运动障碍,很多患者的言语缺乏抑扬顿挫和重音变化,而表现出音调单一、音量单一及节律的异常。可用电子琴等乐器让患者随音的变化训练音调和音量。对节律的训练,可以使用节拍器,设定不同的节律和速度,患者随节奏发音纠正节律。

9.交流辅助系统的应用   部分重度患者,通过各种手段治疗仍不能讲话或虽然能讲话但清晰度极低,这种情况就是应用交流辅助系统的适应证。此交流系统的种类很多,最简单的有用图片或文字构成的交流板,通过板上的内容来表达各种意愿。随着电子科学技术的高速发展和广泛应用,许多发达国家已研制出了多种体积小便于携带和操作的交流仪器,具有专门软件系统的计算机也逐步用于构音障碍患者的交流,这些在我国还有待于开发。但是,就我国目前的状况为患者设计交流图板和词板是可行的,这种形式不但可以发挥促进交流的作用,而且简单易行。为患者设计交流板并不是一件简单的工作,因此治疗人员要有多方面的知识,有必要时还要请其他专业人员参加设计和制作(图4-6)。一般设计交流板要注意以下几点:

(1)内容   要使交流板上的内容适合患者的水平。

(2)操作   是如何使用,也就是利用身体的哪一部分操作,常常首先需要与其他专业人员一起对患者的运动功能、智力、语言进行全面评定,尽量充分利用残余功能。例如一患者是四肢瘫合并重度构音障碍,只有头和眼睛可以活动,便可以用"眼球指示"或"头棒"来选择交流板上的内容。

（3）训练和调整　要对患者如何使用交流系统进行训练,而且随着患者交流水平的提高,调整和增加交流板上的内容。

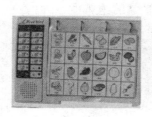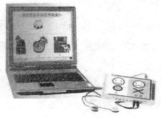

图4-6　各种电脑软件交流画板

第四节　脑瘫儿童构音障碍治疗

脑瘫儿童常因运动障碍、肌张力异常和姿势异常,使其不能灵活、随意地控制构音器官的运动,下颌、唇、舌、腭咽等构音器官运动障碍,又会直接导致脑瘫儿童的构音障碍。构音器官运动异常的表现有以下几点:

1.下颌控制障碍　下颌开合困难,上下牙齿不能对齐,不能随意地把下颌控制在高、中、低位,轮替运动速度低下。

2.唇运动障碍　不能进行口唇开合、噘嘴、示齿等交替运动或运动范围受限,唇力量减弱,速度低下。

3.舌运动障碍　舌不能外伸、回缩,向左右上下各方向的运动或运动范围受限,轮替运动速度低下,灵活性差,舌力量减弱,或伴有不随意运动。

4.腭咽闭合不全　软腭不能上抬或运动范围受限,或伴有不随意运动,可导致鼻咽腔闭锁功能不全,而形成鼻音过重。

由于构音器官的运动受到躯干、肢体的运动障碍和姿势异常的影响,所以脑瘫儿童全身状态的有效控制是构音训练的前提和基础。为了有效地调整控制全身状态,必须从头、颈、躯干、肢体等粗大运动开始训练,逐渐向下颌、唇、舌、腭咽等构音器官的精细运动过渡。所以把构音训练分为基础训练、言语训练和其他相关训练。

一、基础训练

抑制异常姿势反射训练:治疗师通过对患儿身上的特定部位进行控制或保持特定的体位,纠正或减轻患儿的异常姿势,同时又可促进正常姿势和运动,包括对头部、肩胛带及上肢、躯干脊柱、骨盆带及下肢关键点的控制。在脑瘫儿童的异常姿势得到减轻甚至纠正后,肌张力会逐渐接近正常,因此治疗师首先必须将与构音密切相关的异常反射姿势予以抑制。

方法一:让患儿躺在床上,治疗师协助患儿将髋关节、膝部、脊柱、肩屈曲,头后仰（图4-7A）。

笔记栏

方法二：让患儿躺在床上，治疗师协助患儿将膝关节屈曲下垂于床边，髋关节与脊柱伸展，头向前屈曲，肩放平(图4-7B)。

方法三：在患儿的背后将患儿抱起，让患儿坐在治疗师(跪姿)的腿上，然后轻轻地转动患儿的躯干、骨盆，以缓解患儿躯干、骨盆的紧张度，然后将患儿双手放到前面桌面或训练台上，双脚在地上放平(图4-7C)。

还可以使用姿势矫正椅来抑制异常姿势，降低肌张力。此椅适合于训练用，椅上有活动头颈靠背，能根据患儿的需要调整头颈姿位；轮椅两边设有躯干垫，根据患儿需要可调松紧以固定躯干；椅面中间有一防止下滑的垫，其作用是一方面可防止下滑，另一方面将患儿两腿分开，对降低肌张力有一定好处；脚下设有踏板，此踏板可升可降，可根据患儿需要上下移动，以利于脚面能自然平稳地踩放在踏板上，以降低全身肌张力；在轮椅上设有一活动的桌面板，患儿可将双上肢放到上面，可以在降低肌张力及抑制异常姿势的情况下进行训练、操作、进食等。

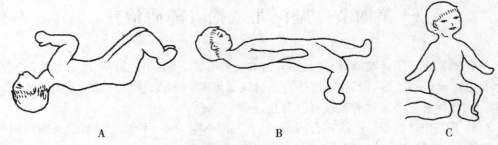

A   B   C

图4-7　抑制异常姿势反射训练方法

二、言语训练

1. 构音器官运动训练

(1)深呼吸及吸气的控制训练　①将口鼻同时堵住，屏住呼吸，在一定时间后急速放开，从而促进深呼吸。②让患儿取仰卧位，屈髋屈膝，用大腿的前部压迫腹部，然后迅速伸展下肢，使腹部的压迫迅速解除，从而促进深呼吸。③对有一定理解能力或配合度好的患儿，可以给予口头指示"深吸一口气，然后慢慢地呼出"。④如果患儿呼气时间短而且弱，可采取仰卧位，帮助进行双臂外展、扩胸运动、躯干旋转等牵拉放松训练，也可在呼吸末时，治疗师的手放在腹部并向前下方轻轻按压腹部，来延长呼气的时间和增加呼气的力量。⑤练习吹羽毛、纸巾、哨子、风车、肥皂泡、蜡烛、口琴或气球等游戏的方式来进行呼吸训练，练习的器具要由轻到重，从简单到难(图4-8)。

(2)改善下颌及口唇的控制　下颌控制不良时口唇就难以闭合，这就是我们常常看到脑瘫患儿流涎的原因，以致无法构音。①感觉刺激：可用治疗师的手对两侧脸颊进行轻拍打、按揉，在咬肌处进行轻敲，可用冰块、冰棉签、振动牙刷或毛刷在脸颊(咬肌附近)、唇周、口腔内侧快速地轻刷，促进下颌上抬，口唇闭合(图4-9)。②扣齿运动：针对下颌周围肌群张力低下的儿童，治疗师一手扶头控制头部，另一手用拇指和示指捏住下巴，进行快速地下颌开合运动，增加下颌周围肌群的张力，诱发下颌反射。③下颌主动运动：尽可能大地张嘴，使下颌下降，然后再闭口；下颌前伸，缓慢地由一侧向另一侧移动。逐渐加快速度,但需要保持下颌最大的运动范围。④下颌控制训练:准备不同高度的咬棒,让儿童张大嘴巴,把咬棒放置在磨牙处,嘱咐儿童慢慢上抬下颌至轻咬住咬棒,并保持数秒,从而学会控制下颌在高、中、低位。⑤唇的运动训练:对着镜子学习唇闭合、噘唇、示齿、鼓腮及唇的力量训练,每个动作尽量保持最大运动范围,并逐渐增加轮替运动的速度。

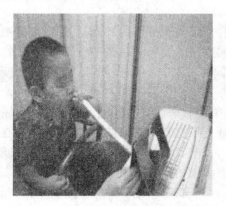
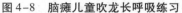
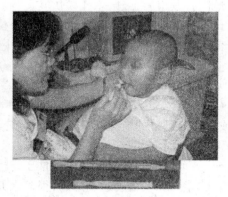

图4-8　脑瘫儿童吹龙长呼吸练习　　图4-9　用振动牙刷做口腔感觉训练

　　若脑瘫患儿张口困难、肌张力高,则应该先做按摩放松训练后,在张力降低后再学习下颌和唇的控制。还有部分脑瘫患儿存在感觉过敏,针对这种患儿应首先进行脱敏治疗。

　　(3)改善舌的控制　如果患儿下颌随意运动得到控制,就可以说已进入了神经肌肉的发育阶段,虽然这时还需要对舌的控制训练,对于脑瘫患儿能够正确掌握舌的运动功能是非常难的,有很多是完全不可能,但对于有很大潜力的比较轻的脑瘫患儿来说,这种促进运动是非常必要的,舌的控制可以分为以下几个阶段:

　　1)舌与下颌、唇的协调　也就是咀嚼运动,以及舌和口唇的协调性。可以利用吸管来加以促进。

　　2)诱发舌运动　治疗师让患儿的口稍稍张开,并保持下颌的这一位置,学习舌的前伸运动,当出现所希望的动作时,治疗师可以逐渐减少对下颌的支持,向能够自我控制的方向过渡。可以用冰棉签或振动牙刷轻刷舌的不同位置来诱发舌不同方向的运动。

　　3)舌主动运动训练　将海绵、软木塞等放入患儿口中,让其舌按前后左右等指定方向推海绵或软木塞,为了防止误吞可用线系上,也可以用棒棒糖和冰淇淋等放在口内或口边,还可以把紫菜撕成小片黏在唇边的各个方向,用舌来舔等。

　　4)舌抗阻训练　让舌进行不同方向地随意运动,并给予阻力,这样可以促进中枢神经系统的兴奋和最大限度活化神经肌肉功能。如舌尖上抬时,治疗师可以用压舌板向下压其舌尖,命令其舌尖向反方向抗阻运动,以达到上抬的目的。

　　2.构音训练　在构音训练前要有正确的姿势,提供正常的肌张力,同时调节患儿情绪,平静下来再开始训练。构音训练是按照构音检查评估所得出的结果对患儿进行有针对性的、个性化的构音训练。最好是利用现在所能发出的音进行。先由容易的音开始(双唇音),然后向较难的音(软腭音、齿音、舌齿音等)方向进展。也可从拟声词

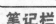

开始,因为拟声词有趣且比较容易,选择该儿童熟悉的、常听到的声音开始练习,如汽车声、各种小动物叫声等。训练是先由音素→音节→词汇→句子→短文、会话的顺序进行的。在练习句子时,可先选用较为简单悦耳的儿歌,边唱边练习,营造一个欢快的训练氛围。

(1)双唇音(b、p、m、w) 采取的姿势是仰卧位的反射抑制姿势,治疗师用手指轻轻地闭合其口唇,鼓励患儿模仿其发音。

(2)软腭音(g、k、h) 可以采取仰卧位,两腿向胸部屈曲,头向后仰的姿势或坐在台子上躯干后倾,双手放在躯干的两侧,头向后倾的姿势。在这种姿势下,将手指轻轻压迫其下颌(相当于舌根部,在手指离开的同时发声)治疗时,发目的音让患儿听以增强其听觉刺激。

(3)齿音、舌齿音(d、t、n、z、s) 采取双腿下垂,两手臂支持躯干头向前屈的姿势,或是在仰卧位的情况下双腿垂下,治疗师支持患者的头向前屈的姿势,可以在俯卧位的情况,双肘支撑躯干,使头向前屈或保持平直的姿势。在保持以上姿势的同时使头前屈,被动地使其下颌由下向上推压,让患者模仿治疗师发 d、t 的音。

3. 韵律训练 由于运动障碍,很多患儿的语言表达缺乏抑扬顿挫及重音变化,而表现出音调单一、音量单一及节律的异常。可用电子琴等乐器让患儿随音的变化训练音调和音量。也可以用可视语音训练器来训练,现国内已生产类似产品并配有软件,使患儿在玩的过程中进行韵律的训练。带有音量控制开关的声控玩具用作训练也很有效,特别适合年龄较小的儿童。对节律的训练,可以用节拍器,设定不同的节律和速度,患儿随节奏纠正节律异常。

三、其他相关训练

1. 认知训练 脑瘫患儿的认知功能是发展语言的先要条件,带领儿童多听、多看、多观察、多操作等,来扩展他们对不同情景和不同事物的认识,提高认知能力。

2. 摄食训练 摄食功能与说话的关系十分密切。下颌、口唇、舌、软腭等构音器官,本身又担负着维持生命的进食功能,两者同时需要这些器官的协同运动。为进食而获得的下颌、口唇、舌、软腭的协调运动是发音说话所必需的更复杂的协调运动的基础。也可以说,如果进食功能发育不充分的话,那么发音说话时的复杂而敏捷的运动功能的发音是不可能的。因此,建立正确的早期进食习惯是非常重要的。

脑瘫患儿的进食功能发育较正常儿童要延迟,并常常伴有下颌、口唇、舌、软腭异常,其主要表现:①突然,不自主地伸吐、回缩舌头及不自主做侧向运动;②下颌运动稳定性低下;③颈部过度后伸、前屈或侧伸,甚至有扭转;④咬肌强力收缩,牙关紧闭,少数患儿有磨牙症;⑤口腔敏感,觅食反射、呕吐反射残存;⑥可有无效的、不协调的吞咽和缺乏口唇关闭的同步动作;⑦软腭运动功能低下等。

脑瘫患儿的进食障碍,一方面是由于口腔各器官的协调运动功能障碍而导致咀嚼、吞咽等困难;另一方面,由于脑瘫患儿残留的原始反射妨碍患儿的随意运动,使头颈部、躯干运动控制不良。因此为了使进食训练能顺利地进行,必须让患儿采取抑制原始反射的姿势。抑制原始反射的姿势是让患儿髋关节屈曲90°,骨盆与脊柱的位置保持正常状态。缓慢地活动头部,降低颈部的紧张性,从而使头部能稳定在身体正中位置。进食训练时,根据摄食功能障碍的程度选择食物。为了抑制原始反射运动的随意性,食物的内容必须适合口腔器官的发育,顺序为糊状→软食→固体食物→正常食物。在训练进食糊状食物和软食时,最好采取抱姿。脑瘫患儿的进食训练,要在口、鼻呼吸分离的情况下进行。另外,脑瘫患儿还存在口腔器官的原始反射,如咬合反射、吸吮反射、呕吐反射等,而且口腔和口腔周围存在敏感性。因此,在进食训练之前必须对口腔器官进行"脱敏"训练。

3. 口腔知觉训练　脑瘫患儿多数都有颜面及口腔内触觉异常敏感,因此特别反感接触这些部位。有的患儿甚至会出现全身性紧张、痉挛性反应。正常儿童发育阶段,特别喜欢将手里的东西放在口内来感知物体形状等,促进口腔的知觉,但脑瘫患儿由于敏感及运动障碍,缺乏这种经验。对口内物体形状的辨别能力与构音能力关系密切,因此治疗师在训练时,要尽量使用各种形状的较硬物体等对其口腔及舌进行刺激,以改善口腔内的知觉。脑瘫患儿的构音障碍治疗不能仅仅依靠语言治疗师一个人工作,还需要运动、作业治疗师的团队合作,更需要家属的积极参与、长期配合,在常规治疗的基础上进行家庭康复训练能更好地取得最佳的疗效。

第五节　功能性构音障碍

(一)定义与原因

1. 定义　功能性构音障碍是指发音错误表现为固定状态,但找不到明显原因的构音障碍。临床上又称为机能性构音障碍。

2. 原因　目前还不十分清楚功能性构音障碍的原因,一般认为是幼儿在学习发音的过程中因某些原因学会了错误的构音动作,而且这种构音动作已养成了习惯,近些年以来在城市中很多家庭都有来自不同地区的保姆,在大量就诊的儿童当中发现构音异常与频繁的更换保姆有关,特别是 2~4 岁的孩子,因为这些孩子正处于语言的发展时期,容易造成发音的异常,而且在这阶段,大多数幼儿不会注意到自己的发音错误。有些研究资料显示,功能性构音障碍主要与儿童语音的听觉接受、辨别、认知因素有关。

3. 常见的构音错误

(1)g、k 发成 d、t,如把"哥哥"说成"的的"或者相反的发音方式。

(2)zh、ch、sh 发成 z、c、s,如把"知"发成"滋","吃"发成"次","是"发成"四"。

(3)把 l 发成 n(除外地方语言的发音地点,比如我国的部分地区 n、l 不加区分)。

(4)把部分非鼻音发成鼻音。

(二)诊断

功能性构音障碍根据构音障碍评估结果作为主要方面考虑做诊断,在评估的同时要综合以下几方面的资料收集。

1. 构音器官形态无异常(无腭裂、错位咬合、严重的舌系带短缩)。

2. 构音器官运动功能无异常(无脑瘫、先天性软腭麻痹等)。

3. 听力正常,但要注意在轻度至中度听力障碍时高频突发性聋,如高频区辅音的听力障碍,往往会出现发音异常。

4.如果有构音错误,但语言发育大致达到4岁以上,构音错误已经固定化。如儿童未达到4岁出现构音错误,也可以看作是发育过程中未成熟的发音。

(三)病史资料收集及检查

1.构音障碍发生和经过的调查:①口腔技能、进食动作、吸管的使用、吹气等。②运动功能发育。③语言发育情况。④目前日常会话的状况。

错误的持续性及其程度,会话时的可懂度,本人的意识,有无继发性问题,如回避谈话、书写错误、被讥讽等。

2.构音检查见中国康复研究中心构音障碍检查。

3.构音器官检查见表4-8。

表4-8　构音器官检查

构音器官	形态	功能
口唇	对称性,闭合的状态	突出的程度和速度,开闭的程度和状态
齿	咬合的状态,牙齿缺损	咬合是否紧闭,哪些牙齿缺损
舌	大小,对称性,有无不随意运动,有无萎缩	前伸后缩,上下左右活动的程度和速度
硬腭软腭	长度充分与否,腭裂或黏膜下腭裂,腭垂形状	发"啊"时软腭上举的程度
咽喉	软腭与咽后壁的距离是否过长	
协调运动	吹气观察鼻咽腔的关闭功能,观察连续构音功能	

4.语言发育检查(采用符号形式-指示内容关系)。

5.听力检查(纯音听力检查)。

6.智力检查(必要时可做智商测定)。

(四)整理评价结果

整理评价结果见表4-9。

(五)治疗原则

功能性构音障碍不仅影响了患儿的语音清晰度、言语表达能力、社会交往与口语沟通,还严重影响了患儿的心理健康发展。因此应引起足够的重视,做到早发现、早治疗。其治疗原则:

1.改变固定化了的构音习惯　①改变错误的构音动作;②正确构音动作的再学习。

2.构音训练方法　①必须训练听辨别音;②必须严格训练构音动作;③要设法排除错误构音习惯的影响,如为了矫正和巩固正确发音,需要临时挑选一些单词、句子并持续地使用。

表 4-9　整理评价结果

主要项目	表现	意义
错误构音种类	错误和正确发音的种类	错误发音种类有哪些,以较容易发的音的错误判定轻重度
错误的一贯性	能否使其正确,发音环境的影响,单词与音节水平,检查和生活中有何不同	不稳定的错误为未成熟构音,一贯性的错误为固定、习惯化的构音,有时可成为训练的关键词
错误的类型	音节省略、替代、歪曲、有无特异性错误型	距构音发育的阶段有多大
被刺激性	能否纠正为正确构音,达到此目标的方法(复述、构音动作的模仿、其他)	训练的难易程度或提示有自然治愈的可能性
听觉记忆力	语音、数字等的记忆表现	如有问题应采用专门的方法考虑
语音辨别力	能否区分正确与错误的发音	训练途径的选择不同
构音器官	形态、功能	器质性与功能性的区别
错误的内容	在错误构音中共同缺少的构音动作是什么,此动作是否在正确构音时也存在	采用何种构音训练、从哪一音开始训练等作为制订训练计划的指标

(六)训练计划的制订

1. 训练的适应证及训练方针的制订

(1)语言发育水平大体在 4 岁以上,习惯化的构音异常,特别是在被别人嘲笑的情况下,应进行早期的构音训练。并且应该教会家长协助训练。

(2)在构音错误无特异性,错误方式不固定或有波动,有构音的被刺激性或伴有语言发育迟缓时,一边促进语言发育,一边观察构音发育。

2. 发音训练内容

(1)参考构音发育标准,选择一贯性低、未定型的音,尽量选择容易发的音,例如不能发 k 和 s 时,应先选择训练 k;不能发 c 和 ch 时,应先选择训练 c。

(2)可以根据构音点、构音方法的相似性制订训练计划。例如同类音 g、k、h 的波及效果等。

(3)训练过程中发现一个音训练效果不好,千万不可反复训练,以免引起患者的厌烦及抵抗情绪,也可以实验性地训练另一个音。

3. 训练方法的选择　在训练过程中,并非只选择哪一种,而是多种方法相互补充,以求达到最佳效果。

(1)利用听觉的训练方法　①听音辨别训练:适用于不能分辨语言或分辨能力较差的患儿,听取语言治疗师发出的正确音,辨别自己的错误发音并让其复述正确发音。也可以先教患儿正确拼音和文字,并将其写在纸上,当治疗师发音时,让患者指出相应拼音和词。已上学的患儿可以将其错误音放在词的不同位置,治疗师说出包含该音的词时,患儿可以指出音的位置。如能分辨语音,则可以训练单词。②听觉刺激法:适用于错误语音具有被刺激性(未定形时)者,方法是复述单词和音节。一般只用此方法

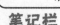

难以改善,可以作为配合训练方法。

（2）构音动作训练法　几乎适用于所有构音错误呈固定化、习惯化的儿童。必须使用避开错误构音习惯的构音动作训练方法。

4.构音训练顺序

（1）训练过程　引导构音动作→自发正确发音→熟练正确发音→向其他发音泛化。

（2）构音运动的学习　①诱导目的音正确动作:从构音动作较相似的音开始,在形成新的构音动作时,让其模仿动作,用语言说明和使用镜子加深理解。②用单音节稳定正确音的构音动作。③在说话中引用正确的发音:使用为训练特别挑选的词汇;单词、句子、短文的应用从音节数少、发音的组成容易的实用性词语开始,例如自己或小朋友的名字、问候语、称呼词等;用录音机再现自己错误的发音和正确音进行比较;促进实用化。

对儿童可以利用说儿歌、做游戏等方式逐步向训练过程以外的言语活动过渡。这种过渡存在个体差异,一般来说年龄越大,难度越大。但至少应做到在训练场所能够熟练应用,并且在出现错误时能自己纠正。

5.选择训练教材　可以选择画片、图册等,根据不同情况选择不同的方法。

（七）构音训练

训练开始时,要带有游戏性,尽量争取使其保持对训练有兴趣,尽量不要挫伤他们讲话的愿望而能积极配合训练。

1.g、k 的训练

（1）g 被 d 代替时让患儿发 ga 或 ka,同时用压舌板或勺子把压住舌尖。

（2）利用漱口的方法,逐渐减少口中水量,从"无水漱口"诱导 ga 音。

（3）发音时利用舌根和软腭闭锁的方法:①闭合双唇发 m;②微张口唇发 n;③张开口唇发 eng;④让患儿在 eng 后加上元音 a 构成 eng 加 a 的音。即一边让患儿持续发 eng 音,然后移行至 a 音;⑤发耳语音 ga。

2.d、t 的训练　①让患儿把舌放在上下齿之间,水平伸出。1 d 做 5 min 左右,进行 1 个月;②在伸舌状态下呼气发破裂音。

3.s 的训练　①让舌松弛,使舌平伸状态夹在两齿间。②在舌正中发出较长时间的气流发 s,使用吸管等向正中诱导呼气也可以辅助训练。③在 s 后加元音 u 进行构音发 su,把舌从两齿间向后缩即可发成 s 音,如果 s 音泛化,并且保持下来,逐步可以把舌自然地向后移动而发出 s 音。

第六节　腭裂构音障碍

一、定义

腭裂是口腔颌面部最常见的先天性畸形,发病率在 1‰ ~ 2‰,是因为胎儿第 6 ~ 12 周硬腭、软腭未能正常地发育融合,导致出生时遗有长裂痕。其可单独发生,也可与唇裂同时伴发,常有典型的面部外观。腭裂不仅有软组织畸形,大部分腭裂患者还

笔记栏

可伴有不同程度的骨组织缺损和畸形。其在吮吸、进食及语言等生理功能障碍方面远比唇裂严重。由于颌骨生长发育障碍，还常导致面中部塌陷，严重者呈蝶形脸、咬合错乱(常呈反颌或开颌)。因此，腭裂畸形造成的多种生理功能障碍，特别是语言功能障碍和牙咬合错乱对患者的日常生活、学习、工作均带来不利影响，也容易造成患者的心理障碍。

二、病因

腭裂发生的原因尚不完全清楚，但可能与妊娠期食物中营养缺乏、内分泌异常、病毒感染及遗传因素有关。腭裂作为一种先天性发育缺陷，随着生长发育，畸形也随着年龄发生变化，包括畸形本身存在的生理发育缺陷、外科手术创伤造成的颌面外形继发改变，语言、听力等功能障碍，以及患者在社会交往形成的心理障碍。

要预防腭裂的发生，需要采取一些预防保健措施。孕妇在怀孕期间应避免偏食，保证 B 族维生素、维生素 C、维生素 D 及钙、铁、磷的充分摄入，保持心态平和，避免精神紧张，不服用抗肿瘤药物、抗惊厥药、组胺药、治疗孕吐的克敏静和某些安眠药，不吸烟、不酗酒，避免接触放射线、微波等。

三、腭裂的分类

根据硬腭和软腭部的骨质、黏膜、肌层的裂开程度和部位，多采用下列临床分类方法。

1. 软腭裂　仅软腭裂开，有时只限于腭垂。不分左右，一般不伴发唇裂，临床上以女性比较多见。

2. 不完全性腭裂　称部分腭裂。软腭完全裂开伴有部分硬腭裂，有时伴发单侧不完全唇裂，但牙槽突常完整。本型也无左右之分。

3. 单侧完全性腭裂　自腭垂至切牙孔完全裂开，并斜向外侧直抵牙槽突，与牙槽裂相连；健侧裂隙缘与鼻中隔相连；牙槽突裂有时裂隙消失仅存裂缝，有时裂隙很宽；常伴发同侧唇裂。

4. 双侧完全性唇裂　双侧唇裂同时发生，裂隙在前颌骨部分，各向两侧斜裂，直达牙槽突；鼻中隔、前颌突及前唇部分孤立于中央。除上述各类型外，还可以见到少数非典型的情况：如一侧完全、一侧不完全；腭垂缺失；黏膜下裂(隐裂)；硬腭部分裂孔等。

四、腭裂的程度

腭裂分度法，即将其分为三度。

Ⅰ度裂：只是腭垂裂。

Ⅱ度裂：为部分腭裂，但未裂至切牙孔。根据裂开部位又分为浅Ⅱ度裂(仅限于软腭)和深Ⅱ度裂(包括一部分硬腭裂开)。

Ⅲ度裂：即全腭裂开，由腭垂至切牙区，包括牙槽突裂，常与唇裂伴发。

五、腭裂的语音表现

腭裂患者的呼吸功能和发声功能均为正常,其所出现的异常语音是由于构音能力和共鸣能力出现障碍所致。腭裂语音障碍的言语病理基础:腭部结构缺失引起鼻腔和口咽腔交通、软腭和腭垂发育畸形及软腭肌肉缺陷引起腭咽闭合功能不全、腭扁桃体和腺样体肥大、牙列发育异常、唇裂舌体位置后移、舌体体积过大或过小。常见的语音异常有以下几种:

(一)共鸣异常

在正常生理状态下,发元音及非鼻音的任何辅音时,鼻、口腔因腭咽闭合而完全分隔,口腔独立完成共鸣;当腭咽闭合不全时,口、鼻腔交通,一部分气流进入鼻腔,产生鼻腔共鸣。按照气流进入鼻腔的程度,共鸣异常也有不同的表现,可以包括有限的鼻腔共鸣到很少或完全没有口腔共鸣,分为不同的鼻腔共鸣表现:

1. 开放性鼻音 即鼻音过重,它是腭咽功能不全时的常见表现,例如发 i 音时发成了 eng 或 en;是主要由于过度鼻腔共鸣所引起,言语病理学上又称为"鼻音化"。

2. 闭塞性鼻音 即鼻音过少,多见于鼻腔堵塞、腺样体肥大及咽腔狭窄,发音时类似于感冒后的鼻塞音。此类音多见于发 m、n 时出现。

3. 鼻漏气 是指发音时不能关闭口咽及鼻咽之间的通道,声音由鼻孔逸出。尤其在发辅音时,由于气流大部分自鼻腔流出,口腔内气体较少,导致发音含糊不清、音调低沉和音量少。如在发 p、t 等送气音时较容易出现。

(二)构音异常

构音活动中最重要的是舌和腭的相对运动,由于舌位的变化和舌腭的接触,从而发出不同的元音和非鼻辅音。正常人在发元音时舌有固定的位置,表现在频谱上有固定的共振峰模式,正常人发辅音时主要有三种形式。①爆破音:发音时双唇、舌尖或舌面与腭,舌根部与腭、软腭紧密接触,气流在接触点之后聚集,产生一定压力,瞬间爆发引起振动发声,如 d、b、g 等音。②摩擦音:舌与腭无接触但接近关闭状,口腔内气流挤压式溢出而产生振动发声,如 s、h、x 等音。③塞擦音:舌与腭有接触,但气流缓慢释放,如 z、j、c 等音。

腭裂患者由于有或者曾经有过腭咽闭合不全,口腔内气流自鼻腔流出,口腔内压力不足,患者为了获得充足的口腔内压力,经常需要使舌位后置以缩小气流腔体积,此外患者在发声时也会尽量使舌背高抬以协助闭锁咽腔,增加口腔内气流压力,这种发声习惯是患者为了补偿形态异常形成的错误构音方法,即使在手术矫形后也不易自我纠正,必须要在术后进行功能锻炼。此类常见的调音异常如下所示:

1. 腭化构音 发音时舌在硬腭前部或软腭前部形成卷曲(舌背高抬呈卷曲状),气流从舌腭之间的空隙通过,摩擦音、鼻音和爆破音都可出现,临床上以 k、g、c 等音最易出现,这类患者在发像"猜一猜"这样的语句时会出现异常语音。

2. 侧化构音 发音时舌与硬腭接触,但在牙槽脊和牙弓的一侧或双侧形成空隙,气流从空隙逸出,形成气流与颊黏膜之间的共振,比较典型的是把 ki 发成 gi,并能听到气流的杂音,在 i、sa、za、j 等音的检查中容易出现。

3. 鼻咽构音 发音时舌后部后缩,舌与腭部接触良好,气流不穿过腭部的表面,而是由软腭的振动形成软腭的摩擦音,气流逸出鼻腔,似鼻后部摩擦音。临床上最常见的是把 gu 发成了 ku。i 和 u 相关的音较容易出现。

(三) 其他发音异常

其他发音异常主要是由于腭咽闭合功能不全所引起。腭裂患者发音过程中由于腭咽部闭合不全,总是试图在气流通过腭咽部进入鼻腔前利用咽部与喉部肌肉的紧张性变化阻挡住进入鼻腔的气流,此时就会形成气流在声门处的异常摩擦和舌咽部的异常摩擦,这些共同组成了腭裂患者特殊的发音。按其发音的特点又可分为以下几种:

1. 声门爆破音　在言语病理学上又称为"腭裂语音"的代表音,其音声特点为发某些辅音时,声音似从咽喉部强挤出,辅音起声时间消失或过短,在发 pa、ta、ka 等音时最易检出,严重的患者在发辅音时完全会省略掉摩擦和爆破的动作,并且会有面部表情的伴随。

2. 咽喉摩擦音　是腭咽闭合功能不全患者特有的一种异常语音,其表现为在发摩擦音时咽腔缩小,舌根和咽喉摩擦而形成的异常语音,在发声时几乎看不见患者的舌尖运动,语音清晰度较低。临床上以 z、c、s、j、q、x 等音较容易检查到。

3. 咽喉爆破音　也是腭咽闭合功能不全的特有语音,患者发音的过程几乎都是靠舌根和咽后壁的闭锁和开放来完成的,在 k、g 的音群中最容易出现。正常构音者在发 ka、ga 时,可见舌背向上抬的运动,但在发咽喉爆破音的患者,舌背呈水平向后移动。

六、评定与检查

(一) 器官的形态与功能检查

构音器官形态和功能评定的目的是了解构音器官解剖形态、完整性、运动状态和功能的基本情况,从而指导患者进行相应的治疗。构音器官包括口面部、鼻部、唇、口腔、齿、舌、硬腭、软腭、下颌和咽喉部。

1. 口面部检查　主要检查患者口面部发育情况,部分腭裂患者会并发唇裂、面裂、鼻畸形、面部发育异常、小耳畸形等口面部畸形及治疗后瘢痕对口面部的影响,这包括瘢痕的部位、对口面部的影响等。

2. 鼻部　腭裂并发唇裂的患者,裂侧鼻翼周基底组织缺损,导致鼻形态异常,出现两侧鼻翼的不对称、患者鼻翼扁平、鼻尖塌陷、鼻腔狭小、鼻小柱变短、外鼻不正、鼻中隔偏曲、下鼻甲肥大、鼻腔通气功能障碍等表现。

3. 唇　合并唇裂的患者术后患侧上唇瘢痕增生、挛缩,表现为唇两侧不对称、唇缘不齐、上唇组织缺损、上唇运动不充分。因此,需要进一步检查唇形特点,能否做圆唇动作,以及进行咂嘴、噘唇和展唇运动。应检查双唇闭合的力量。

4. 口腔　有无腭裂、上腭瘘、腭部瘢痕、腭高拱、软腭短小,检查软腭上抬运动是否充分,腭垂的形态,有无隐性腭裂等。

5. 齿　硬腭裂患者,尤其是Ⅲ度完全性唇腭裂患者,其上齿弓因裂隙影响,常出现上齿弓形改变、牙齿缺失、扭转现象,亦可出现咬合形态的异常。

6. 舌　舌是构音活动中最活跃的器官,需要观察舌体是否对称,有无肥厚、凹陷、萎缩现象,舌能否完成伸缩、上下舔唇、左右舔口角动作,有无舌系带过短引起的舌尖上抬及外伸受限,是否采用过舌瓣修复上腭部瘘孔的术式。

7. 硬腭　检查硬腭的长度、腭穹窿的拱度、有无上腭瘢痕及上腭瘘。

8. 软腭　检查软腭的长度,有无瘢痕、瘘孔,软腭的运动能力。

9. 下颌　常见的有反颌畸形、开颌畸形和错颌畸形。并要注意下颌关节运动时是否稳定,有无下颌的侧向摇摆。

10. 咽喉部　有无采用咽后壁复合组织瓣修复腭裂、咽瓣蒂部的位置。对于腭裂术后的患者,还要注意上腭两侧松弛的切口留下的蒂是否过于宽大、是否限制开口动作;运用颊肌黏膜瓣修复延长软腭,是否存在因蒂部过于宽厚而影响咬合。

(二)语音检查

腭裂语音产生于先天性腭裂。它是在发声时软腭与咽壁不能接触闭合,形成一种带有浓重鼻音而且含糊不清的病理语音。腭裂语音并不会随着腭裂畸形的修复而完全消失,不少患者术后仍存在腭裂语音。导致腭裂术后语音的因素很多,如手术时间晚、手术方式不当、腭裂畸形程度严重及不良代偿发音等。

腭裂语音的治疗是一个复杂的过程。腭裂语音虽然是一种病理语音,但是它和正常的语音一样,在其产生和发展变化的过程中,已经形成了有规律的、固定的语言形式。如果要矫正这种错误语音,必须客观地分析评估这种语音错误的类型,找出其产生的原因及发音规律,然后才能进行有效的矫正和正确的语音训练。如果治疗不当,腭裂语音将会伴随患者终生。

1. 耳测法　由治疗师直接让患者发某些敏感音素,来进行判断语音障碍的音,但要有专业医师参与。其主要评价过度鼻音和过低鼻音的程度。

2. 冷镜实验法　用一片镀铬金属镜片在患者发爆破音、摩擦音时放在患者鼻、上唇之间,由于镜片温度较低,只要有气流从鼻孔漏出,就会令镜片上留下雾气。此方法非常简单、实用、灵敏,即使是非常微弱的气流都可被探测到。

3. 鼻孔听管评价　一根橡胶管或塑料管,两端分别连接一漏斗玻璃管,一端置于患者一侧鼻孔,另一端开口正对评价者耳朵。当患者发音时,如有气流从鼻孔漏出,评价者的耳朵很容易听到和感觉到。此法亦很简单、可靠和灵敏。

4. 语音清晰度检测　通过应用标准化的汉语音节和词的量表对患者的发音做出测试,记录其发音的错误,计算发音错误词数占总测试词数的百分比,从而得出量化的言语清晰比值。国内将言语清晰度分级如下:≥96%为正常,70%～96%为轻度异常,35%～70%为中度异常,0～35%重度障碍。此外,对于语言障碍的患儿也要进行语句的测试,同样记录患者的语音错误方式和错误率,通过对腭裂患者进行音节、单词和语句测试,以判断腭咽功能不全是持续性的还是间歇性的,在发音过程中,腭咽功能不全带来影响的比例,可以评价口腔和鼻腔共鸣情况、发辅音鼻漏气情况、言语连贯性和言语清晰度,以做出对患者语音情况的全面评价。

5. 语音测试　通过让腭裂患者读语音测试表上特定的音节、单词和语句,记录患者错误的发音,见表4-9。

笔记栏

表4-9　语音清晰度检查表

编号：_____ 姓名：_____ 性别：_____

出生年月：_____ 籍贯：_____

地址：_____ 住院号：_____

诊断：_____

录音者：_____ 录音日期：_____

声母	b 玻	p 坡	m 摸	f 佛	d 得	t 特	n 讷	l 勒	g 哥
	k 科	h 喝	j 基	q 欺	x 希	zh 知	ch 吃	sh 诗	r 日
	z 资	c 雌	s 思						

韵母	a 啊	o 喔	e 鹅	ai 哀	ei 诶	ao 熬	ou 欧	an 安	en 恩
	ang 昂	eng 亨（去掉"喝"的音）	er 儿	i 衣	ia 呀	io 唷	ie 耶	iao 腰	iu 优
	ian 烟	in 因	iang 央	ing 英	u 屋	ua 蛙	uo 窝	uai 歪	ui 威
	uan 弯	un 温	uang 汪	uong 翁	ü 迂	üe 约	üan 冤	ün 晕	iong 雍
	nü 女	lü 律							

字表	波	白	杯	报	本	怕	表	票	不
	夫	门	忙	没	法	朋	走	词	在
	宿	从	三	四	字	德	到	他	大
	地	点	对	哪	你	路	女	绿	了
	来	里	两	题	志	这	中	吃	产
	村	程	信	说	春	是	少	授	上
	日	生	人	睡	剧	去	向	熊	七
	小	先	进	京	学	泉	裙	几	家
	介	九	见	观	光	快	哭	画	客
	和	个	工	国	银	迎	用	五	我
	埃	二	一	也	要	有	喂	晚	翁
	语								

词组	诗词	司机	稀奇	机器	可口	哥哥	批评	爬坡	棒冰
	吐痰	电灯	商店	大叔	拉链	算术	操场	粽子	学校
	铅球	京剧							

短句	1. 请问有人在家吗？ ●跑跑跳跳，宝宝最喜欢吃葡萄。 ●猜一猜，我是谁？ ●爸爸哥哥，常常唱歌。	2. 姐姐，你去哪儿啊？ ●上街买东西。 ●给我买一把雨伞吧。 ●好，我一定给你买。 ●你真是我的好姐姐。	3. 前天他到街上去买冰糖。

(三)鼻内窥镜检查

鼻内窥镜是一种耳鼻喉科设备,是一种能对鼻腔进行详细检查的光学设备,一般指的是硬管镜,有 0°~90° 不等的角度,由于有良好的照明,加之本身比较细,直径只有 2.7~4.0 mm,但鼻内窥镜有时也指软管镜。鼻内窥镜可以很方便地通过狭窄的鼻腔和鼻道内的结构,来对鼻腔和鼻咽部甚至鼻窦内部结构进行检查,是诊断鼻窦炎、鼻息肉的重要设备,通过配套的手术器械还能对鼻窦炎、鼻息肉进行精细的治疗,使手术能够达到传统手术无法到达的效果。

(四)X 射线鼻咽部检查

应用 X 射线技术检查腭咽形态始于 20 世纪 30 年代,此后又出现了动态 X 射线技术和多角度 X 射线动态录像,对连续说话状态进行评价。临床上较常使用的检查技术如下:

1. 头颅侧位片 一种简单而且应用较长时间的检查方法。可用于观测矢状面腭咽闭合时的软腭抬举高度、伸长度、咽腔深度、软腭与咽腔的比例情况,检查时也可以在软腭或需测量部位涂以造影剂,以增强显影的清晰度。有学者提出利用腭咽闭合冠状收缩不全率来对腭咽闭合冠状收缩进行评价。对于咽后壁瓣的患者可以用此方法观察咽后壁瓣的位置、厚度和长度(图 4-10)。

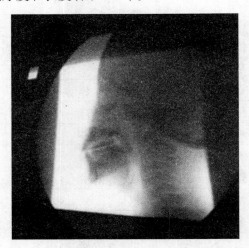

图 4-10 矢状面腭咽闭合时的软腭抬举高度

2. 多角度 X 射线动态录像 主要分为侧位、正位、颅底位和 Town 位四种测量体位,该方法提供了三维图像,有较大的实用价值,侧位是最常用的体位。头颅正位可以提供软腭抬高水平、咽后壁瓣垂直高度及咽侧壁在发声时向内运动水平的关系等信息。颅底位和 Town 位显示的图像和鼻咽纤维镜的观察结果十分相似。对于腺样体肥大者 Town 位更能真实反映咽侧壁的活动。这种检查方法的优点是可以从三维动态角度对腭咽闭合和舌运动进行观察,为非侵入性定量观察,可用于儿童。

七、腭裂的构音训练

腭裂患者通过药物、手术等临床治疗后,随着解剖结构的改善,其某些语音可自行得到纠正,但多数构音动作及语音仍存在异常,因此大部分患者仍然需要进行构音训练,使其构音得到最大程度的恢复。

(一)语音训练的原则

1. 符合语音治疗条件

(1)生理条件 ①腭咽闭合良好;②排除听力、智力障碍;③修复牙列缺失和牙槽突列。

(2)时间条件 ①语音训练的适龄条件为 3~4 岁;②进行语音训练的适宜时间为术后 2~3 个月,此时术后肿胀已基本消退,感觉开始慢慢恢复,越早进行训练,代偿性发音的习惯形成越短,治疗效果越好。

2. 腭裂儿童应完成完善的评估,针对评估结果制订个性化的语音训练计划,并进行阶段性的评估,从而及时修改训练计划,提高治疗效果,切忌千篇一律。

3. 语音训练的方式,多为一对一个体训练,每周 1~2 次,每次 30~60 min。根据患儿的年龄、接受能力和功能、发音程度等不同情况,还可进行强化训练和集体训练。强化训练为每天 1 次,每次 1~2 h;集体训练由 4~6 位患者组成一个训练小组,每次 30~60 min。

4. 腭裂术后语音训练:一般训练过程应功能训练与发音训练并举,遵循"音素→音节→词汇→短句→短文、会话",从易到难进行。

5. 训练环境:最好有良好隔音效果的录音室和系统的语音设备。

6. 治疗目标:①语音清晰度在 80% 以上,所有辅音发音部位和发音方式正确;②能顺利发出各辅音与不同元音组合的音节;③能用常速准确地说出各类词组、短句及短文。

7. 对腭裂儿童的父母应给予良好的心理安慰,并增强患儿对治疗的信心,必要时给予心理辅导。对年龄较大的患儿,应给予充分的尊重,让他们产生信任感,树立治疗的信心从而增强自信心。

8. 部分患儿可能伴有听力、智力、认知、心理等方面异常,要及时增加相关的干预训练。

9. 在语音训练中患儿家属的作用也很重要,让患儿家属参与到训练过程中,一方面可舒缓调整患儿的紧张情绪,另一方面可帮助患儿提高对构音错误的自我认识和自我纠正,还可以指导家属在家进行训练。

(二)构音器官功能训练

唇腭裂患者由于接受腭裂手术较晚或手术做得不理想,使患者长期处于腭咽闭合不全的状态,并使气流分流在口腔和鼻腔;或存在齿间缝隙、牙槽嵴裂,导致口腔不能维持正常的压力,或有受唇瘢痕的影响,双唇、唇齿不能形成良好的阻碍方式,所以不能正确发音。因此,在纠正异常语音前,需要做构音器官的功能训练。

1. 腭咽闭合功能的训练

(1)软腭按摩 患者自己或治疗师用中指由硬腭后缘向腭垂肌方向轻柔地按摩,以软化术后瘢痕。按摩前要剪短指甲、洗手并戴上指套。手术后 3 个月还可用软毛刷轻轻触刷擦软腭部位,每次 10 min,每天 3 次。

(2)软腭抬高 打开咽喉部,使劲做发"啊"声的口型,但不要出声,做恶心的状

笔记栏

态,让软腭尽量抬高,重复15个/组,每天练习3组。

(3)软腭活动　鼓气→凭空含漱→凭空吞咽,可改善腭部肌肉的知觉和运用功能,这一循环动作重复15个/组,每天练习3组。

(4)增加口腔空气压力　将空气缓慢吸入口腔后闭紧唇部,使空气压力增至最大时,开口用力将气流喷出。有两种结果,一种是能将空气保持在口腔中,喷出有力;另一种是口腔内的气流有部分逸入鼻腔,鼻腔漏气。前者表示腭咽闭合恢复正常,后者表示腭咽闭合功能尚未完全建立,练习时需要捏住鼻孔,待练习有效后就不用捏鼻,重复15个/组,每天练习3组。

2. 呼气控制功能的训练

(1)吹水泡法　让孩子用嘴含住饮料吸管其中一端,并把另外一端插入水杯中,用鼻子深吸一口气后,通过吸管往水中吹水泡,尽量延长一口气吹水泡的时间,直至一口气能吹20 s以上。

(2)吹蜡烛法　在桌上点燃一支蜡烛,让孩子在距离蜡烛20 cm处将其吹灭,然后逐渐增加蜡烛的数量,随着吹出气流的力量增强,增大孩子与蜡烛的距离。

(3)吹气球法　准备10 cm、15 cm、20 cm、25 cm的气球若干只。开始时,先努力把10 cm气球吹大,视能力情况,逐渐过渡到吹25 cm的气球。

3. 舌肌运动功能的训练

(1)伸-缩运动　练习舌的伸长与回缩运动,尽量活动范围大,从慢逐渐过渡到快,15个/组,每天练习3组。

(2)向上、下、左、右运动　舌体集中,舌尖先向上伸展,再向下伸展,然后向左、右方向运动,15个/组,每天练习3组。主要是练习舌体集中、舌尖能集中用力的功能。

(3)卷舌训练　舌尖抵硬腭前部,然后向后摩擦滑至硬腭后部,从前至后,从后至前反复练习,15个/组,每天练习3组。主要训练舌肌的上卷运动功能。

(4)上下交替活动　先将舌尖及舌前部边缘紧抵上齿背与齿龈交界处,再将舌尖及舌前部边缘紧抵下牙齿背与牙龈交界处,一上一下交替活动,15个/组,每天练习3组。

(5)舌打响声弹跳　舌前部紧紧抵硬腭前部,牙齿缝约一示指,舌用力迅速弹离,发出响亮的近似“得”的声音,15个/组,每天练习3组。

(6)音节训练　连续发以下功能音:da, da, da, da……za, za, za, za……jia, jia, jia, jia……zha, zha, zha, zha……la, la, la, la, la……ga, ga, ga, ga……发音时舌头要有力,口腔要有一定的开度,并且保证每个音节要读得响亮、有力、字字清楚,这样舌面、舌头、舌根都可以得到训练,锻炼时从慢到快,舌头要灵活利落、弹力大。

4. 唇肌运动功能的训练　重点训练唇肌迅速地张、闭、圆、咧等运动功能。

(1)鼓腮喷放　双唇紧闭,气流到口腔内双唇后蓄积,双唇阻住气流后,突然喷放,发出b和p音,反复练习10次。

(2)噘唇咧嘴　向前噘出双唇,摆出发u音的口型,接着向后展开双唇,摆出发i音的口型,循环练习15次。

(3)双唇互压　取一张纸片或压舌板放在双唇间,双唇互压用力夹住纸片或压舌板,屏气,用手抽取纸片或压舌板,反复练习10次。

(4)唇齿接触　上门齿与下唇内侧接触,若即若离,形成缝隙,气流从缝隙中摩擦而出,声带不振动,呈无声的 f 音,反复练习 10 次。

(5)唇唇相盖　上唇盖住下唇,下唇盖住上唇,反复练习 10 次。

(三)语音训练的顺序与内容

1.音素训练　音素是最小的语音单位。

2.音节训练　音节是由声母(主要是辅音)和韵母组成。根据腭裂患者的异常发育情况,制订一套以辅音为声母的音节训练表,同时要加入四声音调的训练。

3.词汇训练　可采用双音节词训练,根据不同声母组成相关词组,注意词组训练必须在能准确、熟练地说每个音节(包括四声)的基础上进行。

4.句子训练　根据词汇内容,组成相关短句。在短句编排设计中,应力求每句短句中尽可能编排所能说清楚的词语。

5.短文、会话训练　在患者基本能熟练准确地读出每个声母后,即可进入短文和会话训练,内容可选用儿歌、课本、绕口令、看图说话等形式进行。

(四)腭裂术后异常语音的生物反馈治疗

生物反馈治疗是训练语音功能常用的方法之一,它是利用患者的视觉、听觉、触觉等感觉,借助灵敏的电子仪器或设备将检测到的患者生理和形态变化信息显示给患者,指导患者学会在某种程度上自我调节控制这些功能,以达治疗的目的。

1.听觉反馈治疗　通过发音示范、模仿、录音、重放、听辨等过程,反复调节练习。

2.镜面视觉反馈治疗　通过面对镜子模仿学习,不断纠正练习,起到视觉反馈的作用。

3.触觉反馈治疗　在发音活动中,舌起着十分重要的作用,通过感受舌在口腔内的不同位置,对发音气流产生不同的阻挡、摩擦、爆破等作用,形成不同的发音。

除了上述听觉、视觉、触觉反馈治疗方法外,还有几种常用的方法能用于语音训练当中,如图解法、同类诱导法、游戏法、表扬激励法等。

4.图解法　通过对图进行分析讲解,从而学会发音时唇、舌、气流走向与每个不同音的关系。

5.同类诱导法　①按发音部位分类,分为双唇音:b、p、m;唇齿音:f;舌尖前音:z、c、s;舌尖中音:d、t、n、l;舌尖后音:zh、ch、sh、r;舌面音:j、q、x;舌根音:g、k、h。②按气流强弱分类,分为不送气音:b、d、g、z、zh、j;送气音:p、t、k、c、ch、q。③按声带是否振动分类,分为清音:b、p、f、d、t、g、k、h、j、q、x、zh、ch、sh、z、c、s;浊音:m、n、l、r。

6.游戏法　在训练过程中通过趣味性读物和玩具,让患者在娱乐中接受治疗,提高主动参与性。

7.表扬激励法　在患者有进步和表现好的时候及时给予表扬和激励,树立信心,提高治疗的效果。

(五)腭裂术后常用的语音训练方法

正常人在发辅音时(除鼻音外),软腭上抬与腭咽闭合,封闭鼻腔,舌不同的部位在口腔内形成不同的阻碍,气流冲破阻碍,迸裂而出,爆发形成,除爆破音和摩擦音外,正确发其他辅音时并不需要腭咽闭合。因此,可以理解腭裂患者发音障碍主要集中在16 个爆破音和摩擦音上。

笔记栏

1. 唇音（b、p）

（1）p 为送气塞音，发音时双唇紧闭，气流到达双唇后，屏气（软腭上升）并保持压力，较强气流冲开双唇而形成。

（2）b 为不送气塞音，持阻过程同上，较弱气流从双唇迸发而出。

2. 唇齿音（f）   f 为送气擦音，发音时上牙放于下唇上形成缝隙，使气流从唇齿间摩擦而形成。

3. 舌尖中音（t、d）

（1）t 为送气塞音，舌尖抵上牙龈，屏气并保持压力，较强气流从阻塞的部位冲出而形成。腭化构音是由于舌前部或中部向硬腭拱起所形成，所以对舌尖音影响最多。训练时首先让患者放平舌体，为了便于观察，不妨先让其舌体平展于齿、唇外，例如练习"d""t"将舌尖伸出齿列外，上下齿轻轻咬舌尖，先采用后接元音开口小的音"i"后向"di、ti"发展，再逐渐扩展"ta、da、tu、du、tuo、duo"。

（2）d 为不送气塞音，阻塞部位破裂，较弱气流从阻塞部位迸发形成。

4. 舌根音（k、g）

（1）k 为送气塞音，舌根部隆起，抵住软腭，气流到达阻塞部位后积蓄，屏气并保持压力，较强气流冲出阻塞部位而构成。

（2）g 为不送气塞音，舌根部隆起，抵住软腭，较弱气流从阻塞部位迸发形成。

5. 舌尖前音（s、c、z）

（1）s 为送气擦音，上下前牙对齐且闭合，舌尖和下前牙形成缝隙，气流在阻塞部位积蓄，气流经缝隙摩擦形成。

（2）c 为送气塞擦音，上下牙对齐且闭合，舌尖抵住下前牙，气流在阻塞部位积蓄屏气并保持压力，较强气流经缝隙摩擦而成声。

（3）z 为不送气塞擦音，上下牙对齐且闭合，舌尖抵住下前牙，较弱气流经缝隙摩擦而成声。

6. 舌尖后音（sh、ch、zh）   sh 为送气擦音，ch 为送气塞擦音，zh 为不送气塞擦音。三者发音部位基本相同，舌尖上举，抵住硬腭前部，不要接触，中间留一条缝，放开时发出声音。

7. 舌面前音（x、q、j）   x 为送气擦音，q 为送气塞擦音，j 为不送气塞擦音。三者发音部位基本相同，舌面前部隆起，舌尖与硬腭前部留有缝隙，放开时发出声音。

第七节   现代技术的应用

随着现代治疗技术的不断发展，越来越多的新技术、新手段可以运用在构音障碍的训练之中，一方面可以增加训练的有效性和针对性，另一方面可以大大提高治疗的趣味性，拓展了构音障碍的治疗手段和治疗范围。

一、口部肌肉训练疗法在构音障碍中的应用

口部肌肉训练疗法即通过借助触觉及本体感觉的方法，以口腔运动技能发育原理为根本，促进构音障碍患者口部感知觉恢复正常，达到抑制患者异常的口腔运动模式，

帮助患者建立正常口腔运动模式的目的。目前口部肌肉训练疗法主要包括口腔感知觉障碍治疗和口腔运动障碍治疗。

（一）口腔感知觉障碍治疗

口腔感知觉障碍治疗主要将患者根据口腔触感程度不同分为三类：一类为感知觉超敏的患者，一类为感知觉弱敏的患者，最后一类为感知觉敏感性混合的患者。针对这三类患者，一般感知觉刺激技术主要是通过对患者视觉、听觉、嗅觉、味觉、触觉等方面进行刺激，常用的刺激方式包括冷刺激、热刺激、触摸刺激、食物刺激、视觉反馈刺激及异物刺激等。通过这些方法的使用，可以达到促进患者口腔感知觉正常化的目的，并且帮助患者建立起对各类刺激时的正常反应。从而使患者超敏的部分降低敏感度，弱敏的部分提高敏感度，最终使其敏感性达到正常水平。另外对于儿童构音障碍的患者，采用口部探索游戏的训练方法也有助于口部触觉敏感性的正常化，同时还能帮助患者重新建立婴幼儿期的口部运动模式，帮助患者习得新的口部运动技能。

（二）口腔运动障碍治疗

口腔运动障碍治疗主要包括下颌运动治疗、唇运动治疗和舌运动治疗。口部肌肉训练疗法中针对口腔运动的治疗与传统治疗最大的区别就在于专门制作的针对唇、舌、下颌、软腭等构音器官的训练工具，在训练时更加详细地区分不同难易度与患者的口腔运动功能。常用的训练方法主要有以下三种：

1. 下颌运动治疗　主要针对下颌运动受限、下颌运动过度、下颌分级控制和下颌转换运动障碍等进行的治疗，常采用下颌抵抗法、下颌控制法、下颌分级控制和下颌自主运动治疗法来解决下颌的运动障碍问题。

2. 唇运动治疗　主要针对因唇肌张力过高和唇肌张力过低造成圆唇运动、展唇运动、圆展交替、唇齿接触等运动出现运动不足或缺乏导致双唇音或唇齿音构音不清而进行的治疗，主要采用肌张力过高治疗法、肌张力过低治疗法，促进唇运动的自主控制、自主训练治疗法。

3. 舌运动的治疗　主要针对舌前后运动范围受限、舌精细分化运动发育迟缓、舌尖运动发育不良、舌两侧运动发育不良、舌肌张力低下、舌肌张力过高、口部触觉敏感性障碍、舌器质性问题、口部习惯问题等进行治疗，同时促进舌的感知觉正常化，扩大舌的运动范围，促进舌基本运动模式的形成，提高舌运动的灵活性和稳定性，从而为准确构音奠定较好的生理基础。

二、声学反馈训练系统在构音障碍中的应用

声学反馈训练系统是基于生物反馈训练系统所开发的一套训练系统，通过声学采集和分析仪器，从音调、音量、最长发声时间、平均气流率、发音的平均基频等方面对患者的发音进行客观评价，并通过视觉反馈的方式对患者进行反馈，让患者能够清晰地认识到每一次发音的变化，提高患者主动参与的积极性。声学反馈训练系统，其最重要的作用是为患者的声音提供了一个可视化的指标，提高了患者进行构音训练时的有效性和可靠性，使得整个训练过程的可重复性及可操作性都得到了显著的提高。

在目前的临床工作中常用的评估、治疗设备主要有以下几种：

(一)实时言语测量仪器

实时言语测量仪器主要用于构音障碍的诊断和对患者的治疗过程进行监测。这类仪器不但可以帮助治疗师评估患者发音的声音、声调、最长声时等客观指标,更可以在平时的训练过程中给患者以反馈,显著提高训练过程的有效性与趣味性。同时,这些仪器操作通常比较简便,方便治疗师进行多次评估,在治疗过程中不断调整治疗方案,提高治疗的有效性和针对性。目前临床工作中较常使用的实时言语测量仪器:泰亿格公司生产的"构音障碍康复训练仪",三康公司生产的"语言、认知评估训练系统"等。

(二)发声诱导装置

发声诱导装置主要用来针对儿童构音障碍的治疗,内置多种诱导发音的声控游戏,鼓励患儿发音,并在患儿正确发音后给予正向反馈,提高患儿的参与度与兴趣。同时在患儿进行游戏治疗的过程中,治疗师可以通过分数、难易度等数据的变化获得相对应的统计报告,对患儿的治疗过程与治疗效果进行客观地记录与分析。

(三)电子纤维喉镜检查

电子纤维喉镜检查主要是通过带有摄录功能的纤维喉镜获得图像、声学及电声门图信号。治疗师可以通过处理之后的数据对患者的喉部功能进行定量分析,有助于明确疾病诊断,判断患者的病变部位与病变程度。此外,目前较为先进的频闪电子纤维喉镜可以通过图像的形式,将患者声带在发音、呼吸时的细小变化直观地反映出来,为进一步分析患者的基频、开放率、基础率等病例分析提供了客观依据。

三、辅助沟通治疗手段的应用

辅助沟通手段通常用于较为严重的构音障碍患者的治疗中,如果患者因为某些原因导致构音器官损伤,从而不能通过正常的交流方式进行交流,因此必须借助一定的辅助沟通工具或者特定的表达形式进行交流。辅助沟通增强与代替(augmentative & alternative communication systems,AAC)的主要目的就是在给暂时或永久性语言障碍的患者提供有效便利的沟通方式。从大的方面来讲,在日常生活中任何人都有可能使用到AAC。当患重感冒的时候,因为嗓音嘶哑难以说话,一张纸和一支笔就是AAC;而对于一个喉切除术后的患者,在还没有习得新的语言能力的时候,与家人、医生沟通时的一个眼神、一个手势,都可以说是他的AAC;著名的天体物理学家霍金教授,也是使用自己轮椅上所附带的AAC系统在各大高等学府进行演讲的。

在使用AAC系统前,言语治疗师必须考虑患者的年龄、性别、受教育程度、宗教背景等个人因素,还有患者的认知功能、肢体功能等客观因素,选择适合患者,并且最方便患者操作的辅助沟通替代系统。另外,值得注意的是,AAC系统是辅助替代交流系统,它只能帮助有沟通能力的患者,对于沟通能力存在障碍的患者AAC系统的辅助能力有限。

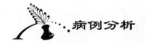

病例分析

患者,何某,男,52岁,因"左侧肢体乏力伴言语不清10个月余"入院。查体:意识清醒,注意力、记忆力、定向力、计算能力正常。左侧伸肌张力1+级,左侧踝背屈张力1+级,其余肌张力正常。左侧上下肢肌力分别为1、2级,右侧肢体肌力5级。咽反射未引出。左侧生理反射亢进,左侧病理征阳性。构音障碍检查:右侧眼睑不能闭合,右侧面部麻痹,右侧口角流涎,噘嘴时右侧唇部不能上拢,右侧唇部不能外展,伸舌右偏;吹气只能维持3 s;软腭上抬不足,有不自主的颤动,鼻漏气;咽反射消失;声音嘶哑,发音费力,发音含糊,音调正常,音量增大,鼻音过重。

辅助检查:头颅CT示脑干出血。

问题:

1. 患者可能是哪种语言障碍?具体为哪一类型?

分析:①患者损伤部位不是语言中枢,主要表现是构音器官的运动障碍,言语句子长度及清晰度欠佳,所以应诊断为运动性言语障碍(也称运动性构音障碍)。②构音障碍分为三大类,功能性、器质性和运动性构音障碍。其中运动性构音障碍是指由于神经病变、与构音有关肌肉的麻痹、收缩力减弱或运动不协调所致的言语障碍。常见于中风、脑外伤、脑瘫、多发性肌病等。因此该患者属于运动性构音障碍。

2. 该种语言障碍根据神经解剖和言语声学特点可分为哪几类?

分析:运动性构音障碍,主要表现为右侧眼睑不能闭合,右侧面部麻痹,右侧唇、舌、软腭的运动幅度不足,气流控制短,发音和发声功能障碍。其分为痉挛型运动性构音障碍、弛缓型运动性构音障碍、运动过强型运动性构音障碍、混合型运动性构音障碍、运动过弱型运动性构音障碍、失调型运动性构音障碍6类。

3. 针对该患者的构音障碍评估结果,可采取哪些治疗措施?

分析:患者存在的问题有①右侧颜面、唇、舌、软腭功能障碍;②说话气流控制短;③声音嘶哑、韵律障碍、费力音。

治疗措施针对以下几方面:①构音器官运动训练;②呼吸训练;③发音训练;④克服鼻化音的训练;⑤克服费力音的训练,韵律训练。

(万桂芳)

第五章

发声障碍

第一节 喉的应用解剖和发声生理

一、发音器官的应用解剖

1. 发音的定义 发声也称发音,是指在正常的身体姿势基础上,使用正确的呼吸方法,使呼出气流冲击声带产生不同的频率振动,经声道的其他部分加以调节而获得可听声的过程,是人说话和唱歌时的生理行为。发声是形成言语声音的基础,发声器官的个体差异也使人类个体的言语声音千差万别,可以说,每个人都有独特的发声特征,属于其自己的声音特性,这一特点,主要就是由发音器官完成的。需要了解的是,发音过程并不能独立于人的言语形成之外,它提供了言语声音的基本特点,也就是声音的基本主观特性,音色、音量和音调,但最终是以言语声音作为结果体现的。发声不同于构音,构音是指声门以上的声道及调音器官构成语声的过程。

2. 喉的应用解剖 产生声音的主要部位是喉部,它不仅是发声的主要部位,同时也是呼吸的必经之路,是人体非常重要的器官组织(图5-1)。

喉由一系列的软骨、肌肉、韧带、纤维结缔组织和黏膜组成,其位于颈前正中,舌骨的下方,上端与喉咽部相通,下端和气管相连,喉的上端为会厌上缘,下端为环状软骨下缘,在成人相当于第3~5颈椎平面,喉的前面被皮肤、皮下组织、筋膜和肌肉所覆盖,两侧有甲状腺、胸锁乳突肌及深部的重要血管神经,后方则与喉咽部和颈椎相邻。喉在颈前的重要标志便是甲状软骨,是所有喉软骨中体积最大的,其中最明显的解剖标志是甲状软骨前角,又称喉结,成年男性的甲状软骨前角凸出明显,较女性更好辨认。喉结是观察喉运动时的主要标志。

喉的内侧称为喉腔,整个喉腔呈沙漏状,解剖学上分成三个区,分别是声门上区、声门区和声门下区,声门上区由可活动的会厌喉面组成,会厌是喉的软骨之一,外形像一个叶片,远端游离,近端依靠韧带与甲状软骨相连。会厌在呼吸状态下呈垂直位,而在吞咽时向后翻转呈水平位,覆盖住喉腔,保护喉部不被食物侵入(图5-2)。

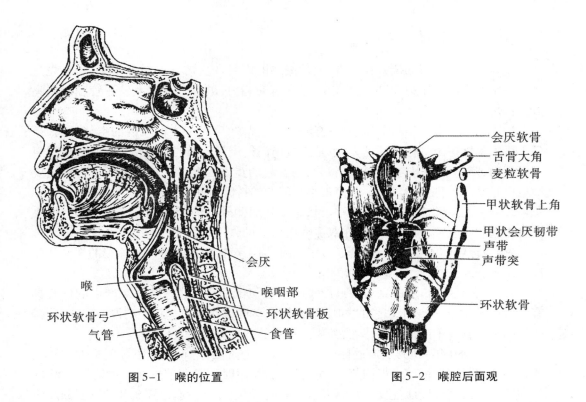

图 5-1　喉的位置　　　　　　　　　　图 5-2　喉腔后面观

　　声带位于声门区,从上面观声门呈现一个等腰三角形,尖端向前,底边在后,两侧的瓷白色组织便是声带,声带上方的黏膜组织称为室带,又称假声带,室带与声带之间的间隙称为喉室。通过声带平面以下接第一气管环的区域称为声门下区,此区域神经纤维较为丰富,当有异物或分泌物存在时,会诱发咳嗽反射,促使异物或分泌物排出,保护气道,并促使引流通畅(图 5-3)。

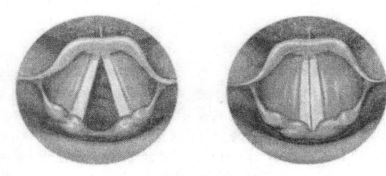

图 5-3　声带

　　喉的神经主要有喉上神经和喉返神经,均为迷走神经的分支,此外还有交感神经的分布。其中喉上神经为以感觉为主的混合神经,感觉支司同侧喉腔黏膜感觉,运动支支配部分喉内肌的运动。喉返神经为以运动为主的混合神经,运动支支配除喉上神经控制的所有喉内肌。交感神经是由颈上神经节发出的咽喉支,通过咽神经丛,分布在喉的腺体和血管中。

二、发声生理

发声时主要的振动位置在声带,但是最终的声音产生需要三个基本条件,首先是具备一定的声门下压力,其次是声带的正常运动能力,最后是声门上发音管腔的共鸣放大作用。

1.声门下压力　声门下压力指的是发声过程中,声带下方区域内的空气压力,声门下压力是维持声带振动的动力,也是通过声门气流量大小的重要指标。呼吸控制声门下压力,声门下压力与声强呈正相关,是音色的重要因素。影响声门下压力的主要因素由呼气时可供给的气流量及声带维持闭合的持续时间。

2.声带的运动能力　声带在呼吸状态下呈双侧外展的形态,维持声门开放,使气流自由通过。发声状态下,声带在双侧喉内肌群的作用下向中线靠拢(内收),缩小声门,并维持声带的紧张度,当气流通过声门时,撞击声带使得声带产生连续的振动从而产生声音。

3.声门上区到口腔的区域中形成了一个状似倒"L"形的管腔　对产生的声音具有共振放大作用,是一个理想的共鸣箱体,同时该腔体在发声过程中的调节变化,使得产生的声音具备不同的共鸣特点,为言语声音的产生提供了条件。

Wyke(1980年)认为发声过程实际上分为6个阶段,这6个阶段分别是发声前吸气、发声前呼气、发声前声带调节、发声时呼气、发声时喉肌调节以及发声输出。Wyke认为发声前大脑皮层通过皮质脊髓束,精确地将神经冲动传递给膈肌和肋间肌完成吸气动作。随后则是呼气,膈肌放松,呼气性肋间肌和腹肌收缩控制呼气压力的变化,从而完成发音的过程。

第二节　发声障碍的定义与表现

一、定义

发声障碍又称为发音障碍、嗓音障碍、音声障碍,是日常生活中常见的发音异常,其病变原因多种多样,一般主要分为两大类,即器质性发声障碍和功能性发声障碍。器质性发声障碍主要指各种疾病、外伤或先天发育原因导致的声带和与声带相关的肌肉组织出现形态和组织病理结构的改变,导致了发声障碍,常见的有声带小结、喉返神经损伤、声带肿瘤术后等。器质性发声障碍一部分经过临床的治疗可以得到改善或治愈,但也有很大部分无法治愈,遗留下发声不可逆的永久损伤。功能性发声障碍主要是由于声带和声道的任何部分在发音活动中应用不当或过度应用所致,开始时并没有声带的器质性改变,但如果这种不良的发声行为不能得到及时纠正,将引起声带的形态和振动的变化,形成声带的器质性病变(如声带息肉、声带小结等)。

二、常见病因及表现

发声障碍主要表现为不同程度的声音嘶哑和异常的共鸣方式。根据病变的不同,

发声障碍有不同的表现,现分述如下:

1. 慢性喉炎　是喉部的慢性非特异性炎症,常见病因有用声过度、长期吸入有害气体或粉尘、邻近器官的炎症侵袭及急性喉炎长期反复发作迁延不愈等。主要表现是声音嘶哑,多在用声一段时间后出现,伴有咽部不适、咽部黏性分泌物增多。喉镜检查可见声带颜色变为暗红色,边缘增厚,有时轻度肿胀,表面经常有黏液附着,或有小血管增生,室带肥厚,发声时声带闭合不全,中间有裂隙呈鱼口样,有时后联合呈三角形裂隙。

2. 声带小结　又称歌唱家小结,多与职业用声有关,如歌唱演员和教师等,在歌唱演员中,常在高音歌手多见。临床表现为一定时期(1~2个月)存在的声音嘶哑,常在大声说话或唱高音时明显,间断性的发音疲劳,有时伴有咽喉痛。喉镜检查可见双侧声带游离缘前中1/3交界处黏膜增厚,颜色发白或呈淡红色的小结节状突起,常为双侧性,也可单侧发生,小结和声带表面常附有黏液丝或小片状的分泌物,当声带闭合时会影响声门的关闭。

3. 声带息肉　是一种良性增生性疾病,好发于一侧声带的前、中1/3交界的边缘,多为单侧也可双侧发病。声带息肉多因慢性喉炎用声不当、过度发音及强烈发音使声带表面受损所造成。临床表现是持续存在的长时间声音嘶哑,说话低沉、费力、粗糙,喉部的疲劳感,随时间延长症状缓慢加重,严重者可以失声。喉镜下观察可见声带一侧边缘的白色半透明或粉红色新生物,带蒂或基底部很广,表面光滑,发音时带蒂的息肉可随呼吸上下活动,息肉侧声带呈慢性炎症样变。

4. 声带慢性水肿(或 Reinke 间隙水肿)　是指发生在声带固有层浅层 Reinke 间隙的水肿,可能是由于长期吸烟或在异常粉尘环境下工作对声带黏膜的损害所造成的。临床表现为早期出现说话疲劳、声质粗糙、音调降低、难以发高音,随病情发展逐渐出现声音嘶哑、低沉。喉镜下观察可见明显的声带水肿,累及单侧或双侧,声带变得高低不平坦,边缘饱满,肿胀的范围可以累及声带的全长。频闪喉镜下可以观察到双侧声带表现为大幅度、不对称的黏膜振动波,就像水肿组织的运动一样。

5. 喉麻痹　是指支配喉肌的运动神经受损,引起的声带运动障碍,又称声带麻痹。累及的运动神经多为喉返神经和喉上神经。引起声带麻痹的原因很多,按照病变部位可以分为中枢性和周围性两种;按照运动神经损伤可分为喉返神经麻痹和喉上神经麻痹;按照声带运动的特点又可分为完全性麻痹和不完全性麻痹等。临床上常引起中枢性喉麻痹的原因有脑外伤、脑梗死、脑肿瘤、脑出血及帕金森病、重症肌无力、进行性肌萎缩症等;周围性喉麻痹多见于外伤(如甲状腺手术的喉返神经损伤)、肿瘤(如纵隔肿瘤)及神经炎等原因。临床表现分为以下两点:①喉上神经麻痹表现为发音无力、易疲劳、高音不能、声调单一、声质不良、声时缩短,有时伴有误吸和呛咳。喉镜观察,当一侧麻痹时出现声门偏斜、双侧声带闭合是不在一个平面,健侧高于患侧,声带松弛,边缘呈波浪形,但声带的内收和外展运动正常。②喉返神经麻痹以单侧和左侧麻痹多见,临床表现为声音嘶哑无力、气息声、发声费力、音量小,严重者仅有耳语声,不能发高音。当双侧麻痹时会出现呼吸困难和喘鸣声。喉镜检查麻痹侧的声带固定,不能随呼吸发声进行内收和外展运动,双侧声带不对称。一般来讲,单侧声带麻痹随发声时间的延长可以出现健侧声带的代偿运动,即健侧声带在发声时有向患侧声带运动的表现,从而出现部分声质(音色)。

6.痉挛性发声障碍 是指由于中枢运动神经系统障碍导致的喉肌肌张力异常产生的发声障碍,目前病因仍不明确,多在成年期发病,按累计部位分为内收肌性、外展肌性和混合性,其中以内收肌性最为常见。其临床特点是只有在说话发声时出现喉部肌肉肌张力的异常,而在歌唱、笑、咳嗽等发声动作中无明显影响。患者表现为发声紧张、震颤、声音低哑、语音会异常中断发声。严重者会出现间歇性失声和气息样声音。可以伴有颈部肌肉的紧张及颈静脉怒张。喉镜检查,内收肌性发声时喉前庭呈痉挛状,前后径缩小,声带形态和色泽正常,运动无规律,呈过度闭合并伴有室带的过度内收。喉肌电图可以进行辅助诊断。

7.功能性发声障碍 又可以分为功能过强性和功能减弱性发声障碍,主要病因为用声过度及滥用、声带炎症时不当的用声、心因性失声等,另外老年体弱、长期卧床、病后及大手术后也是可能发生的原因。常见人群有一定的职业特点,如教师、叫卖者和歌唱者。临床表现主要是发声低哑甚至失声、音质改变不稳定、咽喉部异物感、发声时自觉喉部疲劳,形体表现为面部发声过度用力的表情、挤压式发声及伴有颈部血管的扩张、肌肉隆起等。在喉镜下检查可见声带黏膜正常或呈暗红色充血状,发声时声带闭合不良,伴有室带的代偿性内收,严重者可以遮挡声带而影响对声带的观察。在动态喉镜下观察可以见到声带振动的黏膜波减弱或声带部分振动。

8.精神性失声 又称为癔症性失声,是由于心理因素导致的发声障碍。精神性失声多发生于女性,可发生于各年龄段,男性少见。发病的患者常具有较强的自我暗示能力,情绪不稳,心理脆弱,承受能力差。发病多有诱发因素,可能是一次强烈刺激后患者出现突然失声,说话仅有口型变化,严重者仅有气流变化。但患者在哭、笑、咳嗽时却能正常发声。患者同时伴有焦虑等精神紧张的表现。喉镜检查,双侧声带外形均正常,发声时声带不能闭合,声带仅有微小振动,喉前庭呈现内收表现,有时会出现声带飘移不定、声门裂忽大忽小的变化。

第三节 发声功能的检查和评价

一、发声功能的主观评价

人的嗓音具有3个主要因素,即音量(音强)、音调和声质(音色)。音量指声音的强弱,又称为声强,单位是分贝,音量的大小主要反映了声带振动的幅度,振动幅度越大,音量越大,振动幅度越小,音量就越小。声带振动的幅度又是由声门下压力决定,声门下压力由呼气流产生。音量是一个物理量,当反映到人的听觉感受中,则用响度来描述,在正常情况下,响度和音量呈正相关,可以用来评价发声音量的大小。

音调是指声音的高低,物理学上又称之为音高,决定音调的是声带每秒的振动频率,又称为基频,单位是赫兹。而声带的振动频率又和声带的长短、厚薄及紧张性有关,也同呼气时声门下压力大小有关,声带短、紧张、较薄,呼气量大,音调会较高;声带长、松弛、较厚,呼气量小,音调会较低。正常人耳听到的声音频率范围为16～20 000 Hz,人声带则可以发出64～1 300 Hz的声音,经过了喉发声通道的作用后言语声的最佳频率为500～2 000 Hz。音调是反映发声功能的一个重要指标,音调不同,嗓

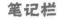

音的特点也不同,在正常情况下,音调具有独特性,性别不同、年龄不同的个体具有不同的音调,而且在发声的过程中,每个人的音调也在发生着变化。音量的异常多见于中枢神经系统受损、呼吸功能障碍、老年体弱及手术后长期卧床的患者,主要表现为音量过弱、音量过强和音量单一。音调异常常见于发育期变声、中枢神经受损、声带疾病及声带手术后,主要表现为异常高调、异常低调、音调单一和男声女调。

声质指的是声音的独特品质和色彩,常用来评价个体的声音是否圆润动听,音色饱满。临床上指的是声音的个性,是对听者的主观感受而言。从物理学角度来讲,声音主要是由基音和泛音组成,基音是所谓基本频率的音,主要反映了发声物体本身的特征,如临床上作为听力学检查使用的音叉所发出的纯音就是一种基音。而人的发声器官是以多种解剖结构组成的复合体,就如乐器一样,所发出的声音要丰富许多,这主要就是因为除了基音之外,还有其他频率的声音相组合,这些基音以外的声音就称为泛音。基音主要由声带全长振动产生,泛音则是由声带分段振动及与发声有关的共鸣器官(如胸腔、鼻腔、喉咽腔)共同产生。声质主要是由声音中泛音的数量和强度所造成。

1. GRBAS 评价方法 目前临床上普遍接受的是日本音声语言医学会制定的 GRBAS 评价标准,该标准包括 5 个描述参数:声音嘶哑总分度(overoll grade degree,G);粗糙声(rough,R);气息声(breath,B);无力声(asthenicity,A);费力声(strathy,S)。每个参数分为四个等级,正常为 0 级,轻度异常为 1 级,中度异常为 2 级,严重异常为 3 级。下面将对 GRBAS 中嗓音参数进行介绍:

(1)气息声 是指气息音程度,正常发音的闭合期,两侧声带完全或几乎完全闭合以阻断气流,若此时声带不完全闭合,会致振动周期中不断有气流逸出,发声时便伴有周期性的呼吸音,将这种声质称为气息声。严重的气息声可以导致无声化,如声带麻痹的早期。

(2)粗糙声 是指发音不规则的程度。由于声带表面形态的改变(如声带肿胀、小结、息肉或附着黏液时),声带振动的周期变得不规则,声带不能正常闭合或出现代偿性改变时,声音呈粗糙性的一种主观感知表现称为粗糙声。

(3)无力声 是指发音力弱或无力程度,是声音强弱的一种表现,声带此时的振动表现微小而且不规则,发出的声音显得虚弱无力,临床上常见于一些弛缓型瘫痪和长期卧床患者的说话声音。

(4)费力声 又称紧张声,指发音过度紧张或亢进程度,是由于发声时声带过分紧张,喉肌张力过高而引起声带振动周期的改变所致,此时的发声中夹杂了很多不应该出现的噪声,常见于痉挛型瘫痪及假声的患者。

2. 患者自我评价和生活治疗问卷调查 主观评价中很重要的一部分就是患者对于自身嗓音异常的评价,患者对于嗓音异常的认识,决定了其是否接受相关嗓音问题的检查和治疗,同时,对于其对生活质量中的评价,也会影响后续治疗的目标建立。目前国际上使用最广的是嗓音障碍指数(voice handicap index,VHI),该量表将嗓音异常的评价分为三个部分,分别是生理方面的、功能方面的及情感方面的。由于该量表涉及的内容较为繁杂,所以国外学者在该量表的基础上开发了多个简化版本,这些版本按量表中保留问题的数量分别简称为 VHI-7、VHI-10 及 VHI-13 等,被临床主要使用。2008 年国内学者徐文等发表了 VHI 的中文版,并进行了信度和效度的研究,应用于国内嗓音障碍患者的评价。2010 年张红艳、徐文等又对 VHI 简化量表的中文版进行了研究,对 VHI-10 中文版的临床作用进行了肯定。

二、喉的形态学检查

1. 间接喉镜检查　是目前临床上观察喉的形态最常用的检查方法,已经有 100 余年的历史了。这种检查方法直接、便捷而且操作简单,不仅在临床上使用,在专业的嗓音艺术学院里,这也是常规要掌握的检查方法。检查所需要用的器械是间接喉镜(图 5-4)、额镜和加热装置(如酒精灯)等。正常情况下,喉咽部与喉部的结构两侧对称,黏膜为淡粉色,梨状窝底色泽略浅,表面光滑无分泌物积存。声带呈磁白色的带状,深吸气时两侧声带外展运动对称,发"依"音时两侧声带内收闭合,可见边缘颤动但无缝隙。多数患者可以耐受这项检查,少数患者咽反射敏感,可

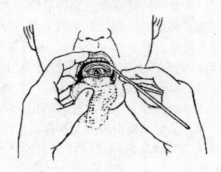

图 5-4　间接喉镜

以用 1% 丁卡因溶液或 1% 达罗卡因溶液进行口咽部表面麻醉,待咽反射消失后再进行检查。有的患者在检查中会厌上举,无法窥清声门区,可以选择进行纤维喉镜或电子喉镜的检查。

2. 电子纤维喉镜检查　电子纤维喉镜是一种光导纤维制成的软性内镜,它具有可弯曲的特点,前段有 CCD 数字摄录系统,可以将观察到的影像以数字化的形式成像,从而避免了放大失真(图 5-5)。检查时检查者右手持镜柄的操作端,左手持镜身从患者鼻腔导入,通过调整镜身的弯曲度来控制方向,利用镜身插入的深度观察到舌根部、舌根扁桃体、咽后和咽侧、会厌和会炎谷、杓区、声门区、杓后区和梨状窝,嘱患者发音以观察声带运动,并可以观察喉室结构、声门下结构。其具有检查全面、不易遗漏的优点。而且患者在检查中痛苦较小,操作简便,对不能活动的患者可以在床边进行。另外,对于声带较轻微病变(如声带小结)可以在检查中直接钳除,也可以对可疑部位进行钳取活检(图 5-5)。

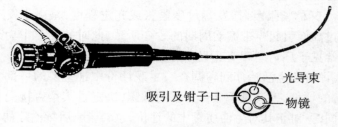

光导束

吸引及钳子口　　　物镜

图 5-5　纤维(电子)喉镜

3. 动态喉镜检查　动态喉镜是利用一定频率的闪光照到声带上,用于观察声带的振动。动态喉镜系统主要包括镜面角度 70° 和 90° 硬质内窥镜或软性内窥镜、频闪光源、摄录和显示系统。检查时检查者先将硬质内窥镜放入患者咽部,选择内窥镜的角

度使声带暴露良好,然后嘱患者发"依"声,检查者通过控制频闪光源的闪动频率来观察声带的振动情况。动态喉镜有利于观察声带表面的微小病变并能对声带振动状况做出分析,是嗓音医学上较常用的一种检查方法。

三、喉的声学检查及其他

1.电声门图　是一种监测声带振动时电阻抗的变化,从而将声带的运动描记成特殊的声门波谱,通过观察分析声门波谱的图形来间接判断声带的振动特点和变化规律,是一种非侵入性的检查方法。该系统主要由皮肤电极、声频发生器、放大器和测量仪组成。检查时,把皮肤电极贴附在甲状软骨两侧的皮肤上,测试微电流通过声门不同状态时电阻的大小,然后把结果放大并由记录仪记录并转化成电声门图。正常的电声门图为一随时间变化、光滑有规律的类似正弦的弧形曲线,声带振动或运动的异常会导致电声门图的波幅、波形和频率周期的改变,以此来判断声带的病变。

2.喉肌电图检查　喉肌电图检查是一种电生理检查技术,用来研究喉部在发声、呼吸、吞咽时喉肌的生物电活动,借以判断喉神经肌肉系统功能状态,为临床诊断提供科学依据。喉的发声动作是由喉部肌群的整体协调运动所产生,外周神经对运动的支配主要是由喉上神经和喉返神经完成,通过对局部肌肉肌电活动的记录,观察动作电位的波形、波的数量等指标来判断喉部肌肉和神经在发声时的功能状态可用于神经性喉疾患、吞咽障碍、痉挛性发声障碍及喉部肌肉神经损伤的诊断。

喉肌电图仪主要由电极、放大器和记录仪等组成,检查用的电极有针状电极、表面电极和钩状电极,针状电极和钩状电极一般要求将电极经皮插入所要检查的喉肌,记录的喉肌运动范围窄,精确性高,但有一定的痛苦,对操作者有技术要求;只需将电极贴附在皮肤表面,记录的生物电活动范围广,精确性差,但属于无损伤操作,患者更容易接受。

喉肌的动作电位经放大器放大后有记录仪以图形方式记录,正常情况下肌肉轻度收缩时喉肌的动作电位呈单相或双相的单个波,波幅为 100 ~ 300 μV,波宽为 3 ~ 6 ms;中度收缩时,可记录到较多运动单位电位;重度收缩时,呈现密集重叠的大量运动单位电位,此时波幅可达到 500 ~ 3 000 μV;在神经麻痹时,正常的动作电位消失,仅可看见喉肌的纤维颤动电位,当神经功能恢复后,又可出现正常幅度的多相动作电位。

喉肌电图在临床上的主要用途:①鉴别声带运动障碍性质。②判断喉返神经损伤的部位。③判断喉返神经的损伤程度。④对治疗和预后进行评估。

3.超高速电影摄影　超高速电影摄影是利用特殊电影仪器对声带振动进行超高速摄影,可以细微观察到声带振动的每一周期的微细变化。此项技术是利用高速摄影照相设备,以每秒 1 000 ~ 8 000 帧画面的速度对声带的振动周期进行摄影,当观看时以每秒 24 ~ 30 帧的速度放映,这样声带的振动便以慢镜头的形式得以观察,有助于捕捉声带振动的细微改变。但显然,这项技术设备过于昂贵,操作复杂,不适合用于临床的一般检查,但它能提供声带振动周期中声门开启次数,并能定量评价每一侧声带的振动情况,对于理解声带的振动特征和振动机制有一定的价值。

4.嗓音分析系统　嗓音的声学分析和空气动力学分析系统是依靠电子计算机软件系统对采样的声音进行多参数的实时比较分析,测量发声时喉部气流及声门压力的变化,并可以使用声谱图进行直观显示。嗓音分析系统目前已经成为综合工作站系统,主要包括声音的采样、语图分析、声谱分析、喉空气动力学监测等部分,同时也可以集成形态学检查部分,如动态喉镜检查、纤维喉镜检查和电声门图检查。声学分析中常见的分析指标有基频、音域、共振峰、最大发声时间、微扰值、谐噪比及标准化噪声能量测试等。喉空气动力学检查的内容主要有口腔输出气流的测定、声门区压力及声门区气流速的测定、呼吸功能测定,常见的检查项目有喉平均呼气流率、最大发声时间、声门下压力、声门阻力等。

第四节 发音障碍的治疗与康复

一、治疗

1. 炎症早期或急性期的治疗 ①休声或噤声,使声带得以充分休息;②针对声道的炎症进行治疗,合理应用抗生素;③局部采用雾化吸入治疗,选择皮质类固醇(如布地奈德混悬液)进行雾化吸入,促进声带炎症和肿胀的消退,也可用口含片减轻喉部疲劳感及局部抗炎;④可以在急性期口服泼尼松或地塞米松,对局部有持久消肿作用;⑤止咳、化痰等对症治疗,减轻对声带的损伤。

2. 慢性炎症的治疗 ①适当的休声;②中医中药的治疗,如口服黄氏响声丸、清音丸、润喉汤等药物;③局部进行理疗;④适当进行发声训练;⑤对于声带慢性水肿,可以考虑手术治疗。

3. 声带的良性增生性病变如声带小结、声带息肉等 ①休声或噤声;②局部雾化吸入抗炎利肿;③如短期内不见好转则首选手术切除增生物;④术后噤声、雾化吸入及进行发声康复训练。

4. 痉挛性发生障碍的治疗 ①进行发声训练;②局部进行肉毒素的注射治疗;③嗓音外科治疗如喉返神经切断术等。

5. 功能性发声障碍的治疗 ①去除病因的治疗;②发声训练;③针灸及声带注射治疗。

6. 精神性失声的治疗 ①暗示治疗;②发声训练。

二、康复

1. 康复原则 发声障碍的训练是指通过功能锻炼的方法系统纠正患者错误的发音模式,异常的音质、音调和音量的过程。患者进行的功能锻炼要遵循以下基本原则:

(1)选择合理的训练时机 对于发声障碍的训练要选择合适的时机介入,急性期炎症、声带小结及器质性发声障碍,可以先进行病因的治疗,使发声器官在形态上基本恢复正常后,此时再进行功能恢复锻炼十分必要,在早期病变时,并不要急于进行系统训练,可以先进行指导嗓音的正常使用及适当休声,待病因得到纠正后再进行系统训练。对于慢性病变引起的发声障碍,由于长期的病理状态下形成的错误发声状态,依靠临床治疗并不能得到有效的恢复,因此需要进行系统的功能锻炼。

(2)重新建立正常的运动模式 发声障碍常常是由于用声不当和嗓音的"滥用"

所造成,患者形成了错误的呼吸及发声动作,与正常的生理性动作相违背,因此训练的主要原则是重新获得正常的呼吸和发声动作,并要在此目的下进行一系列的系统功能锻炼,使正确的运动模式固定下来。

(3)进行有针对性的训练 发声训练主要要针对发声障碍的主要问题来进行,常见的发声障碍主要在呼吸、音量、音质和音调及共鸣方面出现异常,因此治疗方案的制订要围绕患者的具体障碍来进行,只有从直接症状出发,才可以系统地纠正发声的异常。

(4)确定适合的训练量 功能锻炼是要求患者重新获得正常或接近正常的发音模式并把它固定下来,正确的发声方法需要一定的重复锻炼才能够重新确立并在生活中得以应用。但运动量必须是适合的,过强的运动量会带来喉肌及声带的疲劳和劳损,反而会加重发声障碍,因此,建立一定量的功能锻炼量必须使患者能够承受并不至于产生运动疲劳反应。

(5)补偿和接受 对于部分器质性病变(如喉麻痹)及慢性发声障碍的患者经过专业的功能锻炼并不能完全恢复至病前的状态,不能要求得到完全的恢复,因此在训练中需要确立起能够充分发挥现有发声器官功能的方法,并要使患者接受现有的发声状态并应用于日常交流中。

(6)指导和训练相结合 功能锻炼要和指导发声相结合,患者在经过康复锻炼获得正常发声功能后,在日常生活中仍会遇到导致发声不正确的易发因素,因此,指导患者进行嗓音疾病的自我预防保健也是非常重要的。要使患者在日常说话中有意识地保护用嗓,用声疲劳后适当休声,预防嗓音疾病的发生。

2. 康复治疗方法简介

(1)基础发声功能的训练

1)体位与呼吸功能的改善 患者需要首先建立正常的体位,正常的体位可以使呼吸运动更容易进行。正确的体位是坐位挺胸,两肩下坠,收腹;站位时需要挺胸收腹,两肩放松;保证呼气通道通畅。呼吸运动要分别练习胸腹式呼吸,慢吸气、慢呼气,快吸气、慢呼气,慢吸气、屏气、慢呼气等不同形式的呼吸方法。

2)放松训练 患者需要进行颈部的放松训练,以便于使喉部肌群在发声前得到放松,以纠正喉肌张力过高的现象,训练时要求患者进行头部的低、抬,左右侧头及左右转头的动作,每个动作完成10次,运动时平静呼吸使颈部放松。其次可以进行发声的放松动作,如叹气样发声、打哈欠及深呼吸动作等。

3)持续发声训练 嘱患者深吸气后发尽可能长的元音"a"和"u",音量保持平稳,发声时治疗师可以利用手掌接触患者腹部,使患者能注意到腹部肌群的持续用力,治疗师也可以同时给予患者参照声,使患者能参照发声。

(2)有针对性的训练

1)音量异常的训练 常见的音量异常有音量过弱、音量过强和单一音量。

音量过弱的训练可以要求患者先进行屏气、咳嗽等提高声门下压力的训练,进行呼吸力量的训练(如吹气等),然后进行元音的发音练习,提高音量。

音量过强的训练可以先使患者进行放松,减少喉部呼气流强度,软起声,无声化,训练耳语发声,降低音量。

单一音量的训练可以使患者先进行喉部气流的变化训练(如吹气球、吹口琴等),

使患者有参照地进行小声到大声的转换。

2）音调异常的训练　主要针对音调单一和音调变化障碍进行训练,训练的内容有叹气样发声训练、四声音调的辨别和发音训练,音调的变化训练可以进行哼唱训练,即利用一小段歌曲曲调,由患者参照音调变化进行哼唱。在音调的练习过程中注意患者发音的连贯性及喉部的放松。从单音的音调变化逐渐过渡到词和句子的音调变化。

3）音质异常的训练　主要针对共鸣异常的训练,包括纠正鼻漏气的训练、纠正鼻音化的训练等。纠正鼻漏气的训练可以采用引导气流法,如吹的训练、屏气的训练、鼓腮的训练等;纠正鼻音化的训练分为主动训练和被动训练,主动训练可以使患者通过发舌根音送气和非送气化来交替运动软腭,如连续发"ka、ka、ka"及发"ka、ga、ka、ga"的音;被动训练可以进行抬举软腭发音法和捏鼻发音法等。

4）痉挛性发声的训练　针对性的训练有放松训练、软起声的训练。有效的放松可以采用深呼吸及咀嚼活动方式引导完成,软起声的常见训练内容有叹息样发声、慢呼气起声和耳语声等方式,自发叹气时的出声是一种非常自然的软起声,要求患者以放松呼吸的方式发声,在呼气后发声,发声时注意声门区的气流通过不能断续,可以先从发"h"音开始。

3.嗓音的保健

（1）避免长时间、高强度的用嗓,尤其对于用嗓多者(如教师、戏剧演员、营业员、讲解员和单位的领导等),避免因为嗓音的"滥用"而导致发声障碍。

（2）使用适当的音量、音调说话,避免使用过大的音量(如叫喊、吼叫),也要避免使用较小的音量(如耳语声)来交谈,另外,长时间使用不正常的音调(如假声)来说话对发声也是有害的。

（3）注意适当休声,在咽喉炎症或长时间用声感觉喉部疲劳时应该及时休声或噤声,让声带充分"休息",减轻声带发声时的运动,有利于避免声带小结和息肉的产生。

（4）避免刺激性的食物,避免吸烟,食用过热、过冷或辛辣的食物,长时间的吸烟,这些因素都可以导致声带组织学上的变化,诱导声带疾病的产生。

（5）保持心理、情绪的稳定,避免用声音来发泄心中郁闷,在这样的情况下,声带被不适当的硬性振动发声,更容易造成损伤,此外也增加了心因性发声障碍的可能。

（6）适当饮水,保持声带表面湿润,避免采用硬起声(如咳嗽、清嗓)的方式,都是对声带的有效保护。

病例分析

患者,男性,45岁,京剧小生演员,大专文化程度,汉族。

主诉:以"反复声音嘶哑2个月余伴演唱时不能发出高音"为主诉,在中国康复研究中心听力语言科门诊就诊。

病史:患者于2个月前持续在外地演出,演出后自觉嗓子发紧,疲劳,后出现声音嘶哑,休息后好转,未进行检查和治疗。近两个月来,声音反复嘶哑,经常在用声后出现声音嘶哑,自觉咽部有痰但不易咯出,偶尔有干咳,但不伴有咽痛、发热等症状。患者在演出中发现,发高音费力,声音发劈,连续发声也容易出现声音嘶哑,严重时有2次失声,自行口服中药及抗生素效果不佳,如今为了进一步诊治来医院康复门诊检查。

既往史:既往身体健康,无喉部疾病及手术史。无食物及药物过敏史。

职业史:患者从事戏剧演唱职业,平素演出时可持续 1~2 h 的唱段,偶尔有声音嘶哑现象,自行休息后即可缓解。

临床查体:神志清晰,检查合作。咽黏膜略充血,口内清洁无异味,双侧扁桃体为一度,未见肿大及渗出。间接喉镜下检查见舌根淋巴滤泡增生,会厌无红肿,发声时会厌抬举欠佳,仅能窥见声带后份,水肿,闭合有缝隙,双侧劈裂运动未见异常,劈裂黏膜光滑,未见红肿。双侧梨状窝形态清晰,未见异常。电子喉镜下检查见双侧声带黏膜表面水肿,黏膜下小血管扩张,双侧声带前中份可见小黏膜凸起,表面有白色黏液附着,基底部水肿。患者发"一"音时可见双侧声带闭合有缝隙,声带之间可见有黏液丝。双侧声带外展运动充分未见明显异常。动态喉镜下检查,双侧声带前中份声带游离缘处可见局限性黏膜肿胀,发音时声带关闭不全,黏膜波减小。

语言检查:发声略费力,声音略粗糙,紧张,音调降低,声音嘶哑。声音音质等级为 G1R1B0A0S1。MPT 时间为 30 s。患者发音清晰度未见异常,会话能力正常。

临床诊断:慢性喉炎;声带小结。

语言诊断:声音嘶哑–声带小结(器质性发声障碍)。

治疗计划:①噤声 1 周;②休声 2 周;③雾化吸入 1 周;④口服激素治疗 3~4 d;其他药物对症 3~4 d;⑤避免职业用声 4 周;⑥1 个月后开展发声练习,恢复声带运动能力;⑦如上述处理不能恢复正常用声,建议考虑手术治疗。

(张庆苏)

第六章

儿童语言发育迟缓

第一节　儿童语言发育迟缓概述

儿童语言发育迟缓是指儿童在发育过程中,语言发育水平落后于实际年龄应有的水平。一个多世纪以来,对该类儿童的教育、指导和康复逐渐被重视,康复方式和手段的宽度和广度进一步扩大。同时,按年龄顺序对正常儿童语言发育规律进行排序和划分阶段,以个体间的行为作为比较,来评价语言发育迟缓儿童处于哪一阶段,从而应用于临床。

20世纪初期,对语言发育迟缓儿童的诊疗,仅限于对听觉障碍儿童的语言指导,其他类型语言障碍儿童并未得到重视。20世纪60年代,随着对语言发育的研究,加上受语言学、心理学等相关学科的影响,语言发育迟缓的临床工作重点也转向语法、语言整体方面,对特定的语言现象进行"刺激-反应-强化"的训练方法进行推广。随着认知研究的热起,到了20世纪70年代,开始探索和研究语言行为的起始,即语言能力到底是怎样发育的? 因此,对语言前期和语言功能侧面的研究等相关研究也很多。此后一般将语言行为分为语法学、语意学、语用学三大方面,因此指导目标也由个体内各种能力的差异来决定。

目前,我国及其他一些国家把重度智力障碍和具有自闭倾向的语言发育迟缓儿童也作为训练对象,并对这些儿童开展训练和研究。

一、正常儿童语言发育规律

儿童语言的发展是指儿童对母语的理解和产生能力随着时间的推移而发生变化的过程和现象。严格地说,语言发展是从儿童1岁左右讲出第一个真正的单词开始的,因此,通常以单词的出现为界,将整个语言发育过程分为两个时期,即语言准备期(前语言期)和语言发展期。

(一)语言准备期(1.5岁以前)

出生后第1年是儿童语言发生的准备阶段,也称前语言期,在该期,婴幼儿对语音的发展比较敏感,围绕语音,幼儿3方面的能力得到发育。

1.前语言感知能力　是儿童获得语言的基础,感知能力的发展分为辨音、辨调、辨义三个水平。

(1)辨音水平阶段(0~4个月)　该阶段,婴儿对听有反应,能分辨出言语声音、噪音与其他声音的不同。

(2)辨调水平阶段(4~10个月)　语调是表达情绪状态的一种基本手段,在这个时期,婴儿开始注意并感知言语的语调和节奏,能辨别讲话人的情感并做出反应。

(3)辨义水平阶段(10个月~1.5岁)　该时期幼儿似乎能听懂话,能将语音和语义联系起来,比如,能指出眼、口、鼻等。

2.前语言发音能力　为正式使用语言与人际交往所做的另一番准备。其经历以下3个阶段。

(1)简单发音阶段(0~4个月)　也称为反射性发声阶段,婴儿发音大多为简单的元音,如落地哭,发出的"咿、呀、唔"等都是单音发声。

(2)连续音节阶段(4~10个月)　婴儿能主动发出重复的、连续的音节,如6个月时发出的"ba""ma",8个月时连续发同一音节,如"baba""mama"等;

(3)学话萌芽阶段(10个月~1.5岁)　幼儿能模仿发音,有意识的叫"爸爸""妈妈",能有不同音节的连续发音,音调也开始多样化。

3.前语言交际能力　有关的儿童语言研究证实,儿童在获得语言之前具有一定的交际倾向和表现,也即是用语音及伴随着的表情或动作去代替语言进行交往的现象,这种表现可称为前语言交际。这种特定的交际能力与儿童的语言感知和发音经验有着密切的关系。前语言时期,该能力的发展也分为3个阶段。

(1)产生交际倾向(0~4个月)　该时期,婴儿的交际倾向主要产生于生理需求。能够用不同的哭声表达他们的需求,吸引成人的注意,诸如尿布湿了、肚子饿了、身体不舒服了。或者会用蹬腿、改换表情或发不同的音表达自己的不耐烦情绪。

(2)学习交际规则(4~10个月)　在这个时期,婴儿在与成人的交往中开始出现这样的变化,比如:对成人的话语逗弄给予语音应答;在用语音与成人"对话"时出现轮流"说"的倾向;一段轮流"对话"结束后,婴儿会发音主动引起另一段"对话",发起新话题;逐渐学会应用不同的语调表达自己的态度,同时伴有一定的动作或表情。

(3)扩展交际功能(10个月~1.5岁)　该时期,婴儿的前语言交际具有了语言交际的主要功能,能够通过一定的语音和动作表情组合,使语音产生具体的语言意义,来表达交际的各种目的。

(二)语言发展期(1.5岁以后)

儿童能说出第一批被理解的词时,标志着儿童进入语言的发展期。1.5~3岁是儿童积极语言能力发展的阶段,也是语言发展上的一个跃进阶段。在该期,儿童语言的发展可以有以下3个方面的发展,即语言形式、语言内容及语言运用技能的发展。

1.语言形式　语言形式是指语言中约定俗成的符号系统和系列规则。语言形式的获得包括语音发展和语法的获得。

(1)语音发展　语音指语言的声音,包括音素、音节(音节 zhao ,可以分解成音素 zh 和 ao)、说话的语调、重音、停顿等规则。2~6岁儿童语音的发展体现在语音辨别、发音能力发展、语音意识的产生方面。语言意识是指儿童自觉地辨别发音是否正确,自觉地模仿正确发音,并自觉地纠正错误发音的一种能力。这种语言意识主要表现在能够评价别人发音的特点,指出和纠正别人的发音错误;能够有意识并自觉调节自己的发音。

(2)语法的获得 组词成句的规则是语法,儿童对语句结构的习得称为语法获得,包括对不同结构语句的理解和产生。衡量儿童语言发展的两个指标:一是句子长度,二是句子结构的完整性和复杂性。从儿童所讲语句的完整性和复杂性来看,儿童句子发展可分为不完整句、完整单句和复合句三阶段,三阶段之间可有部分相互重叠。

1)不完整句阶段 ①单词句(1~1.5岁):儿童用一个单词来表达一个比该词意义更为丰富的意思。如:"妈妈"可以表示"这是妈妈""要妈妈抱""妈妈帮我捡东西""我肚子饿了"等。单词句的特点:与动作紧密结合;含义不十分明确、词义笼统;词性不确定(饭:名词饭,动词吃饭)。②电报句(1.5~2岁):这种句子表达一个意思时虽然较单词句明确,但其表现形式是断续的、简略的、结构不完整的,好像是成人的电报文件。如"妈妈饭饭"这句话可能用来表达几种不同意思,"饭是妈妈的""妈妈在吃饭"等。电报句的特点是语句简略,句子成分常常缺漏,主要使用名词、动词、形容词等实词,没有功能词,略去连词、介词。随着电报式语言阶段的发展,功能词便逐渐加入句子之中。

2)完整句阶段 ①无修饰简单句(2岁):指句法结构完整的单句,如"宝宝睡觉""爸爸走"(主谓结构),"吃饭饭""拉粑粑"(谓宾结构)。②简单修饰句(2~2.5岁):如"三个宝宝做游戏"(主谓宾结构)。③复杂修饰句(3岁):由几个结构相互连接、相互包含组成的单句,如"妈妈给暖暖水果"(主谓双宾结构)。

3)复合句阶段 复合句是由两个或多个意义关联的单句组合起来构成的句子。从3~6岁,儿童已学到了大量的会话行为。4岁儿童基本上能理解并列复句,6岁儿童基本上能理解递进复句和条件复句。此阶段儿童不仅懂得一句话的字面意义,而且懂得说话者的意图。如并列复句,"爸爸一边看电视,一边吃饭";因果复句,"外面下雨,不能出去玩"。复合句特点:由几个单句并列而成,结构松散,缺少连词。

2.语言内容 即语义的获得,儿童语义的发展是指儿童对词、句子和语段三个语言结构层次在理解上的发展和获得。

3.语言运用技能 也即语言操作能力,指的是交际双方根据交际的实际需要,灵活而有效地调出已有的语言及与其有关的非语言知识,并恰当地用于交际过程的能力。儿童逐渐将对话言语过渡到独白言语,表达的逻辑性提高,逐渐掌握语言表达技巧。

儿童语言发展的几个特点:

(1)从混沌一体到逐步分化 ①表达内容分化(从边说话边用动作补充语言没有表达的意思到逐步分化);②词性的分化;③结构层次的分化(从主谓不分的单词句、双词句逐步发展为结构层次分明的句子)。

(2)从不完整到完整、从松散到严谨 单词句、双词句是词链不体现语法规则,到出现主谓、主谓宾的简单句,出现结构基架,但句子成分之间的相互制约不明显。以后幼儿句子会出现复杂修饰语,结构会逐渐完整、严谨。

(3)由压缩、呆板到逐步扩展和灵活 句子由几个词组成的压缩句到简单修饰语,再到复杂修饰语。如"外面玩","我到外面玩","我拿着滑板车去外面玩","睡觉起来后,我和奶奶拿着滑板车去外面玩"。

二、语言发育迟缓的定义

所谓语言发育迟缓,是指在发育过程中,儿童的语言发育没达到与其年龄相应的水平。它遵循儿童语言发育的正常顺序,但比正常要慢。这不包括由听力障碍而引起的语言发育迟缓,以及构音障碍等语言障碍类型。呈现语言发育迟缓的儿童,多数具有精神异常和对周围人反应的异常。

三、语言发育迟缓的病因

引起语言发育迟缓的病因很多,一般有以下几个方面:

(一)听觉障碍

听觉对儿童的语言发育非常重要,如果在语言发育期间听觉有障碍,则语言刺激的充分接受(理解)和信息发出(表达)等会受到很大影响,要达到高度的语言发展是相当困难的。此种情况下,语言障碍程度与听觉障碍程度相平行。听觉障碍分为末梢性听觉障碍(听力损失)及中枢性听觉障碍。

(二)交往障碍

儿童的语言是在生活实践中、与人的交往中发展起来的。如果对作为语言交流对象的存在及语言刺激本身的关心不够,那么语言发育必然会受到影响。有以下两种类型:

1. 广泛性发育障碍　又称孤独样障碍,是一组以交流、语言障碍和行为异常为特征的发育障碍性疾病。自闭症的儿童即这一情况的典型病例。其行为方面的特征是视线不合,即使招呼他也无反应,专注于某一事物及保持某种行为(保持同一行为的欲望)等。并且在语言症状的方面,有反响语言(机械模仿语言)及与场合不符的自言自语,人称代词的混乱使用,没有抑扬顿挫的单调讲话方式等。

2. 一般性情感交往障碍　又称情感障碍性行为问题,一般认为是情感匮乏而产生的心理问题或由儿童本身的心理问题所产生。

(三)智力发育迟缓

智力发育迟缓也称精神发育迟缓,该类型在语言发育迟缓中所占的比例最大。定义:在发育期间,儿童整体智能较正常平均水平显著降低,并伴有适应性行为障碍,如唐氏综合征。国际公认精神发育迟缓的诊断标准:①智能低下,比正常平均水平低两个标准差以上,智商值不足70。②存在与实际年龄不相符的适应性行为障碍。③在发育期(18岁以前)出现。

在语言学习过程中,其语言的接受(理解)迟缓,语言的发出(表达)也迟缓,均较实际年龄迟缓,表达能力障碍较理解能力障碍更为严重。另外,模仿语言等语言症状在精神发育迟缓中也可见到,在行为方面易伴有多动、注意力不集中等异常行为。已知作为精神发育迟缓的原因很多,如染色体异常、胎儿期感染性疾病、新生儿窒息及重症黄疸等围产期障碍、脑炎及脑膜炎、先天性代谢异常、脑肿瘤等。但是,目前多数的精神发育迟缓原因不明。

(四)受语言学习限定的特异性障碍

1. 发育性运动性失语　所谓发育性运动性失语,即语言的接收(理解)与年龄相符,但语言表达障碍。这样的病例预后较好,比如即使在3周岁时完全没有自发言语,在6岁时多能达到正常儿童的发育水平。

2.发育性感觉性失语　指历来对语言的接受(理解)和发出(表达)同时极度迟缓,与成人和后天语言所致的儿童失语不同,语言发育的预后不理想。最近发现在局限于颞叶的颅内感染及抽搐性疾病中可产生这样的语言症状。

(五)构音器官异常

构音器官异常是指以脑性瘫痪为代表的运动障碍和以腭裂为代表的构音器官结构异常等。这些因素的存在会造成语言表达障碍,引起语言发育迟缓。

(六)语言环境的脱离

在儿童语言发育早期,儿童长期被剥夺或脱离语言环境而无法接触到语言刺激,导致语言能力丧失,进而引起语言发育障碍,如长期被隔离的儿童(如狼孩)。现已证实,缺乏适宜的语言环境将影响正常的语言发育过程。如家长忙于上班,使儿童缺乏文化刺激和生活体验,没感觉到说话的必要和体验到说话的乐趣等,也可导致儿童语言发育迟缓。

四、语言发育迟缓的临床表现

1.表达能力迟缓　过了说话的年龄仍不会说话,开始说话后,正常孩子发展慢或出现停滞。

2.语言应用能力低下　虽然会说话,但语言技能、语言应用、词汇和语法应用均低于同龄儿童。

3.交流能力低下　只会用单词交流,不会用句子表达,交流技能低。

4.理解能力低下　回答问题反应差,语言理解困难和遵循指令困难。

5.其他行为问题　如不愿与他人交流,智力低下,注意力不集中,乱扔东西,与别人缺少目光接触,烦躁、多动、不合群甚至自伤和他伤等异常行为。

第二节　儿童语言发育迟缓的评定

一、评定目的

1.发现和确定患儿有无语言发育迟缓,判断语言发育迟缓属于哪种类型,衡量语言发育迟缓的程度,了解语言发育迟缓的情况。

2.根据评价结果制订康复训练计划。

3.研究语言发育迟缓的重要资料。

4.有些儿童初诊时由于各种因素不能很好地配合评价,只能进行初期的评价,随着训练,患儿的语言会发生变化或取得不同程度的改善,因此,必须进行再评价,进而调整康复治疗计划。

5.判断预后。

二、评定程序

儿童语言发育迟缓评价涉及多学科、多专业的知识,基本的评价诊断、流程如图6-1所示。

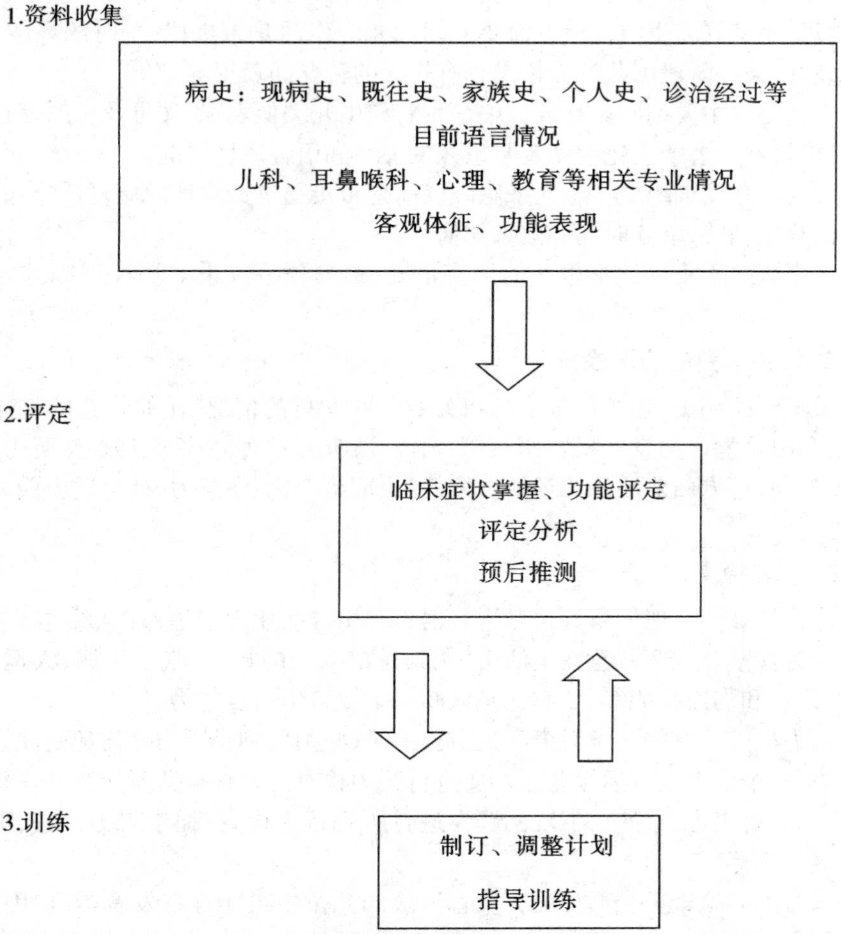

1.资料收集

病史:现病史、既往史、家族史、个人史、诊治经过等

目前语言情况

儿科、耳鼻喉科、心理、教育等相关专业情况

客观体征、功能表现

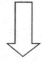

2.评定

临床症状掌握、功能评定

评定分析

预后推测

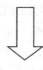

3.训练

制订、调整计划

指导训练

图6-1　语言发育迟缓评价流程

三、评定内容

(一)采集病史

病史采集非常重要,一般通过问诊家长或看护人员获得,主要了解与儿童语言发育迟缓相关的情况,包括主诉、现病史、既往史、生长发育史、家族史、康复治疗及训练史。

1. **主诉**　语言发育迟缓的主要症状及时间。

2. **现病史**　要尽量详细询问患儿原发病的情况及进展情况,病情程度,发病后对语言的影响和语言发展速度,是否接受过语言相关的检查、治疗、训练和效果等。

3. 既往史　记录儿童出生时的有关情况。如是否足月出生、分娩方式、胎次、产次、出生时体重、生后有无窒息和黄疸情况等，必要时还要详细询问母亲怀孕妊娠的情况。

4. 生长发育史　要询问患儿的发育情况，重要发育指标包括患儿抬头、坐、爬、叫爸爸和妈妈的月龄或年龄，还要询问患儿出生后由谁抚养及关系等。还应了解患儿的语言环境是否良好。生活习惯方面要询问患儿的生活是否规律，平时的兴趣、是否有特殊的爱好，某一阶段患儿的性格是否有较大的转变和表现等。

5. 家族史　主要询问家庭成员中是否有与患儿类似表现、父母及亲属是否有遗传病史、父母及看护者的文化程度及与患儿的关系和语言环境情况。

6. 康复治疗及训练史　患儿来医院以前是否接受过针对性的康复治疗和训练，什么样的治疗或训练，治疗时间和效果如何。

以上内容对于正确评价患儿的语言情况、推测预后及采取哪种训练方式是很重要的。

（二）相关学科的情况检查

除采集到的病史，还要尽量了解相关专业和学科的情况，比如儿童的整体发育情况、吞咽和咀嚼能力的发展、是否有吞咽困难等；听力方面，是否曾经检测听力，结果如何等；另外，心理方面要注意儿童的性格特点、情绪变化、注意力、社会适应能力发展及智力等。

（三）一般检查

1. 体格检查　一般体格检查及构音器官和构音功能评定等构音检查。

2. 行为观察　观察儿童在生活中，尤其是游戏中的技巧、眼手协调、大运动、注意力、自发语言和沟通技能等，了解儿童认知水平及言语语言能力。

3. 听力检查　有些儿童对声音反应很差时，必须鉴别是听力障碍还是注意力的问题，所以对每个语言发育迟缓儿童均要进行听力检查。要根据儿童年龄和发育情况选择检测方法，可先进行筛查，发现问题再进行听觉行为检查、配景听力检查、听觉诱发脑干反应检查等。

4. 构音障碍检查　在部分语言发育迟缓的儿童中可能存在发音困难，因此，要评价患儿的哪些音不能发，发哪些音时出现歪曲音、置换音等，并要掌握其问题的基础，如运动障碍，特别是口、舌的运动功能，发声时间，音量、音调的变化，还要评价患儿的口腔感觉能力等。

四、评定方法

（一）语言行为的评价

语言行为大体上存在语法学、语义学和语用学三大方面，这就是美国心理学家 Bruner 所说的主要观点：第一是语言的构造形式；第二是辨别、记忆的产生、范畴化等内容；第三是交流关系的建立、维持、展开等使用方面。在符号形式-指示内容关系（sign-significate relations，S-S）法中这些分别被称为符号形式-指示内容关系、基础性过程、交流态度，也是语言行为的 3 个侧面（表 6-1）。

表6-1　语言行为的三个侧面

语言行为的侧面	内容
构造性侧面	符号形式-指示内容关系（构造、语法、意思）
语言行为的基础	基础性过程（辨别、记忆的产生）
功能性侧面	交流态度

语言行为可从3个侧面进行，语言发育迟缓患儿也应从3个侧面进行评价。该类患儿语言障碍的性质不只是言语障碍，更主要的是语言的障碍，而且很多患儿还伴有智力和人际关系障碍、行为障碍等，所以，应该综合评价这些儿童的语言行为和相关活动。

（二）汉语儿童语言发育迟缓评定法

20世纪70年代始，日本音声言语医学会语言发育迟缓小委员会以语言障碍儿童为对象，根据S-S，通过反复研制、试用、观察、修订等程序制定而成，简称S-S法，该检查法增加了语言前阶段的检查项目，由3个侧面组成，即符号形式-指示内容关系、基础过性程、交流态度。它能比较全面地对各种儿童语言障碍进行评价并对引起语言障碍密切相关的交流态度和非言语功能进行评价，在日本广泛应用，效果很好。1991年中国康复研究中心治疗科在日本专家的帮助下，按照汉语的语言特点和文化习惯研制成中国康复研究中心（China Rehabilitation Research Center，CRRC）版检查法试用于临床，2001年通过对正常儿童的临床测试后正式应用于临床。

（三）其他相关评定

1. 皮博迪图片词汇检查（Peabody picture vocabulary test，PPVT）　此检查应用较普遍，共有150张黑白图片，每张图片有4个图，其中还有150个分别与每张图片内一个图词义相符的词，测验图片按从易到难的顺序排列。测验时测试者拿出一张图并说出1个词，要求被试者指出图片上的4个图哪一个是最和词义相符的，记录下被试者的反应结果，每答对1词记1分，连续8个词中错6个停止测试，最后将被试者的回答成绩转化成智龄、离差智商或百分位等级，即可比较该被试者与同龄正常儿童之间的语言水平发育情况。该测验适用的年龄为2.5～18岁。整个测验要求10～15 min内完成。

PPVT的优点是简便、快速，可用于大样本的筛查，也可用于各种障碍的儿童，但因为PPVT只考虑到词汇的理解，而不涉及语言的表达，所以对儿童语言发育的水平很难做出系统完整的评价。

2. 伊利诺斯心理语言能力测验（Illinois Test of Psycholinguistic Abilities，ITPA）该检查于美国1968年第一次发表，以测查能力为主，并且从儿童交往活动的侧面来观察儿童的智力活动情况。整个检查由五大部分、十个分测验构成。①理解能力：言语的理解、图画理解；②综合能力：言语推理、图画类推；③表达能力：言语表达、动作表达；④构成能力：作文、构图；⑤记忆能力：数字的记忆、图形记忆。适用年龄为3～8岁11个月。

3. 韦克斯勒儿童智力量表修订版（Wechsler Intelligence Scale for Children-

Recension,WISC-R) 美国 1949 年制定 WISC,1974 年修订为 WISC-R,中国 1982 年引进 WISC-R。该测验是智力检查,分为语言测验和操作测验两个部分,共 12 个分测验。每个分测验完成后都可算成标准分(量表分),可以和正常儿童的水平相对照,同时各个分测验之间也可以进行对照。每一项分测验的成绩相加即为总量表分,由总量表分可以查出该儿童的离差智商,全面掌握儿童的智力发展情况。适应年龄为 6 ~ 16 岁。

4. 韦氏学前儿童智力量表(Wechsler preschool and primary scale of intelligence,WPPSI) 美国 1963 年制定,该测验也是分成语言测验和操作测验两部分,每部分又分成若干个分测验。结果统计和 WISC-R 基本一致,结果也用离差智商表示,同时也可评价儿童整体智力发育的情况。适用年龄为 4 ~ 6.5 岁。

5. 格塞尔发育量表(Gesell developmental scales,GDS) 美国耶鲁大学心理学家格塞尔及其同事于 1940 编制,测试儿童行为发育的 5 个方面。①适应性行为:主要包括知觉、定向行动、手指操作能力、注意、智力等发育;②大肌群行动行为:主要包括姿势、移动运动等;③小肌群行动行为:主要包括抓握与放开、手指精细操作、手眼协调运动等;④言语行为:包括模仿能力、人与人之间的交流能力、相互理解沟通能力;⑤个体和社会行为:包括对他人的反应,对所属民族文化压力的反应,对家庭、集团、社会习惯等的反应及态度等。

(四)汉语儿童语言发育迟缓评价法

汉语儿童语言发育迟缓检查法,又称"S-S 语言发育迟缓检查法",简称"S-S 法"。

1. 原理 从认知研究的角度,一般将语言行为分为语法规则、语意、语言应用三方面。S-S 法是依照此理论对语言发育迟缓儿童进行评定的。此检查法从"符号形式-指示内容关系""基础性过程"和"交流态度"3 个方面进行评定,并对其语言障碍进行诊断、评定、分类和针对性的治疗。

2. 适应证 适用于各种原因引起的语言发育迟缓。原则上适合 1 岁半 ~ 6 岁半的语言发育迟缓儿童,有些儿童的年龄已超出此年龄段,但其语言发展的现状如未超出此年龄段水平,也可应用。此外,学龄前儿童的获得性失语症也可参考应用,不适合因听力障碍引起的语言障碍儿童。

3. 评定内容 从符号形式-指示内容关系、基础性过程、交流态度 3 个方面进行综合评价。但以言语符号与指示内容的关系评价为核心,它的比较标准分为 5 个阶段,见表 6-2。将评价结果与正常儿童年龄水平相比较,即可判定儿童是否存在语言发育迟缓。

(1)第 1 阶段 事物、事物状态理解困难阶段。此阶段儿童语言尚未获得,对事物、事物状态的概念未形成,对外界的认识亦处于未分化阶段。在此阶段,儿童对物品的抓握、舔咬、摇动、敲打一般为无目的性。例如,拿起衣服不能够做穿衣动作,而是在手里玩弄、撕扯等。对于自己的要求不能用某种手段来表现,这个阶段的儿童,日常可见他们无目的地左右摇摆、旋转身体等;或正在干什么突然停住、拍手或将唾液抹到地上、手上或扔东西等反复的自我刺激行为。

(2)第 2 阶段 事物的基础概念阶段。此阶段也是语言未获得阶段,但是与第 1 阶段不同的是,儿童能够根据常用物品的用途大致进行操作,对事物的状况也能够理解,对事物开始概念化。可以将人领到物品面前呈现物品,以向他人表达自己的要求。在第 2 阶段中,儿童的发育水平也存在高低不同,因此又设定了 3 个亚项:阶段 2-1,事物的功能性操作;阶段 2-2,匹配;阶段 2-3,选择。其中匹配与选择都是利用示范项进行操作,因为检查顺序不同,对儿童来说意义也不同,因此分为 2 项。

表6-2　符号形式与指示内容关系的阶段

阶段	内容
第 1 阶段	对事物、事物状态理解困难
第 2 阶段	事物的基础概念
2-1	功能性操作
2-2	匹配
2-3	选择
第 3 阶段	事物的符号理解表达
3-1	手势符号(象征性符号)
3-2	言语符号
	幼儿语(象征性符号)
	成人语(任意性符号)
第 4 阶段	组句,语言规则
4-1	两词句
4-2	三词句
第 5 阶段	语句,语法规则
5-1	主动语态
5-2	被动语态

阶段 2-1 事物的功能性操作:此阶段儿童开始能够对事物进行功能性操作。例如:儿童拿起电话能将听筒放到耳朵上做打电话状,或拿起水杯能往嘴边送做喝水状等。在日常生活当中,如外出穿鞋、戴帽子经过反复练习、帮助与促进等会形成习惯,能完成事物的功能性操作。检查分三项进行,即实物、配对实物、镶嵌板。

阶段 2-2 匹配:此阶段儿童能对成对事物辨别出其中的差别,能在规定的范围内比较、匹配成对的事物,即"匹配行为",如果能将 2 个以上物品放到合适的位置上,可以说,"匹配行为"成立。例如:书和书架(书箱);茶壶和茶杯;勺子和碗等。像这样将书和积木区别放到不同地方的行为就是"匹配行为"。检查也分三项进行,即三种实物,三种成对实物,三种镶嵌板。

阶段 2-3 选择:此阶段是当他人出示某种物品或出示示范项时,儿童能在几个选择项中将出示物或与示范项有关的物品选择出来。与阶段 2-2 不同在于,匹配是儿童拿物品去匹配示范项,而选择则是他人拿着物品或出示物品作为示范项,儿童从几种选择项中选择出一个与示范项成对的实物。如检查者出示手表、电话、帽子,然后拍拍娃娃的头,看儿童能否选择出相关联的"帽子"。

选择检查时,儿童与展示出的示范项之间要有一定的空间距离,也就是儿童用手抓不到物品。距离太远时出示物就起不到示范项作用,发育水平低的儿童视线转向很困难,因此选择行为很难成立。检查用具同阶段2-2。

(3)第3阶段 事物的符号理解表达阶段。此阶段符号形式与指示内容关系开始分化。语言符号大致分为两个阶段:一是具有事物特征限定的象征性符号——手势符号、幼儿语阶段,二是与事物的特征限定性少的任意性较高的成人语阶段。手势语与幼儿语都是象征性符号,但并不是同一层次的符号体系。根据神经感觉回路,手势符号为视觉→运动回路,而幼儿语是听力→言语回路,听力→言语回路反应复杂,更难以掌握,而视觉→运动回路则直接、鲜明,所以在该检查法中将此两项分为阶段3-1(手势符号)及阶段3-2(言语符号)。

阶段3-1 手势符号:此阶段儿童开始学习用手势符号来理解与表现事物,可以通过他人的手势开始理解意思,还可以用手势向他人表示自己的要求等。如指指自己张大的嘴巴表示饿了、点点头表示同意等。

阶段3-2 言语符号:此阶段儿童能将言语符号与事物相联系的阶段。包括幼儿语(象征性符号)、成人语(任意性符号),但是事物的名称并不都能用手势语、幼儿语、成人语来表达,有下列四种情况。①能用三种符号表达者,例如:"剪刀"用示指与中指同时伸开做剪刀剪物状(手势语);手势语和"咔嚓、咔嚓"声同时(幼儿语);"剪刀"一词(成人语)。②无幼儿语,只能用手势语及成人语表达者(例如眼镜)。③只能用幼儿语及成人语表达的(例如"公鸡")。④仅能用成人语表达者(例如"爱")。从语言发展的角度,理论上儿童是按①→②→③→④顺序来获得言语符号的。

在检查中,阶段3-2供选食物、动物、交通工具和生活用品方面名词16个,身体部位6个词,动词5个词,表示属性的2个种类的词。阶段3-1手势符号的检查词汇中,使用的是第2阶段(事物的基本概念)中用的词汇及阶段3-2(言语符号)词汇中的手势语。

(4)第4阶段 组句,语言规则阶段。本阶段儿童能用2~3个词组连成句子来表现某事物、事态,根据句子的长短及语法关系将此阶段又分为两词句和三词句两个阶段。

阶段4-1 两词句:儿童开始学习用2个词组合起来表现事物、事态的阶段。在此阶段儿童能够理解或表达的两个词有多种多样,在本检查法中列举了四种形式:即属性(大、小)+事物,如小苹果;属性(颜色)+事物,如绿香蕉;主语+谓语,如弟弟睡觉;谓语+宾语,如切面包。在日常生活中,如不设定一定的场面检查是很困难的,另外,注意选择项图片不宜太多,否则儿童进行起来很困难。

阶段4-2 三词句:此阶段儿童能够理解与表达三词句,但因为句子的表现形式与语法关系多样化,此检查法中仅限定了两种形式。即属性(大小)+属性(颜色)+事物,如大红鞋等;主语+谓语+宾语,如妈妈吃苹果。此阶段的句子型是非可逆句,即主语与宾语的成分是不能颠倒的,如"妈妈吃苹果",而不能为"苹果吃妈妈"。

(5)第5阶段 语句,语法规则(可逆态)阶段,此阶段儿童能够理解三词句表现的事态,但是与阶段4-2的三词句不同的是,此阶段的句子为可逆的,而意思却完全不同。如"小猫追小鸡"可逆为"小鸡追小猫",这类句子较复杂,对儿童来说难度较大,也分为两个阶段。

阶段5-1 主动语态,如"小猫追小鸡"。

阶段5-2 被动语态,加入了更为复杂的"被"字结构,此阶段中要求儿童能理解事情与语法规则的关系。如"小鸡被小猫追"等。

4.检查的一般要求 ①安静、宽敞的检查场所;②检查位置可选择桌面或地上;③在游戏中与儿童接触,态度亲切。

5.评定用具 检查用具见表6-3。

表6-3 检查用具及图片目录

检查用具及图片目录		数量
实物	A:帽子、鞋、牙刷、玩具娃娃	4
	B:电话-听筒、鼓-鼓槌、茶壶-茶杯	3
镶嵌板	鞋、剪刀、牙刷	3
操作性课题用品	小毛巾、小玩具、小球、积木6块、装小球容器1个、3种图形镶嵌板、6种图形镶嵌板、10种拼图	
图片		
日常用品	鞋、帽子、眼镜、手表、剪子、电话	6
动物	象、猫、狗	3
食物	面包、香蕉、苹果、米饭	4
交通工具	飞机、火车、汽车	3
身体部位	眼、嘴、手、鼻、耳、脚	6
动词	睡觉、洗、吃、哭、切	5
大小	帽子(大、小)	2
颜色	红、黄、绿、蓝	4
词句	妈、弟+(吃、洗)+香蕉、苹果	8
大小+颜色+事物	大小+红黄+鞋、帽	8
语言规则	小鸡、乌龟、猫+(小鸡、乌龟、猫)+追	6

6.评定顺序 水平较差的患儿一般应从头开始评定,而对于年龄较大或水平较高的患儿则没必要进行全部的检查,可按以下顺序进行:①不可用图片检查的患儿,可用实物进行第1~2阶段的检查。②可用图片检查的患儿,在阶段3-2以上,可用图片进行单词和词句检查。③发育年龄在3岁以上、能进行日常会话者,进行第4~5阶段的检查,以词句检查为主。

7.评定结果分析

(1)评定总结和诊断 综合分析问诊、S-S法检查结果及各种信息,如CT等结果,将S-S法检查结果显示的阶段与实际年龄语言水平阶段进行比较,如低于相应阶段,可诊断为语言发育迟缓,各阶段与年龄的关系见表6-4、表6-5。

表6-4 符号形式-指示内容关系及各年龄可通过阶段

年龄	1.5~2.0岁	2.0~2.5岁	2.5~3.5岁	3.5~5.0岁	5.0~6.5岁
阶段	3-2	4-1	4-2	5-1	5-2
言语特征	言语符号	主谓+动宾	主谓宾	语序规则	被动语态

表6-5 基础性过程检查结果与年龄阶段对照表

年龄	镶嵌图形	积木	描画	投入小球及延续性
5岁以上			◇	
3岁6个月~4岁11个月			△、□	
3岁~3岁5个月	10种图形10/10(+)		+、○	
2岁~2岁5个月	10种图形7/10(+)	隧道		
1岁9个月~1岁11个月	6种图形3/6~4/6(+)	排列	丨、一	
1岁6个月~1岁11个月	3种图形3/3(+)	堆积		+
1岁~1岁5个月				部分儿童+

（2）分类 ①按交流态度分为两群：Ⅰ群,交流态度良好;Ⅱ群,交流态度不良。②按言语符号与指示内容的关系分群:原则上适用于实际年龄3岁以上儿童。分为ABC三个主群,见图6-2。但是这种分群并不是固定不变的,随着语言的发展,有的儿童可以从某一症状群向其他的症状群过渡。

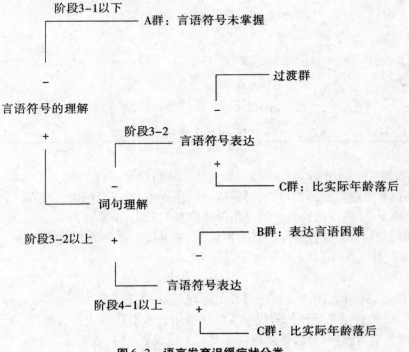

图6-2 语言发育迟缓症状分类

根据言语符号与指示内容相关的检查和操作性课题(基础性过程)的完成情况相比较,将以上的 A 群和 C 群又分为 6 个亚群。

A 群:言语符号尚未掌握,符号形式与指示内容关系的检查在阶段 3–1 以下,不能理解口语中的名词。

A 群 a:操作性课题与符号形式与指示内容的相关检查均落后于实际年龄。

A 群 b:操作性课题好于符号形式与指示内容的相关检查。

B 群:无亚群,但应具备以下条件和言语表达困难。①实际年龄在 4 岁以上;②词句理解在阶段 4–1 以上;③一般可以用数词表达;④言语模仿不可,或有波动性;⑤上述②~④的状态持续 1 年以上;⑥无明显的运动功能障碍。

C 群:语言发育落后于实际年龄,言语符号与指示内容相关检查在阶段 3–2 以上。亚群分类:

C 群 a:操作性课题和言语符号与指示内容相关的理解和表达全面落后。可表示为如下形式:

操作性课题<言语符号的理解=表达

C 群 b:操作性课题好于言语符号与指示内容的相关情况。可表示为如下形式:

操作性课题>言语符号的理解=表达

C 群 c:言语符号的理解好于表达,操作性课题检查基本与言语符号理解相当。可表示为如下形式:

操作性课题=言语符号的理解>表达

C 群 d:言语符号表达尚可,但理解不好,此亚群多见于孤独症或有孤独倾向的儿童。

8.鉴别诊断　语言发育迟缓主要表现是不能说话和不能理解别人说话,但还有其他多种多样的表现,因此鉴别诊断很重要。听觉障碍、发声言语器官的运动发育障碍、自闭症和智能低下等均可引起语言发育迟缓。

临床上听觉障碍患儿大多是以说话晚、不会说话等主诉来就诊,中度和重度听力会造成语言发育迟缓,即便是轻度耳聋,有时也会对语言发育造成较大的影响。首先应排除是否为听觉障碍所致,一定要进行详细的听力检查,然后戴助听器。

此外,语言发育迟缓患儿中一部分具有智能障碍和交往障碍,因此也必须进行心理等方面的评价,才能得到正确的诊断。

口语表达发育落后于理解发育这种现象在正常的孩子也可见到,常常见于男孩,随着年龄的增长,言语会逐渐增加而达到正常,多数没有必要训练。有必要者每隔 3 个月至半年复查 1 次,以便观察语言发育情况。

第三节　儿童语言发育迟缓的训练

一、训练原则

1. 以所评定的儿童语言发育阶段为训练的出发点　根据患儿的语言发育评定结果得知患儿目前语言发育处于哪个阶段,以此阶段作为开始训练的出发点,来制订相

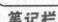

应的训练目标、方法和训练内容。

2.横向扩展和纵向提高相结合

(1)在同一阶段内横向扩展　患儿学习并掌握了某一阶段的部分内容,则可以学习同一阶段内其他尚未掌握的内容,并以此为基础逐渐扩展本阶段的学习内容。例如患儿语言发育在阶段3-1,即手势符号阶段,如果患儿能够根据"哭"这一声音做出相应的手势,则可以把其他动作(如"睡觉、切、吃"等)的手势表达作为新的学习内容。

(2)向下一阶段水平纵向提高　如果横向扩展训练患儿已经完成并达到目标,则训练转向以提高下一阶段的能力为目标。如阶段3-1的手势符号的学习已有成效,则可以提高到阶段3-2的内容学习,学习以幼儿语来理解和表达事物,如用"喵喵"来理解和表达"猫";再者,把已学会的单词水平提高到两词句、三词句等更高水平。

3.训练不受时间、场所限制,动态且持续进行　训练不限于在治疗室或教室内进行,只要有人际互动时,任何人、时间、地点均可进行,使训练处于动态持续进行中。

4.治疗师与父母双相训练过程　治疗师通过示范及扩展儿童的反应,促使儿童学习,创造条件让儿童在开放而包容的环境中主动使用、练习新的语言形式。父母方面也应在儿童语言训练过程中扮演主要参与者的角色,鼓励并指导儿童把语言训练结合到日常生活活动中,使其能在日常生活中应用。

5.因人、因病施教　没有一套训练方法能适合所有的儿童,语言异常的儿童,每人有自己的特点,因此,应针对不同病因,制订不同的训练计划与方法,做到因人而异。

二、训练程序及训练目标的制订

根据儿童的评定结果作为训练的起点,制订训练程序,选定具体的训练顺序与训练材料。按照儿童的年龄、训练的频率设定3个月至1年的训练目标,根据儿童语言发育水平的不同,制定不同的训练目标,各种症状类别的训练目标及训练程序如下:

1.针对言语符号尚未掌握的A群儿童　以获得言语符号(理解)与建立初步的交流关系为目标,先建立符号的理解再形成基础性概念,重点是首先导入手势语、幼儿语等象征性较高的符号。

2.对于言语表达困难的B群儿童　训练目标为掌握与理解水平相一致的语言表达能力。此时训练将表达方面的训练与理解性课题共同进行,将言语符号的水平进一步提高。重点是将手势语、口语作为有意义的符号实际性地应用,在表达基础形成的同时从手势符号向言语符号过渡。

3.对于发育水平低于实际年龄的C群儿童　训练目标是扩大理解与表达的范围。要进行提高理解方面的训练,同时也要进行表达、基础性过程等的平衡性训练,还要导入符合水平的文字学习、数量词学习、提问与回答方面的训练。

4.针对语言符号理解但不能说话的过渡群儿童　训练目标为获得词句水平的理解,全面扩大表达范围。在提高理解水平的同时也要提高表达方面的能力。与C群相同,不能始终进行表达方面的训练,首先可以导入用手势符号进行表达的训练。

5.还有一些交流态度不良的Ⅱ群儿童　根据言语符号的发育阶段进行以上的训练。对于交流态度不良儿童的训练,要以改善其交流态度为目的进行训练。

总之,训练目标应根据儿童的情况不同而制定相应目标,以改变或消除儿童的基本缺陷,使之达到正常水平。

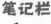

三、训练方式

一般有直接训练和间接训练两种训练方式。

（一）直接训练

直接训练是治疗师计划并执行训练工作，为主要的训练者；必要时也会与患儿父母或其他专业人员合作制订训练计划，选择训练场所、训练频率、个别或集体训练等。

1. 训练场所　训练场所包括治疗室、户外或家中，根据训练课题选择合适的地方。进行二对一训练时，训练室要安静、宽敞、充满儿童喜爱的气氛，集体训练可在训练室和室外进行，家中训练要注意去除不利的有关因素。

2. 训练频率　根据患儿的语言发育阶段水平和训练计划、训练场所的状况决定训练频率。一般来说，训练次数多、时间长、项目少的训练效果大。时间一般安排在上午，儿童注意力比较集中，每次以 0.5～1.0 h 为宜，每次课题设定以 2～3 个为宜。

（二）间接训练

间接训练是治疗师指导患儿父母或其照顾者执行治疗工作。当治疗师通过评估认为父母或其照顾者是改变儿童行为的最佳人选时，可采用此方法。治疗师协助，与父母共同制订训练计划，并根据儿童的训练反应修订治疗计划。

一般来说，当语言发育异常儿童需建立新的行为时，直接训练最为恰当；而在横向扩展及使其所学的沟通行为形成习惯时，可采用间接训练方法，指导父母让儿童使用新近建立的行为在日常生活中活用及巩固。直接训练和间接训练可以单独或并行使用，使儿童语言的学习得到最迅速、最有效的进展。

四、训练方法

训练方法：可根据儿童的不同阶段、不同语言能力水平和家庭环境等制订不同的治疗方法。

（一）符号形式与指示内容关系的训练

1. 第 1 阶段　此阶段的儿童对外界的刺激尚不能充分理解，训练时要利用各种方法、玩具等吸引儿童的注意，使其感兴趣，能充分注意外界的人与物的存在，并能进行主动交往。

（1）注意力的训练　在儿童经常接触的环境中，选择其感兴趣的玩具或物品吸引其注意，给予足够的感官刺激，鼓励和引导儿童用多种感官去认识周围的事物。如用动物的叫声、能发出声音的玩具车等刺激引起儿童的注视，然后对患儿进行活动事物持续注意能力的训练。

（2）对事物持续记忆的训练　建立事物永恒存在的概念，如将儿童眼前注视的物品藏起来使其从视野中消失后，再将物品重新展示出来，儿童就会发现物品仍存在，让儿童理解事物永远持续存在的性质。初期可以仅隐藏物品的一小部分进行，或用儿童感兴趣的物品来进行训练更为容易。

（3）增加视线接触、促进主动交往的训练　通过一些使身体有感觉变化且让孩子感到快乐的接触游戏，如举高、转圈、挠痒逗笑等，增加儿童与他人的视线接触，促进意识传递方法的学习。训练时注意观察孩子的反应、尽快与孩子取得沟通,争取达到孩子主动要求"还想玩"的行为出现,从而促进其主动交往能力。

(4)事物的操作训练　学习对外界的事物进行某种操作而引起变化的过程。从触摸、抓握、晃动等单一的操作发展到敲、拿出、放入等复杂的操作,可利用各种玩具,如搭积木、投环、击鼓等。最初可使用帮助的手法,逐渐让儿童对事物能做出相应合适用途的操作。如通过不断帮助使之能理解头上戴帽子、脚上穿袜子等事物的功能性操作。

2.第2阶段　此阶段的儿童已能意识到外界事物与人的存在,主要训练其对日常事物的基本理解,具有事物的匹配、选择能力,并能听懂事物的名称和要求。

(1)事物基础概念的学习训练　通过模仿让儿童懂得身边日常用品(衣服、茶杯、电话等)的用途。治疗室训练与家庭指导同时进行,让儿童能做到操作场面的扩大,即在训练室、家庭和幼儿园等均能做。

(2)多种事物的辨别学习训练　①以外部特性为基础的操作课题:通过分类游戏,训练儿童学习认识事物不同的外部属性(颜色、大小、形状等),并据此进行分类。如将不同颜色、大小的小球分组。②以功能特性为基础的操作课题:训练儿童根据事物的不同用途将其进行分类,即认识事物的特性和用途,建立事物类别的概念,如将混放的人物、水果的图片分开。有匹配与选择两种训练。匹配训练是检查者呈现2个以上示范项,要求儿童将手上的1个物品与示范项中的某一个或几个相关物品进行匹配。选择训练时检查者呈现1个示范项,给儿童2个以上选择项物品,针对示范项,要求儿童在选择项中选出相关的事物。

3.第3阶段　此阶段为儿童对事物符号形式的形成阶段。训练顺序:符号形式形成→言语理解→言语表达。

(1)手势符号的训练　手势符号是利用本人的手势表达一定意义的示意符号,用来与他人进行非语言交流。对于儿童来说,手势符号比言语符号更容易理解、掌握和操作,手势符号训练可以作为基础,逐渐向言语符号及文字符号过渡,训练的同时也可配合言语符号的刺激。其适用于中度到重度语言发育迟缓,言语符号的理解与表达尚未掌握的儿童,或言语符号理解尚可,但表达不能的儿童;也适用于与动作性课题相比,言语理解与表达均迟缓的儿童(B群儿童)。

1)状况依存手势符号的训练　状况依存手势符号是在特定环境下使用的,例如伸出手来表示"要",分别的情况下挥一挥手表示"再见"等。此训练方法的训练重点是培养儿童能够注意手势符号的存在,在日常的生活情景中及训练的游戏场面中促进和强化。如预先准备一个患儿喜欢的东西,先让儿童看着"给我"的手势,然后令其模仿,从手势模仿逐渐进入自发产生阶段。如果手势模仿不可的情况下,可进行适当的借助。

2)表示事物的手势符号的训练　此种手势符号比状况依存手势符号抽象。比如用手拍拍或指指身体的某一部位表示相应的身体部位;用手指在牙齿外面做刷牙状表示"牙刷"等。此种训练方法的训练重点是理解手势符号和事物的对应关系。开始时可利用一定的道具进行选择,渐渐过渡到单纯用手势符号进行选择,从而促进对手势符号的理解。如利用玩具娃娃训练事物的对应关系,在儿童面前放置作为选择项能穿戴在玩具娃娃身上的三种实物(例如帽子、鞋子、手套),训练者拍打玩具娃娃的脚再拍打训练者自身的脚,然后说"鞋子",促使儿童选择鞋子。训练时必须让儿童充分注意手势符号的存在,然后过渡至将玩具娃娃拿走,如开始时有困难,可用将玩具娃娃暂时遮盖住,如果儿童选择正确,要给予玩具娃娃相应部位的实际操作(如穿鞋子)进行正反馈强化,并进一步促进手势模仿。错误反应时,要拍打玩具娃娃的相应部位,促使儿童修正。

先采用选择性课题最容易完成的教材,一般来说从实物→镶嵌板→图片,由抽象水平低到抽象水平高的教材进展,并注意选择项的组合,开始时以身体部位远距离组合为好,逐渐向近距离组合过渡。此外,还必须根据儿童的具体情况来进行教材及课题的选择。

3)利用手势符号进行动词和短句训练 在日常生活情景中,根据儿童的行为及要求,训练者在给予言语刺激的同时给予手势符号,并让儿童模仿手势符号,渐渐将此手势固定下来作为此行为及要求的手势符号。例如:儿童想吃苹果了,训练者将苹果放在其面前,边说"吃"边指着或拍着自己一张一合的嘴巴,做吃的动作,反复训练,直至该手势符号成为儿童以后日常生活中的示意符号,并可用此手势符号引起儿童的相应反应。也可利用手势符号作为媒介进行组句训练,再如儿童学习"吃苹果",训练者拿着吃苹果的图片,先做"吃"的体态,再做"苹果"的手势,让儿童模仿,将短句的顺序固定下来。

(2)改善理解力的训练 当儿童能够通过手势符号来理解事物时,则可开始训练其通过听口语来理解事物。初期训练的词汇以日常生活中接触较多的、患儿十分感兴趣的事物词汇为主,如物品、食物和交通工具等,从早期已学会手势符号的词汇开始,逐渐向言语符号过渡。如在儿童面前放3~4种物品的图片,训练者说物品的名称,让儿童选择,进行理解训练;可增加图片的数目或物品的类别,从而增加训练的难度;并结合游戏进行。

(3)口语表达训练 对能模仿言语的儿童,应促进其主动口语表达。口语表达要与理解适应,一般来说,语言理解先行于口语表达,根据儿童语言理解阶段的不同,制订相应的口语表达训练目标和选择训练课题。基本顺序是从口语模仿到主动表达,再进一步到生活使用。训练过程中可用手势符号及文字符号作为辅助形式,逐渐发展到单纯用言语表达。当言语符号获得困难时,可考虑使用代用性交流手段。

1)事物名称的口语表达 最初从事物名称开始引入,以儿童可理解的词汇为大前提,从易于构音或单音节词开始练,如爸爸(baba)等,先让其模仿发音(在训练早期,只要在儿童语言水平能模仿,如仅能模仿词头、词尾或语调等均允许其做),然后逐渐增加词汇,并促进儿童有意义的言语符号的主动发出。

2)词句的口语表达 早期,有些儿童对句子成分不能全部用成人语表达,可用手势语+成人语(例如,"吃"的手势符号+"苹果"成人语)的组合训练,逐渐过渡到用言语符号来表达完整的句子。训练中对不足的句子成分可由提问引出(如给儿童看"吃苹果"的图,儿童回答"苹果"时,训练者可提问:"做什么呢?"),来促进词句的模仿。也可应用幼儿语+成人语(例如,"吃"的幼儿语"啊呜啊呜"+"苹果"成人语)的组合训练。早期可允许存在,以后尽量以多个句子成分发出信号为目标。

3)文字符号的辅助作用 已形成文字学习的儿童有时使用文字符号作为发出信号的媒介,尤其是文字符号有助于想起音节。对照图片,让儿童写出文字,然后一边用

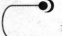

手势指着文字一边促进用言语发出信号,逐渐做到不看文字也能用言语表达。

4)代用性交流手段　有明显运动障碍时,最初就应考虑除言语符号外的代用性交流手段,尤其是言语符号表达困难的 B 群儿童可尝试几种措施,但如果最后所有措施均用了,仍不能形成用言语符号表达时,有必要使用代用性交流手段,如文字板、交流板等。

4.第 4 阶段　此阶段的儿童以扩大词汇量为主要目标,逐渐向同范畴的词汇扩展,如"猫、狗、象"或"面包、馒头、米饭",从而促进词汇范畴内分化。当相应名词的词汇已扩大且可以理解范畴词语时,可结合图片和实际的简单动作游戏一起训练动词,进而训练对形容词、量词、时间代词、介词等的理解。并把已学过的词组成词句,从不完整到主谓、主谓宾句、简单修饰等形式进行训练。

(1)扩大词汇量的训练

1)名词的训练　其适用于理解方面及言语符号未获得,正在学习事物名称及建立概念,形成体态符号的患儿。目的是促进常用词汇(如食物、动物和交通工具等)的同一范畴的分化学习。如把各种水果(苹果、香蕉、橘子等)的图片放在一起,对儿童进行分类学习。

2)动词的练习　其适用于名词的词汇已扩大,且可以理解范畴词语的患儿。采用实际的简单动作游戏和图片进行。训练程度为操作的模仿→体言语符号的理解→言语符号的理解→言语符号的表达→自发表达。如学习动词"吃",儿童吃东西时,训练者在旁做体态语符号(用手拿且放入口中),同时说成人语"吃",让儿童模仿体态语和诱导言语表达;训练者做"吃"的体态语,同时说"吃",儿童将面前的饼干放入口中;训练者说成人语"吃",训练儿童用体态语来表达;训练者做"吃"的体态语,并询问:"我在做什么呀?"鼓励儿童用言语表达;以上这些训练需要反复训练、反复强化,并鼓励儿童在日常生活中加以运用。

3)形容词的练习　其适用于理解事物的名称和多数动词,多采用游戏和图片形式进行。训练程序为分类→言语符号的理解→言语符号的表达→自发表达。可先从儿童最早使用的描述物体特征的形容词(如颜色)开始,然后再进行描述味觉、触觉、形体觉(如甜、咸、烫、冷、饱、痒等)及空间维度的形容词(如大小、长短、高低)训练。

如颜色的训练:在儿童面前放红色和绿色的卡片数张,让儿童分类,儿童每拿起一张卡片,训练者用成人语说卡片的颜色,让儿童模仿发音;训练者说卡片的颜色,让儿童选择并模仿发音;训练者指着卡片问:"这是什么颜色?"要求儿童用言语表达;以上训练需要反复训练、反复强化,并鼓励儿童在日常生活中加以运用。

(2)语句训练　儿童各类结构词句出现次序及发展大致趋势:不完整句→简单句(主谓、主谓宾、主谓补句等)→复杂句(主谓双宾句、连动句、联合结构等),训练时应按照以上顺序。采用图片训练为主,结合儿童的实际水平而选择,先进行言语理解训练,再进行言语表达训练。

1)两词句的学习　句型是主语+谓语结构(动作主语+动作)。训练程序为确定构成两词句的各词汇是否理解→能理解表示两词句的图→两词句的理解→表达。例如出示一张"宝宝睡觉"的图片,提问"这是谁啊?"让儿童回答;然后继续提问"它在干什么呢?"儿童可用体态语表达;训练者继续提问"困了怎么办?"让儿童自发回答;最后训练者与儿童交换位置,儿童用言语发出指令,训练者选择相应的图片。

2) 三词句的学习   其适用于可以理解两词句的患儿。句型是主语+谓语+宾语结构(动作主语+动作+对象)。训练程序:确定构成三词句的各两词是否理解→能理解表示三词句的图→三词句的理解→表达。训练方法基本与两词句训练相似。

(3) 语法训练   其适用于可以理解不可逆句句型的儿童,"如妈妈吃苹果等"。可逆句的训练程序为明确显示句子的内容→排列句子成分的位置→表达句子。

如学习句子"猫追小鸡",在儿童面前放一张"猫追小鸡"的大图片,让儿童注意观察大图中动作主语猫,训练者将小图按"猫"+"追"+"小鸡"的顺序从左到右排列,并让儿童注意主语的位置,然后让儿童练习排列顺序,儿童模仿、自发说出句子。

在此基础上学习有连词、介词等的句子,并鼓励儿童在日常生活中应用已学习的句子,多看简单的图片和做练习,多听故事。

5. 第 5 阶段   此阶段的儿童主要学习组词成句的规则,能理解和自己说出被动句。训练程序为明确显示句子的内容→排列句子成分的位置→表达。

如学习句子"小鸡被猫追",训练方法基本与可逆句学习相同,当儿童出现利用词序与前可逆句一样的方法去理解、排列小图片时,要及时给予提示,改正错误的图序。训练者可与儿童做相应的模仿动作或游戏来促进儿童对被动句的理解,反复训练,直至儿童能自己排列、理解、说出被动句式。

(二) 文字训练

1. 适用对象   正常儿童的文字学习是在全面掌握了言语的基础上再进行的学习,但对于语言发育迟缓的儿童言语学习困难时,如果将文字符号作为语言形成的媒介是一种非常有效的学习方法,另外还可以作为言语的代用手段,因此,文字学习的导入必须根据具体情况、具体病例进行。

(1) 音声语言的理解与表达发育均迟缓的儿童,应以文字作为媒介促进言语符号的理解与表达。

(2) 音声语言的理解好而表达困难的儿童,应让其先获得文字语言,以文字作为表达的媒介,从而促进音声语言的表达,另外,文字还可作为辅助的手段或用作说话困难时的代偿交流手段。

(3) 既有以上原因又伴有构音障碍、说话清晰度低下的儿童,在文字学习的同时,应利用文字进行音节构造的分解与合成训练。

(4) 轻度或临界全面发育迟缓,学龄前到低年级的病例,考虑到在学校的适应问题有必要进行文字学习指导,在文字符号获得的同时进行音节分解、词汇、句子等语言学习。

2. 训练程序和方法

(1) 字形的辨别训练   为掌握文字符号,必须能够辨别字形。

1) 辨别几何图形   作为基础学习,必须先能够辨别各种几何图形(10 种以上)。另外,也必须预先进行位置辨别、方向构成及图形构成等课题的训练。

2) 单字字形的辨别   让儿童先学习单个文字,如从数个文字中选出指定的某个文字。最初要选择相似性低的字,以后逐渐向相似性高的字过渡。

3) 单词水平的辨别   最初选择字形及字数相似性低的单词,让其先看字长,然后从 2 个字长的单词中选出某个单词,逐渐再进行相似性高的文字辨别训练。如门、小羊、毛巾。

(2)文字符号与意义的结合训练　当儿童能辨别1~2个音节词后可进行此阶段的训练,以文字符号与图片意义相结合为目的,训练方法:①给儿童数张文字单词(图片),桌面放一张文字单词上面有相应图片的卡片(单词),进行文字单词(图片)的选择;②给儿童一张文字单词(图片),桌面放数张图片(单词),将文字单词(图片)与图片(单词)进行匹配。

(3)文字符号与音声的结合训练　用音声语言进行文字单词的选择。训练方法:在儿童面前放数张文字单词卡,训练者用音声语言说,让儿童指出相应的单词。再进一步,让儿童指着卡片的每一个文字与训练者一同朗读,促进音声言语的表达。

选择词汇时,从言语能够理解和构音正确的词汇开始,选择项的组合从音形、文字、文字数、意义等容易辨别者开始进行组合。

(4)文字符号与意义、声音的构造性对应的结合　可进行图片与相应的文字单词用线连接的作业,然后读出文字。

(三)交流训练

1.适用对象　交流训练适用于全部患儿,特别是发育水平低和交流态度有障碍的语言未学习的儿童,及存在语言理解和表达发育不平衡的儿童。

交流训练根据儿童语言发育水平选用合适的训练项目进行,促进儿童发挥其理解、表达及向他人传递信息的作用。不仅可以在训练室中进行,在家中、社会中也可随时随地进行,充分诱导儿童主动与他人交流。

2.训练方法

(1)语言前阶段儿童的训练　此阶段儿童进行交流训练的目的是促进视线的接触,儿童对母亲或训练者之间能够认知,有互相接触、亲近行为,也即抚爱行为。训练者可利用快乐反应来进行抚爱行为形成的训练。如大运动的玩法(如举高、团团转等)、小运动的玩法(如挠痒痒逗笑、吹气)、游戏等各种儿童表现快乐反应的活动,在这些活动中训练者要努力和孩子的视线接触。例如,当训练者要做举高儿童时,先做出向上举的夸大动作,然后当儿童要求被举高时,让其做举手或向上的姿势;而在逗笑时,先要儿童大笑几次,这时儿童就会用目光追视和注意训练者在哪个地方,随时提防再一次的逗笑;反复进行这样的游戏。儿童慢慢学会用目光注意他人,用姿势来传达要求。

(2)单词水平阶段儿童的训练　单词水平阶段儿童的交流训练包括事物的操作及交换游戏两种方法。

利用事物进行操作训练时,用容易引起儿童兴趣的用具,使孩子能很快理解操作和结果,如鼓槌敲鼓发出鼓声、按钢琴键盘发出琴声等。

进行交换游戏时,儿童与训练者一起做训练或游戏,可交换原来所处的位置,即改变发出信号者和接收信号者;或交换玩具,让儿童学习"请给我"的动作和将物品传递给对方的传递行为。注意要训练儿童能够保持持续的交流态度,不管是长距离或长时间的情况下均能完成所要求的动作。

(3)语句水平阶段儿童的训练　语句水平阶段儿童的交流训练主要是在训练、游戏和日常生活中,双方(训练者与儿童、母亲与儿童等)交换使用身体动作或音声符号来表达自己的要求。如利用系列性图片轮流看图说话、复述故事、故事接龙及角色扮演等活动。注意常与儿童保持眼神接触和微笑,取得儿童的注意再说话。当儿童使用新的语句时,应及时给予鼓励,并用鼓励代替矫正,促进沟通和语言的学习。

(四)家庭康复训练

语言训练时间和训练效果是成正比的,因此,持续和连贯的语言训练是非常重要的。家长是最好的语言老师,不管每周接受语言治疗是几次,每天抽出 1~2 h 进行家庭训练并用笔记本记录每天训练内容及孩子语言能力的变化。

1. 父母的角色

(1)尽可能多地与孩子耐心地说话、沟通,说一些孩子生活中、身边能见到的孩子感兴趣的、与生活经验相结合的事情。

(2)尽量多抽时间给孩子讲故事,尤其是孩子喜欢的童话或故事。

(3)制订固定的时间、轻松的氛围跟孩子说话,每天坚持。

(4)与孩子相处,父母尽量用明确的语言(可以配合丰富的表情和夸张的语气语调)表达自己的要求与想法,避免仅用手势或表情与孩子交流。

(5)应仔细倾听儿童所说的话,不要不耐烦,多给予鼓励。

(6)家长应教孩子如何表达自己的想法、一些实际的交往技巧及如何与别人相处。

(7)常带儿童去各种公共场所,增加儿童的感官经验,不断扩展儿童的生活经验或范围,增加孩子对事物的理解能力。

(8)当发现孩子存在语言发育迟缓时,应及时到医院就诊,寻找原因。

2. 家庭环境的调整

(1)家庭环境对儿童语言发育的重要性　儿童语言的发育、发展与家庭和环境是密不可分的。儿童出生后,妈妈在养育的过程中用自己丰富的言语表达和交流及各种方式刺激儿童的言语表达,儿童也用自己的方式来向妈妈传达信息。因此,儿童在言语尚未发育之前,很多语言运用的基础已在家庭环境中得以实现和发展。如果儿童脱离了后天的语言环境,其语言发育会受到很大的影响,这种影响可能会影响终生而无法像正常人一样获得语言,如狼孩。

(2)语言发育迟缓儿童对家庭养育环境的特殊要求　儿童的家庭养育环境与语言发育有密不可分的联系,语言训练的内容必须在养育他的家庭环境中实践,因此,要求在儿童家庭环境中,要充分利用所有时间、所有人来强化训练,家庭成员尽量全面参与,并鼓励儿童参与到社会中,多与同龄儿童一起交流,即尽量调整训练方法和响应的语言环境。

(3)如何改善和调整儿童的语言环境

1)改善家庭内外的人际关系　给孩子创造一个和谐、温暖和健康的家庭生活环境,这对儿童语言发育、发展,对儿童智力、情感、性格及社会适应性的发展至关重要。

2)培养儿童健康的性格、良好的兴趣和良好的交往态度　要养成儿童有事一定要商量的良好习惯,而不是用哭闹等不好的手段来达到一定的目的。父母在日常生活中接人待物要注意自己的言行,为孩子树立好的榜样。

3)改善对儿童的教育方法　当家长发现儿童语言有问题时,一定要带儿童到有经验的语言治疗单位,找有经验的语言治疗师检查,诊断语言障碍的类型和程度,制订相应的训练计划。在家中也要遵循计划进行训练,使儿童的语言训练和家庭的养育环境真正做到从儿童的语言发育年龄和特点出发,适合儿童。

4）帮助儿童改善周围的生活环境　随着年龄的增长,儿童会进入社会环境,如幼儿园、学校等,他们与其他儿童交往时常会因语言障碍问题受到嘲笑,这会导致语迟儿童对交流产生心理障碍。而儿童间的玩耍又可促进语言的运用与实践,因此,老师应参考语言治疗师的建议,给语迟儿童更多的注意和关心,同时教育其他儿童用爱心去帮助他人,让他们在团结、和谐的氛围中更好地发展语言各方面的能力。

（五）治疗师角色的重要性

治疗师运用各种技巧引发儿童的适当反应,有效促进儿童的能力及学习动机,这对训练至关重要,包括以下几个方面:

1.引导　儿童若缺乏反应或反应不当时,应予以示范,帮助其达到治疗要求。若儿童仍反应不正确,可予以口语或手势的提示,降低困难度,提高反应的正确率,维持该项训练的兴趣;若多次示范提示均不会时,治疗师应检讨自己所采用的方法是否适用于该儿童,尽早改变治疗方案,以减轻双方的挫折感,增加儿童的学习兴趣。

2.补充与扩展　扩展是在儿童讲话的同时,治疗师予以语言回应,保留了儿童讲话的主要内容,将儿童不足的话语补充起来。如儿童说"吃饭",治疗师可说"对,弟弟吃饭"。儿童往往会自然而然地部分或完整地复述治疗师的话。扩展的同时,治疗师也可就儿童说话的主题延伸其内容,如前例,治疗师可说"对,弟弟累了"。也就是除了对儿童的口语给予适当的赞同外,还让他注意到两句话的关联,更有效地增进其能力。

3.说明　当儿童正在进行某一活动的同时,治疗师可时时予以相关的说明。如儿童在玩玩具,可问:"你在做什么?"儿童答:"车车。"治疗师可予以扩展说:"对,你在玩车车。"进而说:"车车跑得很快,很好玩对不对?"对尚无口语的儿童亦可常从旁解释他目前正进行的事情,使其理解语言的用途,因为儿童的行为若常得到他人的说明,则能增进其语言的表达。

4.鼓励　鼓励可使儿童乐于学习、勤于学习,鼓励儿童的行为大致分两种方式:

（1）物质鼓励　即对儿童的反应给予物质上的鼓励,如吃东西、玩玩具等。

（2）精神鼓励　即对儿童的反应给予精神上的鼓励,如口头的称赞、贴星星或大人愉悦的表情等。

一般视儿童的个性喜好,选择适当的鼓励方式,二者可同时应用。但在治疗中使用过分吸引儿童的玩具或食物作为增强物,反易造成干扰而中断治疗,应予以避免;如能在治疗结束时才呈现,则可能有良好效果。所以增强物呈现的方式及呈现时间均应有周全的考虑。

（六）现代技术的应用

现代技术的应用让语言训练进入到一个新的阶段,言语治疗的趣味性更大,治疗手段更加丰富,训练内容的涵盖面更广。

1.口部运动治疗　口部运动治疗是指利用触觉和本体感觉刺激技术,遵循运动技能发育原理,促进口部前感知正常化,抑制口部异常运动模式,并建立正常的口部运动模式的过程。口部运动治疗包括口部感知觉障碍的治疗和口部运动障碍的治疗。

口部感知觉障碍治疗包括感知觉超敏治疗和感知觉弱敏治疗,对敏感性混合的患者采用两种治疗方法来促使感知觉正常化。常用的触觉刺激技术主要有冷刺激、热刺激、触摸法、食物刺激法、视觉的反馈法及刷皮肤法。这些方法的目的是促进患者口部触觉感知正常化，以及促进患者对触觉的反应正常化。将超敏的部分降低敏感度，将弱敏的部分提高敏感度，最终使敏感性达到正常水平。另外，口部探索游戏治疗法也有助于口部触觉敏感性的正常化，还能帮助患者重新建立婴幼儿期的口部运动模式，并且有助于患者习得新的口部运动技能。

口部运动障碍治疗包括下颌运动治疗、唇运动治疗和舌运动治疗。①下颌运动治疗：主要针对下颌运动受限、下颌运动过度、下颌分级控制和下颌转换运动障碍等进行的治疗，常采用下颌抵抗法、下颌控制法、下颌分级控制和下颌自主运动治疗法来解决下颌的运动障碍问题。②唇运动治疗：主要针对因唇肌张力过高和唇肌张力过低造成圆唇运动、展唇运动、圆展交替、唇齿接触等出现运动不足或缺乏，导致双唇音或唇齿音构音不清而进行的治疗，主要采用肌张力过高治疗法、肌张力过低治疗法、促进唇运动的自主控制、自主训练治疗法。③舌运动的治疗：主要针对舌前后运动范围受限、舌精细分化运动发育迟缓、舌尖运动发育不良、舌两侧运动发育不良、舌肌张力低下、舌肌张力过高、口部触觉敏感性障碍、器质性问题、口部习惯问题等进行治疗，促进舌的感知觉正常化，扩大舌的运动范围，促进舌基本运动模式的形成，提高舌运动的灵活性和稳定性，从而为准确构音奠定较好的生理基础。其适用于伴有口面肌肉功能障碍、构音技能障碍等问题的语言发育迟缓儿童。

2. 听觉统合训练　听觉统合训练是一种特殊的感觉统合训练形式。作用如下：①通过一组经过过滤和调制的音乐滤除过度敏感的频率，促进对所有频率的正常知觉，减少对听觉信号的歪曲。②训练和强化中耳的肌肉，使肌张力正常，促进声音有效的传导，使鼓膜张肌和镫骨肌协同工作，完成听觉反射，从而达到矫正听觉系统对声音处理的失调现象。③刺激大脑皮质，改善行为紊乱和情绪失调。④听觉统合训练也是一种特殊的音乐治疗，还可刺激边缘系统分泌激素，对中枢神经系统的功能产生广泛影响，从而促进记忆力提高，其音乐的韵律有助于改善注意力。其适用于伴有情绪障碍、行为异常、听觉整合能力异常、注意力不集中的语言发育迟缓儿童。

3. 言语认知康复系统和言语认知康复软件　近年来，随着科技的进步，越来越多的言语认知康复软件应用于临床，并取得良好的治疗效果。

（1）言语认知康复系统　该系统利用多媒体电脑提供声音和影像，通过生动有趣的游戏和练习，从而达到言语认知功能的目的。系统的言语训练模式中，患者在训练评估时的言语回答和响应，均由麦克风录入计算机并由系统智能判断对错，极大地提高了训练评估效率。

（2）语言训练软件　这些软件具有以下特点：①一定数量的图片囊括了在不同语音环境中普通话25个字首辅音和字尾辅音。②为患有语音语言迟缓或障碍的儿童而精心挑选的语音治疗目标词。③以活泼可爱的卡通怪兽为主题的图片设计精美，充满童趣。④图片配有中英文对照并标有汉语拼音，活泼可爱的主题设计可以让孩子在句子的层面扩展练习目标语音字词。⑤具有评估、收集储存数据和跟踪进度的功能。⑥内置的语音录音为言语治疗和模拟练习提供标准的语音发音。

笔记栏

 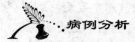 病例分析

病例摘要：

患儿：xxx 性别：女 年龄：4 岁 2 个月临床诊断：脑性瘫痪

患儿出生后智力、语言落后，出生时有窒息史，顺产，第一胎第一产，母乳喂养，跟随父母生活，曾在当地医院就诊，诊断为"脑性瘫痪"，未进行语言方面等康复治疗。

检查：听觉、视觉、发音器官正常。

评定：使用评定量表（S-S 法）和专项评定工具（镶嵌板、各类实物及图片等）。

理解方面：名词、动词可以，大小、颜色名不能，两词句可以，相当于 2 岁左右正常儿水平；表达方面：单音节可以，可以表达 10～20 个音节，大多数可以用手势来表达；动作性课题：相当于 2 岁半左右正常儿的水平。按照言语符号与指示内容的关系，属于 C 群 a，阶段 4-1 两词句阶段。

交流态度：属于 I 群，交流态度良好，但常不能注视或关心他人的行为。

诊断：语言发育迟缓

诊断依据：

①出生后智力、语言发育落后，语言发育水平落后与正常同龄儿童；②出生后窒息史，诊断为脑性瘫痪，属于中枢神经系统疾病；③听觉、发音器官检查正常。

治疗目标：扩大理解与表达的范围。

康复治疗：

①进行提高理解方面的训练；②进行表达、基础性过程各侧面的平衡训练；③导入符合水平的文字学习、数量词学习，提问-回答方面的训练。

（冯娟娟）

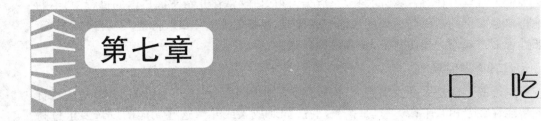

第七章

口 吃

第一节 口吃概述

一、口吃的定义

口吃俗称"结巴""磕巴",是一种口语的流畅性障碍,其特征为频繁地重复或延长声音、音节或单词,或频繁地出现踌躇或停顿以致破坏讲话的节律。世界卫生组织将口吃定义为"口吃是一种言语节律障碍,在说话过程中,个体确切地知道他希望说什么,但是有时由于不随意的发音重复、延长或停顿,而在表达思想时产生困难。"《中国精神障碍分类与诊断标准》(第三版)中口吃的诊断标准:①经常反复出现语音、音节、单词重复、延长,频繁出现停顿,使言语不流畅,但言语表达的内容无障碍;②症状至少已3个月;③不是由于神经系统疾病、抽动障碍和精神病性言语零乱所致。正常人偶尔会出现因想不起恰当的词汇而说话中断、重说一遍,或自我修正等非流畅性言语不包括在口吃内,口吃患者是始终在脑海中注意,却实际上常出现不能顺利说出的慢性状态。

口吃通常发生在儿童期,3～5岁,男女发病比例为4∶1,也可以在儿童期以外的其他时期开始出现第一次口吃。国际上将在儿童期产生的口吃称为发展性口吃,而第一次在青春期或成年期产生的口吃称为晚期性口吃。口吃可伴有言语或语言发育障碍。

据统计,口吃的发病率在儿童中约为5%,如果儿童期口吃者得到正确的治疗与指导,约80%口吃儿童的口吃现象可以自然治愈,口吃在成人的发病率约为1%,全世界大约有8 000万人患有口吃,而在我国就有约1 300万人被口吃所困扰。口吃会影响人与人的交往,并会造成口吃者的严重心理障碍,在国内外其治疗越来越受到语言治疗学家的关注。1998年,国际流畅性协会和国际口吃协会将每年10月22日定为"国际口吃日",专家们希望人们重视口吃的科学治疗,鼓励更多言语治疗人员利用专业知识和方法为口吃患者解除困扰。

二、口吃的病因

目前,国内外对口吃的发生机制及病因尚未明确,可能涉及神经生理发育、遗传基

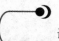

因、心理压力和语言行为等方面的因素,归纳起来主要有以下几种病因学说:

(一)后天习得学说

传统观点:口吃最主要的原因是后天习得,口吃是在儿童掌握口语的过程中,不断地将自身发出的言语与他人的言语进行比较,不断地调整,如果将他人或自己的非流畅性说话方式作为模仿对象,则会形成口吃。

(二)心理因素

口语的形成是大脑发出指令,构音器官根据指令的程序开始协调工作,这些器官的功能存在着相互平衡,一旦平衡被扰乱,如对成人或儿童这些功能的发育要求过高的话,就会形成口吃。在心理学说中,口吃的发生都与一定的心理预期场合有关,高度的期望值和工作生活方式的紧张节奏同样会促进口吃的发生发展。研究发现,在某些特定的场合中容易出现口吃,如成人在面对领导、长辈或陌生人,开会发言或者与异性约会等时,会出现结结巴巴,甚至讲不出话来。儿童会在面对老师和不喜欢自己的人、非常激动时、与他人抢话或急于表达自己、左利手被强行改为右利手,或者在使用较难的词汇时出现说话欠流利的表现。

(三)遗传因素

随着科学研究的不断发展,科学家们证明,口吃儿童36% ~60%有家族史,口吃者近亲中口吃的发病率是非口吃者的3倍以上,多见于父亲与兄弟之间,同卵双生子比异卵双生子更易患口吃。现在科学家已经检测出特殊的声带基因在语言表达失调症中的重要性,这些研究表明口吃与遗传有一定关系。

(四)神经生理因素

由于20世纪末脑成像等无创性脑检测技术的发展,口吃的病因学探索深入到人的大脑内部,进入了神经生理学说阶段。现在的研究发现,口吃者的大脑激活模式与正常人明显不同。Wood等对口吃者脑部应用单光子发射计算机断层成像技术进行研究表明,口吃者在安静状态下,左半球血流量低于右半球。另外,口吃性言语与右侧大脑广泛的过度激活有关,口吃性朗读时缺乏左侧半球的正常激活。另有研究者应用正电子发射计算机断层及功能性磁共振成像检查发现,口吃者在大声朗读单词时,其大脑皮质的激活方式和时间进程有差异,非口吃者先激活枕区,然后激活左额下区,最后激活运动前皮质,而口吃者相反,先出现运动皮质激活,而后激活额叶下部皮质,考虑口吃者在发音编码的准备之前先启动了运动程序,从而导致语言协调运动发生紊乱。另外,专家研究还表明,口吃者可能是缺乏与言语运动相对应的两半球之间的协调活动的结果。在口吃者中也发现有一部分人曾在儿童期强迫纠正"左撇子"的情况,这可能是由于大脑在形成语言优势半球的过程中出现功能混乱而引起口吃。

(五)疾病因素

如儿童脑部感染、头部受伤及患百日咳、麻疹、鼻炎、猩红热、扁桃体炎等传染病,使呼吸及发声受到影响后也易引起口吃。

总之,口吃病因的研究,正朝着循证医学的方向发展,大多数人认为口吃的原因可能是多因素的,即除生理因素外,也存在心理的、行为的、声学的、运动学等方面的原因。各种因素之间可能有复杂的相互作用。

三、口吃的临床表现

由于口吃在临床上会出现说话困难或预感说话困难时所引起的一系列反应,包括言语、运动、情绪等方面症状。临床上表现在"言语症状""伴随症状""情绪性反应""努力性表现"四个方面。这些症状根据具体病例不同,有的同时出现,有的先后出现。由于症状不同,性质也不同,因此在检查和评价时应予以全面分析。临床上我们应该把以口吃的说话行为作为中心的言语症状形式和其派生的以心理为中心具有说话行为整体特色的情绪性症状分开考虑。口吃还需要与构音障碍、精神病性言语紊乱、抽动秽语综合征等相鉴别。口吃的临床表现如下:

(一)言语症状

因为口吃主要是口语障碍,所以言语症状为口吃的重要表现重点,主要应分以下五群表现。A群:口吃症状的特点;B群:在说话前的准备症状;C群:正常者也可以出现的非流畅性;D群:韵律、音质方面的变化;E群:其他。具体表现见表7-1。

表7-1 言语症状(口吃症状的分群)

群	症状特征
A 群	音,音节的重复
	词的部分重复
	辅音延长
	元音延长
	在不自然的位置当中出现重音或爆发式发音
	歪曲或紧张(努力发声,结果出现歪曲音,或由于器官的过度紧张而出现的紧张性发音)
	中断(构音运动停止)
B 群	准备(在说话前构音器官的准备性运动)
	异常呼吸(在说话前的急速呼吸)
C 群	词句的重复
	说错话(言语上的失误,也包括朗读错误)
	自我修正(包括语法、句子成分等的修正、反复)
	插入(在整个句子中插入意义上不需要的语音、词、短句等)
	中止(在词、词组或句子未完结时停止)
	暂停(词句中不自然的停顿)
D 群	速度变化(说话速度突然变化)
	声音大小、高低、音质的变化(由于紧张而在说话途中突然变化)
	用残留的呼气说话(用残留的呼气继续发音)
E 群	其他(A~D均不属于者)

笔记栏

（二）伴随症状

伴随症状是指为了克服口吃而产生的身体紧张、多余的运动等，这些在平时说话时是不需要的。应注意以下常见几个部位的表现：颜面可能出现的表现，如鼓腮、抽噎、张着鼻孔、睁大眼睛、眨眼、闭眼等；构音器官、呼吸系统会出现的表现，如伸舌、弹舌、张嘴、歪嘴、下颌开合、喘粗气等；头颈会有颈部前后、左右晃动；躯干可出现前屈、后仰、坐不稳；四肢可能存在握拳、用手拍脸或身体、用脚踢地、四肢僵硬等。每个口吃患者会出现不同的表现，在不同的场合也会不同，注意记录。

（三）努力性表现

努力避免口吃或努力从口吃状态中解脱出来。常有以下四种方式：解除反应、助跑表现、延长、回避。具体表现见表7-2。

表7-2　努力性表现

努力方式	解除反应	助跑表现	延长	回避
具体表现	用力 说话暂停 加进拍子 再试试	伴随运动（在插入、速度、韵律方面出现问题时有目的地使用） 重复开始的语句	前面有婉转表现 貌似思考 空出间隔	避开或用别的词代替该发的音 放弃说话 用"不知道"回答 使用手势语代替

（四）情绪性反应

情绪性反应指在预感到要口吃，或者正发生口吃时，以及在口吃之后出现的情绪方面的表现。具体表现见表7-3。

表7-3　情绪性反应

反应方面	说话方式	态度	表情	行为	视线
具体表现	开始很急 欲言又止 声音变小 语量急剧变化 语音单调	攻击的态度 故作镇静 虚张声势 心神不定	脸红 表情紧张 表情为难 作怪相 害羞样	羞涩的笑 焦躁 假咳嗽 手脚乱动 抽动样	睁大眼睛 视线转移 视线不定 偷看对方 盯着对方

（五）其他表现

口吃还存在波动性、一贯性、适应性。

1. 波动性　口吃者初期流畅性与非流畅性常常交替出现，称为"波动"，在儿童期多见，可在假期、生病时、环境明显改变后等原因下发生，但随着年龄的增长及口吃的发展，流畅期越来越短。

2.一贯性　是指在同一篇文章反复朗读时,在同一位置、同一音节中出现口吃表现,这种表现在谈话中也常可见到。重度口吃患者一般一贯性都很高。

3.适应性　是指在反复朗读同一篇文章时,口吃频率会降低,口吃程度越重适应性越低。

(六)口吃的程度分级

根据口吃的出现频率,将口吃分为轻、中、重度。具体标准如下:

1.轻度口吃　2 min 内出现口吃 1 ~ 5 次,即说话时偶尔出现口吃,一般能表达自己的意愿。

2.中度口吃　2 min 出现内口吃 6 ~ 10 次,即说话时常出现口吃,但还能表达自己的意愿。

3.重度口吃　2 min 内出现口吃 10 次以上或无法说话,即说话时频繁出现口吃,很难表达自己的意愿。

第二节　口吃的评定

口吃评定的目的是通过系统全面的检查和评定以发现患者存在的口吃言语症状,重点了解各种影响和导致患者口吃的各种因素,总结规律,据此制订训练计划。在口吃训练之前,要充分掌握患者的生长发育史,从一般事项到日常生活中的口吃症状及口吃症状以外的口吃行为,和有关因素的资料(包括口吃患者的周围人际关系、家族关系、父母性格等),并通过临床观察充分掌握问题点,评价口吃行为的类型和频率,根据综合评定的结果来制定具体的训练方法和治疗原则。

口吃的特点存在波动性,有时口吃非常严重,而有时却不口吃,与周围环境及条件有很大的关系,所以在进行口吃评定时,一定要考虑全面,不能只在简单的环境下进行测定。检查也不要只限定一次完成,可过一段时间进行再次检查,这样才会检查全面。

一、病史

具体应了解口吃现病史,即开始口吃、开始口吃前后的情况、口吃的状况及发展、是否给予治疗、治疗效果如何等。由于随着口吃的发展,会出现心理方面的问题,所以也应了解口吃患者的自发评价如何,是否有恐惧、担心等出现。另外需要详细了解患者家庭环境及其变迁、语言环境、家族史、出生史、运动发育史、社会适应性发育史、利手等。可应用问诊表进行详细记录,如表7-4 所示。

表 7-4　口吃评定问诊及观察项目

问诊及观察方式			问诊及检查方式			
			问诊表	问诊	检查	观察
生长发育史、既往史	环境	居住环境——搬家,家庭环境变化	√	√		
		家庭——家庭构成,社会经济状态,家庭间关系等	√	√		
		语言环境——对语言能力的要求标准,周围、亲戚、邻居中是否有类似疾病	√	√		
	生长发育史	出生时情况,养育方法,既往史	√	√		
		身体发育,运动发育,社会适应性发育,语言发育,性格形成的情况	√	√		
		教育史,社会史	√	√		
	口吃情况	开始口吃前后的情况,口吃状况及发展	√	√		
		患者及周围的人对口吃的反应,治疗史	√	√		
现病史	有关专科的情况	发音说话器官的基本功能——持续发音,口腔器官协调运动,舌的运动,位置如何			√	√
		言语——呼吸,韵律,构音,清晰度,速度			√	√
		语言——理解,表达(记忆力,模仿,内容适当)	√	√	√	
		运动(包括利手)	√	√	√	√
		社会——对社会的适应(游戏),生活习惯,性格(情绪),与人的关系	√	√		√
		环境——语言环境,父母	√	√		√
	口吃情况	口吃症状	√	√	√	√
		自我评定	√	√		√
	环境	父母的态度及采取的措施	√	√		√

摘自森山晴之著,堀口申作编:《吃音、听觉言语障碍》,医齿药出版,1980 年

二、口吃的症状评定及评定记录表

在设定口吃评定课题时,我们要注意以下几方面会对口吃的发生有明显影响:①会话的目的(要求、提问、回答、否定等);②会话方式(谈话、解释、朗读等);③会话

的内容(熟悉、不熟悉、有无兴趣等);④听者的条件(听者的性别、年龄、地位、人数等);⑤说话的紧急程度、身心状态等。在设定项目时应该全面考虑,评定时注意合理应用。另外,在设定评定课题时,要考虑语言学方面的要素:语音的种类,音的组合,词的种类,词汇的使用频率,抽象程度,词、句的长度及句子的复杂程度等。

在实际评定中,由于患者年龄的不同,检查项目也有区别,可根据患者实际情况选择。并及时记录检查中所表现出来的儿童口吃的言语症状、伴随症状、努力性、情绪性反应,一贯性及适应性、波动性等情况。

(一)学龄前期儿童口吃的评定

学龄前期儿童的口吃评定,可以进行以下检查项目:

1. 会话 包括观察儿童与母亲对话,儿童与检查者对话两方面。母子间谈话可以设定在游戏中进行,越放松越好。与检查者谈话的内容:选择能让孩子多说话的问题来交谈,如谈谈幼儿园的情况、喜欢的玩具等。目的是了解口吃儿童在日常生活中的说话状态,了解口吃儿童是否有回避现象及说话的流畅程度,并在谈话过程中与检查者建立关系,为下一阶段检查做准备。

2. 图卡单词命名 根据孩子的年龄选择名词和动词图片各15张,目的是在名词和动作描述中了解在词头音出现口吃的情况和特征。

3. 句子描述 选用简单和较复杂情景画图片各4张,可给予少量引导语诱导孩子描述。目的是了解在不同句子长度及不同句型当中口吃的状况。在评定中应注意给孩子一定的时间来反应。

4. 复杂句描述 选择2张有关联的情景画图片,目的是了解在概括、描述总结式讲话中口吃的情况。

5. 复述和一起复述 可复述一篇小短文。了解口吃在被刺激及相伴复述时的改善情况。

(二)学龄期及成人期口吃的评定

与学龄前期相比,学龄期和成人期口吃评定难度增加了一些,并增加了朗读内容。

1. 自由会话及回答提问 了解日常生活中及回答问题时的说话状态及口吃状态。

2. 图卡单词命名和句子描述 用名词、动词(各15张)和情景画图片(8张)检查,分别了解不同层级语句中口吃的表现和数量;用有关联的图片(2张)检查,了解总结式讲话时的口吃状况。

3. 朗读单词 用单词字卡了解单词朗读时,尤其注意不同词头音口吃表现的差别,评定结果与口语命名结果相比较。

4. 朗读句子 用句子卡片了解朗读句子时口吃的状态及句子长度,句子内口吃位置等。

5. 朗读短文 以了解朗读短文时口吃的状态,还可以了解口吃在句子内、词内的位置及语法对口吃的影响,还可以了解口吃的一贯性及适应性情况。

6. 复述及一起复述 了解口吃在被刺激及相伴复述的情况下改善的程度。

7. 口吃的预感性检查 主要在进行以上评定时,观察患者对特定的语音是否有口吃预感及其表现形式。

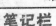

(三)口吃评定记录表

下面介绍一种口吃评定记录表,见表7-5。

表7-5　口吃评定记录表

口吃评定记录表

姓名:　　性别:　　年龄:　　　　职业或学校(幼儿园):
利手:　　　　　　　　　日期:

一、问诊
(一)主诉
(二)现病史
1.口吃史:
2.对口吃的态度(本人及家人):
(三)既往史
1.生长发育史:
2.既往疾病史:
3.家族史:
4.生活环境史:
二、辅助检查结果异常记录

三、口吃临床检查小结
1.言语症状:
A 群表现:
B 群表现:
C 群表现:
D 群表现:
E 群表现:
2.伴随症状:
解除反应(有、无),如有,具体表现:
助跑表现(有、无),如有,具体表现:
延长(有、无),如有,具体表现:
回避(有、无),如有,具体表现:
3.努力性症状:
4.情绪性反应:
5.易何时引起口吃:
6.口吃的一贯性(有、无)、适应性(有、无),具体表现:

　　　　　　　　　　　　　　　　　　治疗师签名:

第三节　口吃的治疗

　　口吃问题也是程序问题,如果不进行及时有效的指导及治疗,其行动和情绪方面的反应就会变得复杂和多样化。但因为至今还没有找到造成口吃的确切病因,而且影响口吃波动和加重的因素也很多,因此,口吃治疗是一件不容易的事,经过治疗约有 1/3 的儿童能够治愈,2/3 的儿童症状得到改善。当口吃完全形成后,它的治疗就变得更加困难。所以在训练前应充分了解患者口吃的类型,处于哪一进展阶段,根据不同阶段的特点来确定训练项目及方法。

　　口吃治疗的目的:①阻止患者螺旋式上升的情绪反应;②减轻情绪性反应的强度和复杂性,建立放松的交流态度;③学习有效的交流技巧,引导患者由非流畅性语言向正常的流畅性语言过渡。

　　口吃的治疗根据儿童与成人的年龄特点及临床特征不同,分为儿童口吃的治疗及成人口吃的治疗。

一、儿童口吃的治疗

　　儿童在口吃的最初阶段,主要表现的是声音和音节的重复,其他(如延长和阻塞)则在其后出现,所以口吃的早期治疗以间接治疗为主,包括父母指导、游戏治疗、环境调整等。直接改善口吃言语症状的训练为直接训练方法,主要针对一些间接治疗无效的儿童,下面我们具体讲述这些方法。

(一)间接训练

　　1.口吃儿童父母指导　儿童在成长时期,主要受到父母的影响,但大多数家长并不了解如何对待出现口吃现象的孩子,有时会采取生硬的态度进行纠正,反而加重口吃,或者采取漠视的方式,反而增加患儿的无助心理,从而错过口吃恢复的最佳时期。下面这些方法是教父母如何鼓励孩子在放松的语言环境下说话,改变父母与孩子的交往形式,改进口吃儿童的言语流畅性。治疗人员与父母共同努力实施治疗方案,尽可能解决口吃问题。

　　(1)减慢说话速度　儿童及倾听者的语速是影响言语流畅性的因素之一,儿童经常加快语速以紧跟成人的语言节奏。儿童语速加快时,会出现重复和拖音现象,原因是其口唇和下颌不能快速移动,同时,在快语速时很有可能出现语音形成与呼吸的不协调。当他们处在较兴奋状态时,语速会加快,言语流利但不清晰。某些言语就难以理解。语速如此之快,使单词连在一块,言语变得模糊,音节省略。儿童说话极快时,可出现起始词重复,词部分重复或连接词重复,如"这……,那……"从而保证他们自己有充分的思考时间。一旦儿童学会快速说话,要减慢速度就较难。

　　如果我们能减慢语速,那么儿童就有可能相应地减慢语速。我们可以说"别着急,我们有很多时间听你讲",而不应该对他说"慢慢说吧,尽量放松"之类的话,因为这些建议会使他感到说话犯了错误,以后应该闭嘴,当他努力地从错误中解脱出来,他的肌肉会变得僵硬,非流畅性言语会增加。

此外,家长在说话过程中可尝试留一定的停顿时间,使儿童想插话时能很轻松地插上话,表达自己的观点,停顿时间的长短应是在沉默的片刻双方都感到自然。有些父母实际上已使用了保留静止或思考时间的技巧,但是,在等待的这一片刻,如果儿童感觉到已经失去了轮到他讲话的机会,那么该技巧就失败了。而当儿童急于想主导谈话的主题或急于想表达自己时可应用时间轮流策略。

(2)减少提问式语言,提倡自然表达 当提问问题数量很多时,儿童非流畅性言语增多,许多成人与儿童的交流为提问式,而问题常常把儿童卡住。我们认为改变口语交流方式,减少提问次数,如减少50%问题数量,效果较佳。许多父母发现,陈述句方式对减少孩子口吃非常有益。陈述技巧:如当小孩玩时,父母用一些简短的句子与小孩谈论他在做什么、想什么、有什么感受,说话语气要适中,不要让孩子感到你在给他做训练,否则孩子可能会拒绝。

避免说一些要求式的词"你给妈妈说说"或者是问一些回忆式的语言"你今天都做了什么"的习惯。因为这样干扰了儿童的思维过程,需要大量记忆,并且过分关注了言语的形成,家长可以描述自己及祖父母过去的某些事情,如小孩愿意插嘴发表自己的看法是可以的,否则不要逼迫孩子说这类的话。

(3)采用"即刻重复"技巧 对于3岁以下的儿童,如我们能重复他们刚才说过的话,非流畅性可能减轻。当儿童口吃时,小心简单流畅地重复刚刚说的话而不引起他对口吃的注意,这虽然不是一种愉快的交流方式,但可以使儿童感到我们已经明白他的意思,这时他能放松愉快地交流。另外,还可以使儿童感到成人认真倾听他们讲话,没有改变话题,所以建议父母采取"即刻重复"技巧,并在2个月后逐渐停止。然而,一旦儿童消极抵抗重复技巧或认为他们被取笑,应立即中止使用该技巧。

(4)倾听与关注儿童说话 当儿童要求我们注意听他们说话时,其言语非流畅性增加。他们不善于等待说话的机会,为了引起注意,他们经常打断我们说话或干扰我们的活动。许多儿童说话时要求我们看着他们,注视他们的眼睛,不希望我们边听边做饭或看书,往往要求我们100%的注意力。如果当时我们不能集中全部注意力来听,可以让小孩稍等片刻。当父母边听边做别的事时,如集中注意力做饭时,那么小孩就有可能说话更加不流畅,因为当时不可能很好地注意孩子,另外,他要求你注意的东西家长会无暇顾及。儿童以人的名称为起始语如"爸爸"开始说话时,重复3~10次,词语的余下部分就有可能流畅,因为重复"爸爸"是一种让家长注意倾听的信号,还能在说话前保证足够的时间组织他的思路。

(5)减少语言发育压力 大部分2~4岁儿童非流畅性言语为语言发育的一个阶段,他们正学习新词汇并尝试用这些新的词汇连成句子,正学习不同于陈述句的疑问语序,正拓展言语的表达和理解。对于在单词获取和言语形成阶段,儿童表现出的不流畅性言语,我们的目标是减轻语言发育过程中的压力,减少孩子对单词、概念、颜色和书写的教育,只要2~3个月即非常有用。尽管他们可能中断学习,但可以在很轻松的环境中学习,一旦流畅性语言建立,父母就可以对其继续进行教育。父母能很愉快地与小孩一起做一些非指令性或非教育性的活动,如玩积木、拼图等,这些活动能促进自发性语言而使儿童没有感到他需要不断说话。

2.游戏治疗 通过游戏疗法,可使口吃儿童间接增加流畅性及说话经验,所采取的方法因人而异,按患者喜欢的方式在室内室外进行都可以,最好是有目的性地设定训练场所,尽量避免非流畅性语言发生率较高的场所,有意让游戏带有语言性,消除心理压力,确保语言的流畅性。在较好的状态时,可以适当引入训练内容,但要注意,在这一阶段即便是训练,也最好不要让儿童感觉到。随着其逐渐适应,治疗师可适当引导和诱发患者谈话,先由短的、容易的句子开始,最终达到在非流畅性较高的场合内训练。在以上训练中,可以同时加入一些促进流畅性语言的技巧,如自言自语,和患者说同样的语言,请父母参加等,这样不仅可以分析患者和父母的态度关系,还可以加深其相互理解。

3. 环境调整　我们要从语言和心理双方面进行环境调整,以改善对儿童的恶性刺激,利于改善口吃。家长要为口吃的孩子创造一个愉快安定的环境,消除其思想负担,以减轻患儿的口吃症状。父母应多给予安慰和鼓励,不要使周围的人过分注意孩子说话的缺陷,不要模仿、嘲笑孩子,不能粗暴地中断孩子讲话,同孩子说话时应放慢速度,降低音量,从容不迫地讲,引导孩子树立克服口吃的自信心。这种方法必须得到养育者、幼儿园学校的老师、社会人士的积极配合,主要是掌握口吃的正确知识,缓和、消除其拒绝或否定的态度,作为养育者能够接受和容纳,消除对其说话的干涉、惩罚及说话的强制,通过流畅性说话,来促进其交流能力,另外,还要调整学习社会生活的要求水准,改善其情绪性和社会的成熟度。

（二）直接训练

经过咨询和医生的指导后,有些儿童的口吃消失了,有些口吃得到了改善,但也有一些儿童口吃严重程度改善不明显,可能是环境的干预和交往方式的改变对儿童口吃的效果不明显,就需要直接改变儿童说话行为的言语训练治疗。直接性言语治疗的适应证:①说话时呼吸气流的处理不当或声音紧张;②有意识地中止口吃;③有意识地回避口吃。为了产生长期效应,干预的目标主要是异常言语行为、口吃者的焦虑和恐惧等消极情绪、消极的自我意象问题等。治疗的方法和原理如下:

1. 控制呼吸的训练　对于儿童,讲求呼吸气流的控制可能较难。由于在深呼吸时口吃患儿会出现喉头与口腔气流中止、喘长气、说话气流不足、拖延等常见的症状,另外,许多儿童在努力尝试超出生理能力以外的呼吸、发声、说话的协调运动时,非流畅性也会增加。可以做有父母参与的游戏,从而放松呼吸,治疗师可先示范,父母及孩子模仿,方法如下:父母、孩子、治疗师背对背坐着,看着天花板放松,按正常呼吸模式轻松地吸入、呼出气体,放松后,轻柔小量地呼出气体,接着以微量吹风方式发元音,如儿童适应游戏,并有做下去的愿望,可让儿童模仿治疗师说一些数字或词,开始时,每次呼气发一个单词,接着每次呼气发短语和短句,保持气流和发音的连续性。同样有效的技巧是儿童与父母做一种慢慢移动海龟的游戏:在牛皮纸上画一条路,一座小山,海龟轻轻地从山上滑下来,徐徐地移动;同样道理让一个音或一个字慢慢地滑下来,该目的是使所有声音轻柔缓慢地说出来,仅拉长起始音或元音是不正确的。

2. 放松训练　有的儿童说话时会出现堵塞,口唇、舌等器官出现震颤现象,喉部、舌、口唇等器官突然变硬,似乎在挤出某个单词,或者根本说不出话来,胸腹部也会出现紧张僵硬。这时候要告诉他放松,但是儿童往往不知道怎么做。医生可一边轻轻按摩其腹部,一边说"保持你的肚子软软的",这种方法对某些儿童比较奏效。另外对于稍大儿童可以教授其 3 s 放松法,可从头部到躯干,以及四肢逐渐放松,如口唇放松可以使其紧闭嘴唇,数 1、2、3 后放松嘴唇,如颈部放松可使其用力前屈、后伸、左旋、右旋分别为 3 s,然后放松,其余部位同理如此,会达到很好的放松效果。

3. 速度和节律训练　减慢语速可减少单词重复的次数,易化起始音的发出。我们要求儿童缓慢地说话并示范如何缓慢地说话,并杜绝儿童时快时慢的波浪式语言。可以设计一种缓慢说单词或短语的游戏,如可以缓慢说二十几个单词。另外,如果儿童喜欢唱歌,我们可以用一些词或音节唱歌,形成一定的节律,会使儿童放松,唱歌时可以用拍手或者用木棍敲击桌面以获得节律效应,但节拍手段应多样化,我们也可以利用敲鼓或弹奏琴键来训练节律。

4. 音量控制训练　为了减轻口吃,我们让儿童轻柔地说话,轻柔、缓慢地说话有可能导致轻微多次阻塞或重复现象,但没有气流中止的阻塞现象,这样口吃就已经有所改善。当阻塞时间短或仅有重复现象时,儿童拖词或重新整理句子的可能性就小,也就可能继续发出目标词,或者当目标词出现时对口吃的影响也比较小。要让他针对性练习选择性的词汇,最大限度地提高喉功能。也许儿童能说某些特别的短语或句子但不柔和,我们要求小孩轻轻地说话时,许多时候他们只会说悄悄话,这时声带不振动而用呼吸声说话,这是可以的,我们不希望大声低语的效应,因为这样能增加肌肉的紧张度而出现喉部及膈肌发紧现象。

5. 构音训练　不同的口吃儿童在发不同音节时会有不同的表现,我们要注意元音、浊辅音、清辅音对口吃产生的影响,许多儿童当遇到起始音为元音或双元音时,口吃更加严重,会出现停顿现象,当起始词为浊辅音时,儿童言语更加流畅;另外,也要注意词的起始音与终止音对喉功能的影响。我们不需要让儿童知道哪些词说起来比较困难,如果他很在意这一点,我们就可以告诉他一些容易说出来的单词,帮助他们回避难度大的单词。

6. 语句训练　谈话时使用简短句:将长句分成几个短语,中间稍加停顿,如将电话号码分成几个部分一样。我们观察到,如小孩用 3~4 个单词的简单句说话,言语就流畅,所以对保持语言的流畅性来说句子长度至关重要。此外,信息的不确定程度越高,句子越复杂,决定表达语言的方式越多,协调性就越容易被打乱,非流畅性就会增加,训练时要注意此方面的选择,并可逐渐增加复杂程度,直到言语变得更流畅。

7. 治疗师正确的反馈　治疗师在治疗过程中尽量不用评价性单词,如"正确""错误""好""坏""非常好",而以称赞性的话语,如"我们的想法相同"和"你画了一张漂亮的图"取而代之,让他感到不必费力说话,我们也能参与他的谈话。

二、成人口吃的治疗

成人口吃的治疗方法也适合较大年龄又能配合治疗的儿童,在方式上可以采用强化的形式,用 1~2 周的时间对口吃者进行集体的强化训练,也可以到医院接受更长时间的语言治疗师专门训练,每次训练的时间为 30 min~1 h。其具体训练方法如下:

(一)控制语速及言语节律

对一些语速非常快的口吃者,可以用节拍器控制口语语速,节拍器上具有不同刻度可以按要求设定速度,可以从 40 拍节/min 开始训练,逐渐提高速度,也可以用口吃训练仪器训练。注意言语节律训练,利用韵律的方式治疗,可以选用一些单词让患者将字与字之间用韵律连起来,熟练以后可以用同样的方法训练句子。另外也可以让患者先用哼语方法将词读出来,再用口语读出,句子训练的方法相同。

(二) 齐读法

齐读法是与他人同时进行同一内容的朗读。这种方法可以立即减少不流利数量。它起效的原因是改变了说话者的听觉反馈。平时我们通过气传导听他人说话,通过骨传导听自己说话,而同声朗读时的听觉反馈与正常朗读不同,尤其是气传导也参与其中。说话者不仅能听到他自己,还同时听到别人和他一起读,这种听觉反馈的改变使他对言语流利性产生了效果。方法如下:①选定说话内容,治疗师与患者齐读,开始时说话速度要稍放慢(重复2~4次);②逐渐减少齐读部分,转为以患者为主,治疗师轻轻哼唱;③治疗师在患者说话开始的阶段进行哼唱或齐读;④只参与最初的句头或章节的齐读;⑤患者自己进行朗读;⑥逐渐加入有心理压力的内容。

(三) 拉长音说话法

拉长音说话法是利用残留效应,把每一个音都拉长,慢慢讲话,以利用其口吃抑制效果的残留效应,改善其口吃症状。这种情况不是以拉长音说话为目的,而是让患者学会说话时不使用任何技巧。在使用这种方法时,一定要防止患者产生依赖性固定化,可以结合其他方法一同进行,如放松法,引导患者说话时的心理压力由高向低发展。具体方法如下:

步骤1:在口吃情况下说话,不做任何调整。

步骤2:把每一个音都拉长,慢慢说话,重复2~4次。

步骤3:相同内容不拉长音,按一般的速度说。

步骤4:拉长音说话,但次数比步骤2少。

步骤5:同样内容按一般速度说出。

步骤6:第一遍拉长音说,然后只把前半句的句头音拉长说出。

步骤7:同一内容不拉长音并加上其他内容一起说出(也就是和步骤6以前的说话内容不同)。

步骤8:把步骤7的其他内容逐渐增加。

步骤9:逐渐增加与心理压力有关的说话内容。

(四) 肌肉放松法

利用放松肌肉的方法使全身放松(如放松体操:深呼吸,紧握双拳、放松手掌、再紧握双拳,反复几次;3 s放松法等),在肌肉放松的情况下说话,并可合并应用齐读法;在逐渐减少辅助方法(如齐读法)的情况下说话;再逐渐减少身体的放松部位,然后说话;最后在非放松的情况下说话。

(五) 呼吸训练法

口吃者说话时常会出现咽喉部发紧、呼吸急促、喘气不畅等,以致难发音或发不出音,但经检查,口吃者的呼吸器官及发音器官一般是正常的。出现上述症状主要是由于呼吸肌紧张,呼吸和发音不能协调工作所致,可在肌肉放松法的基础上进行呼吸训练,如胸腹式呼吸训练、呼气音延长训练等,对改善口吃也有一定的帮助作用。

(六) 听觉反馈仪器训练

近年来,应用听觉反馈(尤其是延迟听觉反馈)对口吃者进行治疗,提高口吃者言语流利性的作用受到人们的广泛关注。人们发现把自己说话的声音延迟 0 ~ 220 ms，运用录音装置通过耳塞重现说话的声音或变频声音反馈给口吃者，其言语流利性会得到提高，年龄越小，对延迟听觉反馈效应越敏感。但这种方法只是对部分口吃者有效，而且应在医生的指导下应用。

（七）心理疗法

在口吃的心理治疗方面，应该让经验丰富的心理治疗学专家参与治疗，一般可予行为及认知、情绪疗法（如暴露疗法、森田疗法、系统脱敏训练疗法等）治疗；在治疗的实践中，采取自我系统阅读训练，关爱交心对话疗法；系统社会交往训练等，让患者接触不同的环境及不同的人群，在交谈和阅读中解除紧张、恐惧、焦虑、抑郁等，逐步培养患者平稳、镇定自若的心态。心理治疗主要应增强患者战胜疾病的信心，使其正确认识口吃，积极配合治疗，解除患者的欲求不满、心理不安、自责、怀有敌意及恐惧感等，这对改善口吃症状是非常有帮助的。

成年口吃者比儿童存在更严重的心理伴随症状，症状的初期阶段，主要是以重复为主，本人往往是没有口吃的自我感知的。由于症状随紧张性的变化时常出现，患者本人对自己的语言时常被堵塞的情况逐渐有所意识，出现种种情绪反应，在说话时伴有生理性的不愉快、惊讶、不满、漠然及觉悟。比如，说话突然停止、发怒、用手打、抓自己的两腮等。这仅仅是口吃最严重时的一时性情感变化，但还没有出现全身动作。随着口吃的再进一步发展，随之出现了堵塞、口唇、舌等器官震颤现象。这对心理的影响是直接的，也是最大的，对口吃起着促进其恶化的作用，表现为本人正要说话或正在说话时，喉部、舌、口唇等器官突然变硬，陷入说不出话的状态。这对于本人是一个极大的打击，往往表现出无能为力和绝望的心理变化，随之而来的是想如何早些从这种状态中解脱出来的焦急和痛苦情绪。这不仅仅是口吃本人怎样来感受、如何接受的问题，重要的是口吃本人周围的人如何反应和对待他，这种反应和对待方式，作为口吃本人能否接受，这在口吃的发展中是具有十分重要的意义。在对口吃具有批评和拒绝态度的人，或对口吃不理解持有冷淡态度的人面前，口吃一般都是会恶化和加重。

（八）药物治疗

目前人们尝试用药物治疗口吃，包括抗焦虑药、抗抑郁药、钙通道阻断剂、支气管扩张剂等，这些药物可在一定程度上改善口吃症状。常用的药物，如氟哌啶醇，对治疗口吃有一定效果，但副作用较大，而且易引起药物依赖。

三、口吃治愈的标准

在达到预期的治疗目标后，还要观察 1 年到 1 年半左右，才能完全结束训练。这是因为在训练中虽然恢复了流畅性语言，但在训练结束后还会出现非流畅性语言。根据 Silverman 标准，一个成功的治疗需要符合以下条件：①言语不流畅数量在正常范围。②正常范围流畅言语持续至少 5 年。③患者本人确认不再存在流利性障碍或不再出现此类问题。

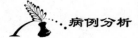

病例分析

　　患者李某,男性,21 岁,因"说话不流畅 10 年"来院,患者自幼较内向,不喜与他人交流,10 年前,患者出现说话前两个字拖延,不畅,出现口吃,害怕与他人交流,说话时要说好几遍,经常责备自己,害怕打电话,以后上述症状逐渐加重,并出现说话时呼吸紧张、头部胀痛,可重复词语数次至十几次,且伴颈部及嘴唇部肌肉抽动。为求进一步治疗入郑州大学第一附属医院康复科。入院后,头部 MRI 等相关检查未见异常。

　　经口吃评定量表检查为口吃症。诊断为口吃,中度。

　　治疗措施:①控制语速及言语节律训练;②齐读法训练;③拉长音说话法训练;④肌肉放松法;⑤呼吸训练法;⑥听力反馈仪器训练;⑦心理治疗。

（王丽梅）

第八章

吞咽障碍

吞咽功能是人体一项重要的生理功能,主要目的是为了满足人体营养摄入的需要。吞咽是指食物经咀嚼形成的食团经由口腔、咽和食管入胃的过程,需要口腔、咽、喉、食管等结构共同参与和协调的运动;吞咽功能的实现除了有赖于正常的吞咽器官以外,还需要中枢神经的支配。

第一节 吞咽器官的解剖和生理

一、正常的吞咽生理过程

(一)吞咽的分期

正常人的吞咽过程可分为四个阶段:口腔准备期、口腔期、咽期和食管期。

(二)吞咽过程各期的解剖生理特点

1.口腔准备期 口腔准备期是将口腔内的食物通过唇、舌、牙齿、颊等将其磨碎、咀嚼形成食团,并准备吞咽的过程。

(1)口腔的解剖特点 口腔是吞咽器官的起始器官,前部分为上下唇,以上下唇形成的口裂为界与外界相通;口腔后部经腭咽弓、腭舌弓、腭垂与舌根围成的咽峡与咽部相通;两侧为颊。在口腔内有两个重要的沟槽,一个位于上下牙齿与嘴唇之间,称为前方沟槽;另一个位于脸颊与上下牙齿之间,称为侧方沟槽。吞咽困难时,食物容易滞留在此沟槽内。

唇部最重要的肌肉是环绕在口腔周围的口轮匝肌,收缩时,使分开的嘴唇关闭,并使唇部皱缩。拮抗这种闭合运动的有三组唇外肌。①唇横肌:将唇角向两侧外拉,将唇抵在牙齿上;②唇角肌:上提上唇,向外下方牵拉下唇;③唇直肌:使唇角收缩。

腭分为硬腭和软腭,软腭占后1/3,硬腭占前2/3。软腭后缘向下称为腭帆。腭帆后缘游离,中部有乳头状下垂突起,称为腭垂。自腭帆向两侧各有两条弓状皱襞,前方称为腭舌弓,后方为腭咽弓。腭帆后缘、两侧腭舌弓和腭咽弓共同围成的狭窄称为咽峡,是口腔与咽部的分界处。软腭肌包括腭帆张肌、腭帆提肌、腭垂肌、腭舌肌和腭咽肌。

舌位于口腔的底部,舌部肌群分为舌内肌群和舌外肌群,舌内肌群包括舌上纵肌、舌横肌和舌直肌。舌外肌群包括颏下肌和腭舌肌。

(2)口腔准备期的生理 ①张口,食物进入口腔之后,口唇闭合。②舌感知食物的味道、温度和质地,并移动食物到上下牙列之间进行咀嚼,食物与唾液充分混合,最终形成食团。③咀嚼过程中颞下颌关节是咀嚼运动的关键关节,由肌肉牵拉下颌产生上下前后的运动完成对食物的充分研磨。④面颊部肌肉配合舌的运动挤压食物到正确位置。⑤口腔后部的软腭与舌根相接以阻止食物提前进入咽腔。

2. 口腔期 口腔期是将准备好的食团向咽部运送的过程。舌将准备好的食团向咽部推动,到达舌根部。此时唇封闭,颊肌收缩,同时舌尖上抬,舌与腭的接触面积扩大,将食团向后挤压至舌根与下颌骨缘交界处。此期时间短,一般用时 1.0～1.5 s。

3. 咽期 咽期是食团通过吞咽反射由咽部向食管运送的过程。

(1)咽的解剖特点 咽是呼吸道和消化道的共同通道,为上宽下窄的漏斗型肌性管道。顶壁位于颅底,下方与喉、食管分别相接,自上向下分别通入鼻腔、口腔和喉腔,故可分为鼻咽、口咽和喉咽三部分。

(2)咽期的生理 咽期指从咽部激发开始至食团到达环咽肌入口处。咽期激发后,首先软腭上抬,抵咽喉壁,关闭口咽与鼻咽通道,防止食物反流入鼻腔,舌背与硬腭紧贴,腭被封闭。通过舌根的推挤,食团被舌、软腭和咽壁包围。喉上提,喉口紧贴会厌,喉入口关闭。防止食物误吸入喉。舌根最大限度地移至前上方,后部接近舌骨,会厌下倾。咽部收缩到达下咽,软腭下拉,封闭口峡。咽缩肌继续按顺序收缩,向下挤压食团或液体,食团头部到达环咽肌入口处,总用时大约 1 s。

4. 食管期 食管期是指食团通过食管进入胃的过程。

(1)食管的解剖 食管是与咽部相连的管腔,上端与环状软骨后部持平,由食管入口开始,下端位于食管裂口下部,与胃部相连。其可分为颈部食管、胸部食管、腹部食管三个部分,并有各自狭窄的部分。

(2)食管期的生理 此期从环咽肌开放开始,食管肌肉的顺序收缩,产生蠕动波推动食团或液体下行,食管下段括约肌放松,食团进入胃。此期用时 8～12 s。

二、吞咽过程的脑神经支配

与吞咽功能密切相关的脑神经主要有 5 对,分别为三叉神经、面神经、舌咽神经、迷走神经和舌下神经(表 8-1)。

表 8-1 吞咽过程中各期的肌肉功能及神经支配

吞咽过程(分期)	生理作用(主要相关肌肉)	神经支配
口腔准备期	闭合口唇(口轮匝肌、颊肌)	面神经
	咀嚼运动和张口运动(咀嚼肌)	三叉神经
	搅拌食物(舌内肌、舌外肌、颊肌)	舌下神经、面神经
	保持食物在口腔内,并协助咀嚼(面肌、腭肌)	舌咽神经、迷走神经、三叉神经、面神经

续表 8-1

吞咽过程（分期）	生理作用（主要相关肌肉）	神经支配
口腔期	推送食团、闭锁鼻咽腔（腭肌）	三叉神经、舌咽神经、迷走神经
咽期	上提、收紧腭帆（腭帆提肌、腭帆张肌）	三叉神经、舌咽神经、迷走神经
	上提咽部（咽提肌）	迷走神经、舌咽神经
	喉向上、向前移位（舌骨上肌群）	三叉神经、面神经、舌下神经
	依次收缩，向下挤压食团（咽缩肌）	迷走神经
食管期	食管收缩（骨骼肌、平滑肌）	迷走神经

第二节　吞咽障碍概述

吞咽障碍是神经系统疾病、颌面部肿瘤等的常见并发症，可引起脱水、营养不良、误吸、吸入性肺炎甚至窒息等。吞咽障碍的出现轻则会影响身体健康，重则会危及生命。因此，早期诊断、评估患者存在的吞咽困难，及时进行科学有效的康复治疗，减少并发症，改善其自身的摄食、吞咽功能显得尤为重要。

（一）吞咽障碍的定义

吞咽障碍是指食物从口腔至胃喷门的过程中受阻而产生的咽部、胸骨后或食管部位的梗阻感，同时伴有吞咽后食物残留在口腔、咽部。表现为液体或固体食物进入口腔、吞下过程发生障碍或吞下时发生呛咳、哽噎。吞咽障碍的症状因病变发生的部位、性质和程度不同而有很大的差别。轻者仅感到吞咽不畅，重者会有误吸，食物进入气管，引起肺炎。

言语的产生及完成需要参与吞咽的器官协调运动。吞咽障碍可能会导致言语障碍或与言语障碍并存。

（二）吞咽障碍的病因

吞咽障碍的主要病因包括脑血管意外（称脑卒中）、老年性精神障碍（老年痴呆）、帕金森病、肌萎缩侧索硬化症（尤其是延髓型）、头颈部肿瘤、儿童神经系统疾病（脑瘫等）、唇腭裂修复前、肌病、免疫系统疾病、骨骼系统疾病（如颈椎病）等。

（三）吞咽障碍的分类及临床表现

1.吞咽障碍的分类　吞咽障碍根据不同的分类方法可分为多种类型。其按发生部位分类分为口期吞咽障碍、咽期吞咽障碍、口咽期吞咽障碍和食管期吞咽障碍；按发病的年龄可分为成人吞咽障碍和儿童吞咽障碍。

2.临床表现　按照发生部位的不同将吞咽障碍的临床表现进行比较，见表 8-2。

表 8-2   不同部位吞咽障碍的临床表现

临床症状发生机制	口咽部	食管
发生时间	吞咽前、吞咽时	吞咽后数秒内
吞咽困难的特点	引起吞咽动作时较费力	胸骨后有阻塞感
起病及进程	长期持续	逐渐起病、进展缓慢
食团的特点	对液体吞咽的困难多于固体	对固体吞咽的困难多于液体
常见伴随症状	构音障碍、呛咳、咳嗽、鼻反流、食物滞留,有咽不净感	胸部饱满感、堵塞感、胸痛、延迟呕吐胃内容物、慢性胃灼热

第三节   吞咽障碍的评定与诊断

吞咽障碍的评定与诊断前需要详细询问病史,包括①患者有无与吞咽相关的病史,如牙列不齐、口腔溃疡、口腔干燥、体重下降等;②注意病史中几个关键点,吞咽困难部位、食物和(或)液体的种类、进行性或间歇性、症状持续时间,从而判断吞咽困难的发生部位;③询问与吞咽困难相关伴随症状的有无,如引发吞咽动作困难、鼻内容物反流、咳嗽、鼻音重、咳嗽反射减弱、噎塞、构音障碍等。

一、全面评估

1. 基础疾病   任何大脑损伤而造成口腔运动障碍的疾病或损伤均可导致吞咽障碍,例如脑卒中、脑外伤、神经系统感染、脱髓鞘性神经疾病、老年痴呆症、帕金森病、肌萎缩侧索硬化症、重症肌无力、鼻咽癌、头颈部口腔肿瘤术后或放射治疗后、颈椎骨质增生、癔症等。

2. 意识水平   患者的高级脑功能和意识状态对吞咽过程也有影响。

3. 营养水平   患者营养摄入不足、营养不良及体重下降可造成抵抗力下降,康复进程缓慢。

4. 服药史   镇静剂可影响精神状态,利尿剂会使患者感觉口干,肌松剂使肌力减退,有些药物使腺体分泌减少等,也会导致吞咽障碍。

二、吞咽障碍评估

评估的主要目的是发现是否存在吞咽障碍及严重程度,为确定评估内容及制订治疗计划提供依据。

1. 反复唾液吞咽测试   本评估法由才藤荣一在 1996 年提出,是一种评定吞咽反射能否诱导吞咽功能的方法,其主要内容:被检查者原则上应采用坐姿,卧床时采取放松体位。检查者将手指放在患者的喉结及舌骨处,让其尽量快速反复吞咽,喉结和舌骨随着吞咽运动越过手指,向前上方移动再复位,下降时刻即为吞咽完成时刻。观察在 30 s 内患者吞咽的次数和动度(当被检查者口腔干燥无法吞咽时,可在舌面上注入约 1 mL 水后再让其吞咽）。

高龄患者30 s内完成3次即可。当患者因意识障碍或认知障碍而不能听从指令时，反复唾液吞咽试验执行起来有一定的困难，这时可在口腔和咽部做冷按摩，观察吞咽的情况和吞咽启动所需要的时间。结果判断：30 s内吞咽次数少于3次，或喉上抬的幅度小于2 cm者为异常。

2. 饮水试验　本评估方法由洼田俊夫在1982年提出，主要通过饮水来筛查患者有无吞咽障碍及其程度，同时还能作为能否进行吞咽造影检查的筛选标准。观察过程：让患者像平常一样喝下30 mL水，然后观察和记录饮水时间、有无呛咳、饮水状况等，并记录患者是否会出现下列情况（表8-3），如啜饮、含饮、水从嘴唇流出、边吃边要勉强接着喝、小心翼翼地喝等。

表8-3　饮水试验结果分级及判断标准

分级	判断
Ⅰ级：可1次喝完，无噎呛	正常：Ⅰ级，在5 s内完成
Ⅱ级：分2次以上喝完，无噎呛	可疑：Ⅰ级，在5 s以上完成
Ⅲ级：能1次喝完，但有噎呛	异常：Ⅲ、Ⅳ、Ⅴ级
Ⅳ级：分2次以上喝完，有噎呛	
Ⅴ级：常常呛住，难以全部喝完	

三、与吞咽有关的口颜面功能评估

1. 直视观察　观察唇结构及黏膜有无破损，两颊黏膜有无破损，唇沟和颊沟是否正常，硬腭（高度和宽度）的结构，软腭和腭垂的体积，腭咽弓、舌咽弓的完整性，舌的外形及表面是否干燥、结痂，牙齿及口腔分泌物状况等。

2. 唇、颊部的运动　静止状态唇部的位置，有无流涎，露齿时口角收缩的运动、闭唇鼓腮、交替重复发"u"和"i"音，观察会话时唇的动作。

3. 颌的运动　静止状态下颌的位置，言语和咀嚼时颌的位置，是否能抗阻力运动。

4. 舌的运动　静止状态下舌的位置，伸舌运动、舌抬高运动、舌向双侧运动、舌的交替运动、言语时舌的运动及抗阻运动。舌的敏感程度，是否过度敏感及感觉消失。

5. 软腭的运动　发"a"音时观察软腭的抬升、言语时是否有鼻腔漏气，刺激腭弓时是否有呕吐反射出现。

6. 喉的运动及功能　观察发音的音高、音量、言语的协调性、空吞咽时喉上抬的运动。做空吞咽检查喉上抬运动的检查方法：治疗师将手放于患者下颏下方，手指张开，示指轻放于下颌骨下方的前部，中指放在舌骨，无名指放于甲状软骨的上缘，小指放于甲状软骨下缘，嘱患者吞咽时，无名指的甲状软骨上缘能否接触到中指来判断上抬的能力。正常吞咽时，甲状软骨能碰及中指。

通过从以下两个方面检查喉功能：①屏气功能检查，令患者吸气后闭气，以检查声门是否能关闭；②闭气后发声，令患者随意咳嗽，若能够随意咳嗽，说明可以自己清理声门及喉前庭的食物残渣。

四、摄食-吞咽过程的评估

观察时使用的食物:①流质,如水、清汤、茶等;②半流质,如稀粥、麦片饮料、加入加稠剂的水等;③糊状食物,如米糊、浓粥等,平滑而柔软,最容易吃;④半固体,如烂饭,需要中等咀嚼能力;⑤固体,如正常的米饭、面包等,需要较好的咀嚼力。开始时使用糊状食物,逐步使用流质、半流质,然后过渡到半固体、固体。数量开始为1/4茶匙,约2.5 mL,再逐步增至半茶匙(约5 mL)、一茶匙(约10 mL),最后至一匙半(约15 mL),进食液体顺序为从使用匙、杯到使用吸管。整个评估时间20~30 min。从下列几个方面进行评估:

1. 是否对食物认识障碍 给患者看食物,观察其有无反应。将食物触及其口唇,观察是否张口或有张口的意图。意识障碍的患者常有这方面的困难。

2. 是否入口障碍 三叉神经受损的患者出现舌骨肌、二腹肌失支配张口困难;食物不能送入口中。面神经受损时口轮匝肌失支配,不能闭唇,食物往口腔外流;鼻腔反流是腭咽功能不全或无力的伴随症状。

3. 进食所需时间及吞咽时间 正常的吞咽包括了一些要求肌肉精确控制的复杂的运动程序,这些运动快速产生,仅需要2~3 s把食物或液体从口腔送到胃中,吞咽困难时吞咽时间延长。

4. 送入咽部障碍 主要表现为流涎、食物在患侧面颊堆积或嵌塞于硬腭、舌搅拌运动减弱或失调导致食物运送至咽部困难或不能。

5. 经咽部至食管障碍 主要表现为哽噎和呛咳,尤其是试图吞咽时尤为明显。由环咽肌不能及时松弛所致。其他症状包括鼻腔反流、误吸、气喘、每口食物需要吞咽数次、吞咽反射启动延迟、咽喉感觉减退或丧失、食物残留在梨状窝、声音嘶哑或"湿音"、构音障碍、呕吐反射减退或消失、痰增多。声音嘶哑、"湿音"常提示误吸的可能性。

6. 与吞咽有关的其他功能

(1)进食的姿势 当患者不能对称地坐直时,常躯干前屈,不得不向后伸颈,颈前部肌肉被牵拉,舌头与咽喉的运动就更为困难。偏瘫患者躯干和头屈向偏瘫侧,难以将食物置于口腔中,在口腔内控制食物几乎不可能。因此,应评价用哪种姿势进食较容易,使误吸症状减轻或消失。

(2)呼吸状况 呼吸和吞咽是维持生命的主要功能,但呼吸和吞咽两者之间协调有着重要的联系。正常吞咽需要暂停呼吸一瞬间(会厌关闭呼吸道0.3~0.5 s),让食物通过咽部;咀嚼时,用鼻呼吸。如果患者在进食过程中呼吸急速,咀嚼时用口呼吸或吞咽瞬间呼吸,均容易引起误吸。主要观察呼吸节律、用口呼吸还是用鼻呼吸、咀嚼和吞咽时呼吸的情况等。

7. 吞咽失用的检查 吞咽失用的主要表现:没有给患者任何有关进食和吞咽的语言提示,给予患者盛着食物的碗筷,患者能正常地拿起进食,吞咽也没问题,但给予患者口头指示进食吞咽时,患者意识到需要吞咽的动作,却无法启动,无法完成整个进食过程。有些患者,给予其食物时,会自行拿勺子舀食物张口送入口中,但不会闭唇、咀嚼,或舌头不会搅拌运送食物,不能启动吞咽,而无意识或检查中,可观察到患者唇舌

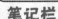

各种运动功能都正常。吞咽失用可能与认知功能有关。

通过完善以上各项检查，可对患者"摄食-吞咽障碍等级"进行评定（表8-4），并把总体评定结果记录下来。

表8-4 摄食-吞咽障碍等级评定

分级	评定标准
Ⅰ.重度 无法经口腔进食,完全辅助进食	1. 吞咽困难或无法进行,不适合吞咽训练 2. 误咽严重,吞咽困难或无法进行,只适合基础性吞咽训练 3. 条件具备时误咽减少,可进行摄食训练
Ⅱ.中度	1. 可以少量、乐趣性地进食 2. 一部分(1~2餐)营养摄取可经口腔进行 3. 三餐均可经口腔摄取营养
Ⅲ.轻度 完全口腔进食,须辅以代偿和适应等方法	1. 三餐均可经口腔摄取吞咽食品 2. 除特别难吞咽的食物外,三餐均可经口腔摄取 3. 可以吞咽普通食物,但需要临床观察和指导
Ⅳ.正常 完全口腔进食,无须代偿和适应等方法	摄食-吞咽能力正常

五、吞咽障碍的辅助检查

（一）辅助检查方法的种类及比较

目前吞咽障碍辅助检查有影像学检查与非影像学检查,影像学检查包括电视荧光放射吞咽功能检查（吞咽造影检查）、电视内窥镜吞咽功能检查、超声检查、放射性核素扫描检查;非影像学检查包括测压检查、肌电图检查等。每一种检查程序都可以提供有关吞咽的部分信息,包括口咽腔的解剖结构、吞咽生理功能或患者吞咽的食物性质等。因此,治疗师要熟悉每一项检查方法能提供的吞咽相关信息,并了解每种检查的优缺点（表8-5）。在临床应用上,医生和吞咽治疗师要根据患者病情需要做相应的检查。

（二）电视荧光放射吞咽功能检查（吞咽造影检查）

电视荧光放射吞咽功能检查是目前公认最全面、可靠、有价值的吞咽功能检查方法,被认为是吞咽障碍检查的"理想方法"和诊断的"金标准"。

改良吞钡试验是一种X射线检查,它能帮助语言治疗师发现吞咽困难异常的原因。该检查运用定量或功能性定量的液体、糊状液体和固态对比钡剂,通过正位和侧位像实际观察口、咽和食管的活动,并测量一些参数。临床医生通过这些信息,对患者吞咽不同量和不同黏度的食物的情况进行评估,确定采用何种治疗方法。

此方法是在放射科医师和语言治疗师的共同指导下,在X射线透视下观察患者吞咽由钡剂包裹的不同黏稠度食团的情况。这种检查方法不仅能对整个吞咽过程进行详细地评估和分析,发现吞咽障碍的结构性或功能性异常的病因及其部位、程度和

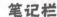

代偿情况、有无误吸或误咽等,还可以指导患者在不同姿势下进食,以观察何种姿势更适合患者。当患者出现吞咽障碍后,则随时给予辅助手段或指导患者使用合适的代偿性手段以帮助其完成吞咽。它对研究吞咽障碍的机制和原因具有重要价值,是临床诊断所必需,并为选择有效治疗措施和观察治疗效果提供依据。

表8-5 吞咽障碍各种辅助检查方法的比较

检查方法	适应证	评价
吞咽造影检查	口腔、咽、食管期吞咽障碍患者	优点:简单易行,对细微异常较敏感,可使用不同姿势和性质的食物进行评估 缺点:病重者不能进行,不能发现咽喉处的唾液残留,不能定量分析咽收缩力和食团内压,不能反映咽的感觉功能
电视内镜吞咽检查	口咽期吞咽障碍的患者	优点:可提供高效可靠的吞咽障碍处理策略,较全面地评估吞咽的运动和感觉功能 缺点:着重于局部的观察,不能观察吞咽的全过程及环咽肌和食管的功能
测压检查	咽和食管期运动功能障碍的疑难病例和不典型病例	优点:了解吞咽障碍的病理生理,分析吞咽障碍病因和吞咽的有效性,对评估食管动力障碍性疾病有较大的价值 缺点:设备要求高,临床应用少,评估数据不足,费用昂贵
放射性核素扫描检查	口腔、咽、食管期吞咽障碍患者	优点:定量分析吞咽的有效性和误吸量,观察不同病因所致吞咽障碍的吞咽模式,手术后吞咽评估 缺点:接触放射线辐射,科研应用为主,临床使用的资料有限,费用较昂贵
超声检查	口咽期吞咽障碍的儿童患者	优点:敏感地观察舌的异常运动,尤其是生物反馈治疗,无创性检查,能在床边进行 缺点:仅观察到吞咽的某一阶段,对食管上括约肌的观察不理想
表面肌电图	口咽神经肌肉疾病	优点:了解吞咽障碍的电生理机制,利用肌电反馈技术进行吞咽训练,无创性检查,能在床边进行。 缺点:对特定肌肉定位困难,对运动单位动作电位难以进行准确的定量分析

1. 准备工作

(1)检查设备 一般用带有录像功能的X射线光机,它可记录吞咽从口腔准备期到食物进入胃的动态变化情况。

(2)所需材料 ①造影剂:一般为20%或76%泛影葡胺溶液或钡剂。造影检查时,将泛影葡胺与米粉混合,调制成不同性状的造影食物备用。②其他物品:水、杯、羹匙、吸管、量杯、压舌板、吸痰器等。

2. 检查程序　检查前:①清洁口腔、排痰、适当的口腔内按摩、颈部旋转运动、发声、空吞咽等吞咽准备运动;特殊情况外,最好把鼻饲管拔去进行检查。因为鼻饲管会影响食物运送速度,影响观察。②调制造影食物备用。③将患者置于 X 射线光机床上,摆放适当体位。标准的操作是患者在直立位上进行,不能站立的患者,需要用固定带固定。

检查时:①进食显影食物,每口的食物量一般由 1 mL 起,逐渐加量,原则上先液体后糊状和固体,从一匙开始,如无问题则逐渐加量。②观察并录像:一般选择正位和侧位观察,其中左前 30°或右前 30°直立侧位,颈部较短者此位可更清晰地显示造影剂通过环咽肌时的开放情况。观察不同性状食物是否产生异常症状,发现障碍后,选择最有效的补偿方法。补偿方法包括调节体位、改变食物性态、清除残留物等。

3. 主要观察的信息　①正位像:主要观察会厌谷和单侧或双侧梨状窝是否有残留,以及辨别咽壁和声带功能是否不对称。②侧位像:主要确定吞咽各期的器官结构与生理异常的变化,包括咀嚼食物、舌头搅拌和运送食物的情况、食物通过口腔的时间、舌骨和甲状软骨上抬的幅度、腭咽和喉部关闭情况、时序性、协调性、肌肉收缩力、会厌放置、环咽肌开放情况、食物通过咽腔的时间和食管蠕动运送食团的情况等。③还要观察有否下列异常表现,如滞留、残留、反流、溢出、渗漏、误吸等。

内镜评估的方法较多,根据不同的功能分为电视内镜吞咽困难评估、鼻内镜、伴感觉测试的纤维内镜评估等。

纤维鼻喉镜检查比较客观,缺点是只能提供吞咽和误吸的间接信息,所以一般用于 MBS 的辅助检查。将纤维内镜吞咽评估法与咽喉部感觉辨别检查联合应用可以评估吞咽感觉和运动成分,成为一种可靠的检查误吸的方法。

第四节　吞咽障碍的康复治疗

治疗策略可分为间接策略和直接策略两大类。间接策略是指患者不进食,即不做吞咽动作,通过其他动作的训练提高与吞咽有关的神经肌肉的控制能力;直接策略是指直接做吞咽动作,改善吞咽的病理生理状况。如果患者的吞咽障碍比较严重,可以首先采用间接治疗策略,然后采用直接治疗策略,当患者的吞咽功能改善后,可以进行直接治疗训练,在直接治疗训练的同时可以并用间接策略。

一、间接治疗策略

间接策略的方法有多种,常用的包括颌面和下颌的运动、舌的运动、冷刺激、呼吸训练、构音训练、咳嗽训练、声门上吞咽训练和促进吞咽反射训练。

1. 颌面、下颌和舌的运动　下颌运动训练:可促进咀嚼功能,对张口困难者,可对痉挛肌肉进行冷刺激或轻柔按摩,使咬肌放松,嘱其尽量张口,通过主动运动、被动运动让患者体会下颌的开闭,然后松弛下颌向两侧运动训练;口唇运动训练:嘱患者交替发“乌”音和“衣”音,鼓腮,吸吮手指,体验吸吮的感觉,直到中度吸吮力量。其他练习包括口唇突出与旁拉、嘴角上翘做微笑状、抗阻鼓腮等;舌的运动训练可以促进对食团的控制及向咽部输送的能力。

2.冰刺激 冰刺激能有效强化吞咽反射,反复训练有利于诱发有力的吞咽动作。将冰冻棉棒蘸少许水,轻轻刺激软腭、腭弓、舌根和咽后壁,然后嘱患者做吞咽动作,用冰冻的棉棒一边快速刺激软腭,一边发"啊"音,刺激的方向为向上向外。

3.呼吸与构音训练 采用吹水泡练习,将手置于上腹部,用鼻子吸气,用口吹水泡,吹气快结束时手从上腹部往肋肌的方向施加压力,患者以此状态呼气。由于吞咽困难常伴有构音障碍,通过构音训练可以改善吞咽有关器官的功能。

4.咳嗽与声门上吞咽 患者深吸一口气,治疗师一手按压患者"天突"穴(胸骨上窝正中),一手按压腹部,让患者快速用力咳嗽。声门上吞咽训练,也称屏气吞咽,要求患者在吞咽前和吞咽过程中自主屏住呼吸,然后关闭真声带进行空吞咽,吞咽后立即咳嗽。

5.经皮电刺激 经皮电刺激是用美国食品药品管理局承认的美国 Chattanooga 公司生产的吞咽障碍功能治疗仪。口期通道Ⅰ:电极1、2 放置于舌骨上方;通道Ⅱ:电极3、4 放置于瘫痪侧面颊部。咽期通道Ⅰ:电极1、2 放置于舌骨上方;通道Ⅱ:电极3、4沿颈部正中线垂直放于甲状软骨处。打开电源,同时增加两个通道的振幅,要求患者反馈刺激的感觉,以其能忍受的最大刺激量为宜,保持该水平刺激 1 h。

6.Shaker's 训练法 该法能增强食管上环咽肌开放的肌肉力量,从而增加上括约肌的开放,减少下咽腔内食团的压力,使食团通过上括约肌入口时阻力较小。具体的训练方法是患者抬头,肩不离地(床)面,平卧在地板或床上,抬头看自己的脚保持 1 min,头放松回到原位,保持 1 min。

二、直接治疗策略

直接策略(又称为代偿性策略)包括饮食器具的选用、进食体位、食团入口位置、食团性质(大小、结构、温度和味道等)和进食环境等。代偿性策略:通过改变食物通过的渠道和采用特定吞咽方法使吞咽变得安全。

1.饮食器具的选用 如果液体在口腔内传送困难,可以使用吸管。如果舌运动障碍而不能把食团传送到口咽部,则可采用舌切除匙。如果无舌切除匙,可用 50 ~ 60 mL注射器接上导管,将食物放到口腔后部。

2.进食体位 治疗师应该根据患者的吞咽生理选择最适合患者的体位。一般认为进食最佳体位为坐位或半坐位,进食体位一般采取躯干与地面呈45°或以上角度最安全。

3.食团性质的选择 本着先易后难的原则,根据吞咽困难的程度和阶段来选择食物形态。容易吞咽的食物特征是密度均匀、有适当黏性、不易松散,通过咽和食管时容易变形且不在黏膜上残留。

4.进食环境 进食环境应整洁,尽量避免在吵闹、杂乱的环境中进食。如果患者的吞咽困难和病情较严重,则在进餐环境中需要提供吸引器和具备急救知识的医护人员。

5.特定的吞咽方法 言语治疗师应训练患者应用这些吞咽方法去除滞留在咽部的食物残渣,具体包括空吞咽、交互吞咽、点头样吞咽、声门上吞咽、超声门上吞咽、门德松法等。

（1）空吞咽　每次吞咽食物后，再反复做几次空吞咽，等食团全部咽下，然后再进食。

（2）交互吞咽　让患者交替吞咽固体食物或流食，或每次吞咽后饮少许水（1～2 mL），这样既有利于激发吞咽反射，又能达到去除咽部滞留食物的目的。

（3）点头样吞咽　颈部后仰，会厌谷变窄，可挤出滞留食物，随后低头并做吞咽动作，反复数次，可清除并咽下滞留的食物。

（4）声门上吞咽　也称屏气吞咽，要求患者在吞咽前和吞咽过程中自主屏住呼吸，然后关闭真声带进行空吞咽，吞咽后立即咳嗽。这一方法的原理：屏住呼吸使声门闭合，声门气压加大，吞咽时食团不易进入气管，吞咽后咳嗽可以清除滞留在咽喉部的食物残留。

（5）超声门上吞咽法　这种方法将声门上吞咽与患者用力按压桌子或双手交叉用力结合起来，有助于产生附加的喉闭合作用，这一吞咽技术有助于闭合喉前庭入口，增加舌根后缩的力量，清除会厌谷内残留的食物。

（6）门德松法　是指吞咽时自主延长并加强喉上举和前置运动来增强环咽肌打开程度的方法，这个策略增加了舌的驱动力，加之喉的上抬，增加了环咽肌开放的时间和程度，用于喉上抬及环咽肌开放障碍的患者。这些特定的吞咽方法不仅可以用在吞咽过程中，也可以作为间接策略帮助患者练习吞咽的协调性。

三、胃肠营养

使用胃肠营养的理由：可以是不安全吞咽或者吞咽的效率太低，使患者不能从口进食得到足够的营养。常用的方法有鼻饲和经皮内镜下胃造口术。

鼻饲是通过鼻部插管经过食管上括约肌进入胃部，鼻饲一般是最先采用的胃肠营养，它的插入比较简单，不需要任何手术措施，但是长期使用鼻饲，会造成鼻黏膜坏死，应该双侧鼻腔交替使用，一般鼻饲的时间不应长于 6 周，以防止鼻黏膜萎缩、坏死。如果患者在 6 周后还不能经口正常进食，建议患者采用经皮内镜下胃造口术。

经皮内镜下胃造口术是一个长期的胃肠营养手段，手术只需要局部麻醉，患者术后经过胃造口摄取营养。患者的家属可以从胃造口的末端放入糊状食物，每日 3 次，和正常进食时间相同。

由于鼻饲和经皮内镜下胃造口术斗需要经过食管上括约肌，采取胃肠营养的患者都有较高的食物反流和吸入性肺炎的危险。为了减少食管反流，鼻饲和经皮内镜下胃造口术的患者需要在进食 1 h 后维持坐位或半坐位。

四、其他治疗策略

除了直接治疗策略和间接治疗策略外，对于吞咽困难障碍患者的康复还有其他的治疗策略，比如药物、手术等。药物可以用于缓解某些吞咽障碍的症状，对于口咽分泌物过多的患者，采用抗胆碱能药物抑制口咽分泌，减少误吸、咳嗽和噎塞等。对于环咽肌痉挛造成的吞咽障碍，可以注射肉毒杆菌毒素 A 型。对于管饲饮食也有误吸的患者，可以采用手术方法，但这样的手术会让患者失去发音功能，所以手术一般是最后采用的医学手段。伴有严重并发症的脑卒中后吞咽障碍的老年患者,不适宜做咽部悬吊术和环咽肌切开术,可采用保守治疗的方法。球囊扩张术也是治疗食管狭窄的常用治疗方法。

康复治疗重在早期开始,并持之以恒,在早期康复疗效不明显时,应当鼓励患者继续坚持,由家属督促,帮助患者进行康复治疗;也可以跟病友交流,由康复效果明显的患者进行经验介绍,患者之间形成良好的互动,类似的交流对部分患者有明显的促进和鼓励作用。

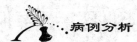病例分析

患者,男性,68岁,大学毕业,干部,右利手,临床诊断:脑梗死。

患者于2015年2月20日晨起时出现头晕,次日头晕症状加重。并出现吞咽困难、呕吐、神志不清,急送当地医院诊治。CT检查提示左侧小脑、脑干大片低密度影。既往身体健康,有高血压家族病史。给予脱水降颅内压、抗血小板聚集、改善脑循环等治疗后,患者神志转清,但右侧肢体活动欠佳,伴吞咽困难。为求进一步治疗,于2015年3月8日来上海市某医院康复科就诊,门诊以"脑梗死、吞咽障碍"收住康复科。

吞咽功能评估:①反复唾液吞咽测试,喉上抬不充分,启动慢。②饮水试验,2 mL有呛咳。

口颜面功能评估:咳嗽、咽反射未引出,吞咽启动延迟,喉上抬不充分,摒弃动作消失、右侧唇闭合欠佳,鼓腮动作不能配合,咬肌力量减弱。伸舌右偏,舌灵活度、活动范围减小。

摄食-吞咽过程评估:仰卧位,无法自主进食,食物从右侧洒落,进食时间延长。少量流质进食,吞咽后咳嗽,进食后少量食物残留,唾液分泌过多。

食道吞钡造影检查:吞咽启动延迟,口咽部有钡剂残留。

1. 语言障碍诊断　重度吞咽障碍。

2. 诊断依据　①摄食-吞咽过程评估、吞咽功能评估结果;②临床所表现的症状与吞咽障碍的特征基本相符;③食管吞钡造影检查结果。

3. 长期目标　改善吞咽功能,能自主饮食。

4. 短期目标　①改善吞咽器官的运动功能;②提高反射能力;③能进食少量半流质食物。

5. 康复治疗

(1)计划　①吞咽器官运动训练;②冰刺激;③呼吸训练;④食物的调整及进食。

(2)方针　①口舌牵拉、舌力量训练、唇力度训练、咀嚼训练;②口腔感觉刺激、咽反射刺激、咳嗽反射诱发、面颊部刺激;③呼吸方式训练;④食物的调整及进食。

(刘建菊)

第九章
其他原因引起的语言障碍

第一节　言语失用和口、颜面失用

一、言语失用

(一) 概念

言语失用是指不能执行自主运动进行发音和言语活动,且这种异常是不能用与言语有关的肌肉麻痹、收缩力减弱或运动不协调来解释的一种运动性言语障碍,或者说是一种运动程序障碍。可单独发生,亦可以伴随于其他语言障碍,常伴随于运动性失语。大部分患者的病变涉及左大脑半球第三额回的损害。

(二) 言语失用的言语特征

言语失用的言语特征:①随着发音器官运动调节复杂性的增加,发音错误增加;②辅音在词头时发音错误增加;③重复朗读同一内容时,发音错误倾向于一致性;④模仿言语比随意言语发音错误更多;⑤发音错误随着词句难度的增加而增加。

(三) 言语失用的评定

言语失用的评定:中国康复中心语言科目前使用的言语失用的评定方法,见表9-1。评定者在检查言语失用时,令患者分别说出表9-1中的1、2项各5遍,复述3、4项的内容各一遍,通过观察患者有无发音器官的摸索动作、有无元音的发音错误、有无元音顺序的错误来判断是否有言语失用。

(四) 言语失用的治疗

言语失用的治疗原则是纠正异常的发音。视觉刺激模式是指导发音的关键。另外,向患者介绍发音音位也很重要。可按下面的步骤进行:①掌握每个辅音的发音位置。②迅速重复每个辅音加"啊",以每秒 3～4 次为标准。③用辅音加元音建立音节,如"ma,ma……"④当掌握了稳定的自主发音基础和基本词汇,便可尝试说复杂的词。原则上还是先学会发词中的每个音、音节,最后是词。Rosenbeke 成人言语失用八步治疗法见表9-2。

表9-1　言语失用评定

元音顺序(1、2、3 要说 5 遍)	3.词序(复述"爸爸、妈妈、弟弟")
1. a-u-i 正常顺序_____ 元音错误_____ 摸索_____ 2. i-u-a 正常顺序_____ 元音错误_____ 摸索_____	正常顺序_____ 元音错误_____ 摸索_____ 4.词(复述"啪嗒洗手、你们打球、不吐葡萄皮") 正常顺序_____ 元音错误_____ 摸索_____

表9-2　成人言语失用八步治疗法

步 骤	方 法
1	联合刺激:"请看着我"[视觉(V1)],"请听我说"[听觉(A)],同时发音(患者和治疗师同时发音或发词)。当一起发音时,治疗师要嘱患者注意听准确,特别是正确发音(词)时的视觉提示
2	联合刺激(V1、A)和延迟发音(治疗师先发音或词,稍隔一会儿,患者模仿)伴视觉刺激(V1)提示:治疗师先示范说出一个音(词),然后,治疗师重复这个音(或词)的口型但不发音,患者试图大声地说出这个音(词),这时只有视觉提示而衰减了听觉刺激
3	联合刺激(V1、A)和不伴视觉刺激(V1)的延迟发音:这是传统的"我先说一个音(词),随后你说",此时治疗师没有提示
4	联合刺激和不提供任何刺激听觉(A)或视觉(V)状态下正确发音(词):治疗师发音(词)一次,患者在无任何提示状态下连续发这个音(词)几次
5	书写刺激(V2),同时发音(词)
6	书写刺激(V2),延迟发音(词)
7	提问以求适宜回答,放弃模仿,由治疗师提出适宜问题以便患者能回答相应的靶音(词)
8	角色发挥情景下适宜的反应:治疗师、工作人员或朋友被假定为靶词语角色,患者作恰当回答

二、口、颜面失用

(一)概念

口失用是指在非言语状态下,与言语产生活动有关的肌肉自发活动仍存在,但是舌、唇、喉、咽、颊肌执行自主运动困难。临床上有言语失用者并不一定伴有口失用,但有口失用者多数伴有言语失用。在有口失用的患者中,即使为了维持生命能反射性地呼气、吸气,但他们却不能按指令自主地呼气、吸气或模仿言语。

(二)口、颜面失用评定

中国康复中心语言科目前使用的口失用的评定方法见表9-3。使用此表时,检查者令患者依次完成表中的6项动作(注意检查者不准给患者做示范动作,以防止患者因视觉记忆而造成检查结果的误差),完成一个动作后均应观察是否有摸索动作,以此来判断有无口颜面失用。

表9-3　口失用检查

1.鼓腮	4.缩拢嘴唇
正常＿＿＿	正常＿＿＿
摸索＿＿＿	摸索＿＿＿
2.呼气	5.摆舌
正常＿＿＿	正常＿＿＿
摸索＿＿＿	摸索＿＿＿
3.咂唇	6.吹口哨
正常＿＿＿	正常＿＿＿
摸索＿＿＿	摸索＿＿＿

(三)口、颜面失用的治疗

口、颜面失用的治疗见表9-4。

表9-4　口、颜面失用的治疗

训练目的	训练方法
喉活动	①视、听联合刺激法:治疗师与患者同时面对镜子,治疗师发"ao"或"ou"音,患者模仿,反复进行。②视、听、触联合刺激法:治疗师与患者同时面对镜子并将患者的手放在治疗师的喉部,治疗师发"ao"或"ou"音,患者模仿,反复多次进行,患者除视、听外,尚能感觉到发音时喉的震动。③反射性诱导,利用反射性声音来诱导发音。如用叹气音来促进发"唉",用笑声促进发"哈"
舌活动	①视觉、听觉刺激下的诱导法:治疗师与患者同时面对镜子,治疗师用唱歌、数数等来诱导患者完成舌运动。②辅助法:治疗师与患者同时面对镜子,帮助患者完成舌操(舌前伸、后缩、左右摆动、舌上抬、弹舌等)
言语活动	①自发性言语促进法:用患者熟悉的歌曲、诗词来促进自主言语。如,当患者唱完"东方红,太阳升"时,治疗师不是用唱,而是轻轻说出"东方红"时,患者就说出了"东方红,太阳升,中国出了个毛泽东"。②序列语促进法:利用序列语(如:1,2,3……,或第一,第二,第三……)来促进患者的自主言语

第二节　精神心理因素引起的语言障碍

1. **焦虑**　是对刺激产生不适应的严重和长时间的恐惧、焦急和忧虑反应的情绪和情感异常,患者总感到神经紧张、发抖、肌肉紧张、出汗、头重脚轻、心悸、头晕、便秘等。

（1）康复评定　常规应用最多的是简单实用的焦虑自评量表。

（2）康复治疗　①心理治疗:对于反应性焦虑,首选的应是解决冲突的心理支持疗法;恐惧焦虑,首选行为疗法中的系统脱敏法;内源性焦虑,可以应用理性情绪法;继发性焦虑是继发的,主要应消除病因。②药物治疗:应用抗焦虑药物和抗抑郁药物。

2. **抑郁**　是一种对不良外界刺激发生长时间的沮丧感受反应的情绪改变。人们在遇到各种挫折时可能出现抑郁,可出现压抑的心境、睡眠障碍、失眠、食欲下降、兴趣索然、悲观失望、自罪自责等表现。

（1）康复评定　汉密尔顿抑郁量表评定抑郁症病情轻重和治疗的效果。

（2）康复治疗

1）心理治疗　①宣泄法:宣泄患者内心深处的矛盾与痛苦,从而找出产生抑郁的原因;②支持疗法:给予患者心理上的支持,帮助患者建立必胜的信心,看到自己长处,看到希望,从而战胜困难;③理性情绪疗法:治疗者帮助患者建立合理的信念,树立信心,克服抑郁和消极的情绪。

2）药物治疗　抗抑郁药物包括三环类、四环类、单胺氧化酶抑制剂、选择性5-羟色氨抑制剂、去甲肾上腺素及5-羟色氨抑制剂等。

3. **精神分裂症**　一组病因未明的精神病,多在青壮年发病,起病往往较缓慢,临床上可表现出思维、情感、行为等方面的障碍及精神活动不协调。急性期可表现为知觉障碍、思维联想障碍、思维逻辑障碍、妄想逻辑障碍、妄想内向性思维、情感障碍、行为障碍。慢性期可表现为思维贫乏、情感平淡或淡漠、意志活动的减退、幻听、幻觉等。

（1）康复评定

1）症状评定　至少有下列2项,并非继发于意识障碍、智能障碍、情感高涨或低落。①反复出现的语言性幻听;②明显的思维松弛、思维破裂、语言不连贯或思维内容贫乏;③思维被插入、被播散,思维中断,或强制性思维;④被动、被控制或被洞悉体验;⑤原发性妄想或其他荒谬的妄想;⑥思维逻辑倒错、病理性象征性思维或语词新作;⑦情感倒错或明显的情感淡漠;⑧紧张综合征、怪异行为或愚蠢行动;⑨明显意志减退或缺乏。

2）严重程度评定　自知力障碍,并有社会功能严重受损或无法进行有效交谈。

3）病程评定　①符合症状标准和严重程度标准至少已持续1个月;②若同时符合分裂症和心境障碍的症状标准,当情感症状减轻到不能满足心境障碍症状标准时,分裂症状需继续满足分裂症状标准2周以上。

4）排除评定　排除器质性精神障碍;排除精神活性物质和非成瘾物质所致的精神障碍。

（2）康复治疗　①药物治疗:抗精神病药物有吩噻嗪类、丁酰苯类、苯甲酰类、硫杂蒽类等。②心理治疗:主要针对患者具体情况进行,例如通过支持性心理治疗解决社会心理因素给患者带来的打击,通过认知疗法来促进恢复患者自知力等。③精神康复:在接受药物治疗后,仍然存在认知、行为及个性方面的问题,就需要进一步接受精神康复治疗和训练,精神康复可以理解为尽量采用各种条件和措施使患者的精神活动,特别是使行为得到最大限度地调整和恢复。精神康复因人而异,因患者具体问题而定,应在治疗早期就开始。

第三节　神经认知因素引起的语言障碍

1. 痴呆　是一种获得性、持续性智能损害综合征,即在无意识障碍的情况下,在认知、记忆、语言、视空间技能、情感或人格 5 项精神活动领域中,有认知和记忆功能障碍等至少 3 项功能缺损,且影响其社会、生活活动功能者。阿尔茨海默病性痴呆患者占的比例较多,约占痴呆的 70% ,本节主要介绍阿尔茨海默病痴呆所致的语言痴呆。

阿尔茨海默病(Alzheimer disease,AD)为皮质变性痴呆,而语言改变是皮质功能障碍的敏感指标,因此失语是阿尔茨海默病的常见特征性症状,国内外学者认为随着痴呆的发展,阿尔茨海默病患者言语障碍表现经历 4 个阶段:命名性失语、经皮质感觉性失语、感觉性失语及完全性失语;在 AD 的早期,患者有轻度的命名、复述、听理解和写障碍,书写障碍较其他语言功能障碍出现早而且明显;在 AD 的中期,语言障碍的特征类似于经皮质感觉性失语;在 AD 的晚期,患者的语言障碍从经皮质感觉性失语向感觉性失语过渡,语言的流畅性仍然相对保持,而听、说、读、写等语言功能全面严重受损,特别是书写功能完全丧失。

2. 认知功能损害对语言交流的影响　认知是人类的一种心理活动,是指个体认识和理解事物的心理过程。认知功能由多个认知域组成,包括记忆、计算、空间定向、结构能力、执行能力、语言理解和表达及应用等方面,临床实践中,通过各种神经心理学量表检查可以量化地评估个体的总体认知功能,还可以发现某些日常生活中难以察觉的认知功能损害。

认知功能损害必然影响语言行为,可同时伴发或表现为失语症、构音障碍、言语失用等,语言能力是认知功能的组成之一,语言又是其他认知功能的外部表现形式,语言能力可能随着认知衰退而出现不同程度的下降。例如,轻度认知功能损害患者可表现为找词困难,词汇量下降,在言谈中有频繁地停顿;中度认知功能损害患者可表现为命名障碍明显,有语义错误,语音相对保存较好;重度认知功能损害患者可表现为严重的语义障碍,词汇量大幅度下降,开始出现语音障碍,难以进行语言交流。

认知功能损害康复要与语言治疗、肢体运动训练相结合,采用作业治疗等与智能性的功能训练相结合,使结合数字、物体的运动、记忆逻辑功能训练、定向力的练习和视觉记忆等训练方法,如做地图作业、彩色积木块排列、物品的分类、数字的排列等,可以使认知功能障碍患者受益。也可以根据患者认知障碍的个体特点,制订一套康复计划,配备所需的设备,开展一对一的训练,这些训练方法可以在医疗机构或在家里进行。

笔记栏

第四节 其他器质性病变引起的语言障碍

1. 言语错乱 是由于脑损伤后失定向和记忆思维混乱而引起的一种言语障碍,多由于双侧颅脑损伤,表现为认知障碍。Darley 认为多数持续时间短或呈一过性,如表现持续超过数周,应考虑其他诊断。患者表现为对时间、地点、人物的定向能力紊乱,不能正确理解和认识环境,记忆和思维也有障碍,但能找词、复述,尤其是语法基本正常。在谈话中常有离题和虚谈倾向。缺乏自知力,不合作,缺乏对疾病的认识。主要通过近期有无脑外伤史,特别是双侧脑外伤;失定向;缺乏自知力,不合作,缺乏对疾病的认识;言语流利,但混乱;语法无异常等表现进行评定。

2. 运动性构音障碍 运动性构音障碍是由于神经和肌肉的病变,与言语产生有关的肌肉麻痹、收缩力减弱或运动不协调所致的言语障碍。轻症言语不清晰,重症完全不能说话,但患者听理解、阅读、书写均正常。在成人,临床最常见是延髓性球麻痹引起的痉挛型构音障碍,以发声粗糙、费力,明显鼻音及构音器官的运动障碍为特征。大多单独存在,尤其是轻症时要注意鉴别、有时与失语症同时存在。

3. 格斯特曼综合征言语障碍 包括四种表现:左右辨别不能;手指失认;失写;失算,全部存在时表明存在优势半球大脑顶叶病变。所以,应注意是单独还是全部存在。

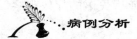

病例分析

患者男性,72 岁,大学毕业,公务员。记忆力下降 5 年,经常丢三落四,说过的话就忘,放的东西找不到,前 2 年还能记住自己的生日和参加工作的时间、结婚的日子,现在都不记得了。吃饭、喝水时经常碰倒水杯和碗。2 年前有时外出后找不到家,现在在家里经常找不到自己的房间和卫生间。有时半夜起来东摸西摸,把桌椅搬来搬去,此后病情缓慢进展,反应迟钝,少言寡语,记忆力进一步下降,行动迟缓,行走时需要人搀扶。

1. 患者语言障碍的类型 老年痴呆引起的语言障碍。

2. 老年痴呆不同阶段语言障碍的表现 在老年痴呆的早期,患者有轻度的命名、复述、听理解和书写障碍,书写障碍较其他语言功能障碍出现早而且明显;在 AD 的中期,语言障碍的特征类似于经皮质感觉性失语;在 AD 的晚期,患者的语言障碍从经皮质感觉性失语向 Wernicke 失语过渡,语言的流畅性仍然相对保持,而听、说、读、写等语言功能全面严重受损,特别是书写功能完全丧失。

(何予工 李 鹏)

笔记栏

参考文献

[1]李胜利.语言治疗学[M].2版.北京:人民卫生出版社,2013.

[2]王左生.言语治疗技术[M].北京:人民卫生出版社,2010.

[3]汪洁,吴东宇,宋为群,等.左外侧裂后部经颅直流电刺激对失语症动作图命名的作用[J].中国康复医学杂志,2013,28(2):119-123.

[4]王敏,冉春风,高圣海,等.脑挫裂伤失语症患者高压氧不同压力的治疗效果[J].中国康复医学杂志,2011,26(1):29-32.

[5]代欣,李继来,杜继臣.认知功能训练对脑卒中后失语症康复疗效的影响[J].中国康复理论与实践,2011,17(1):66-67.

[6]刘金欢,陈军,谭子虎,等.针刺联合语言康复训练治疗脑卒中失语症的疗效及功能性磁共振成像研究[J].中华物理医学与康复杂志,2013,35(7):552-556.

[7]冯勇强,严芊,高兴龙,等.成年口吃者流畅朗读中塞音的声学分析[J].声学学报,2013(4):509-516.

[8]肖二平,张积家,陈穗清.时间压力和语音复杂性对口吃者语音编码的影响[J].中国临床心理学杂志,2012,20(6):39-42,46.

[9]单岩东,王岚,王建明,等.低频重复经颅磁刺激对脑梗死后失语的疗效观察[J].中华物理医学与康复杂志,2012,34(5):361-364.

[10]陈升东,于苏文,赵建法,等.重复经颅磁刺激联合多奈哌齐治疗脑梗死失语的疗效观察[J].中华物理医学与康复杂志,2012,32(3):212-215.

[11]陈卓铭.利用汉语语言特点设计语言康复[J].新医学,2001,32(9):526-527.

[12]胡荣东.多媒体表达系统在脑卒中失语症患者康复中的效果评价[J].中国组织工程研究,2004,8(19):3820.

[13]孟金凤,张国英,田晓霞.脑血管病失语症与CT、SPECT定位的相关研究[J].山东医药,2003,43(5):10-11.

[14]李孝锦.针刺加高压氧治疗脑卒中后失语症[J].针灸临床杂志2002,18(4):17-18.

[15]张筱,袁欣瑞,彭丹涛.各型老年期痴呆语言特点[J].中华老年医学杂志,2014,34(2):225-227.